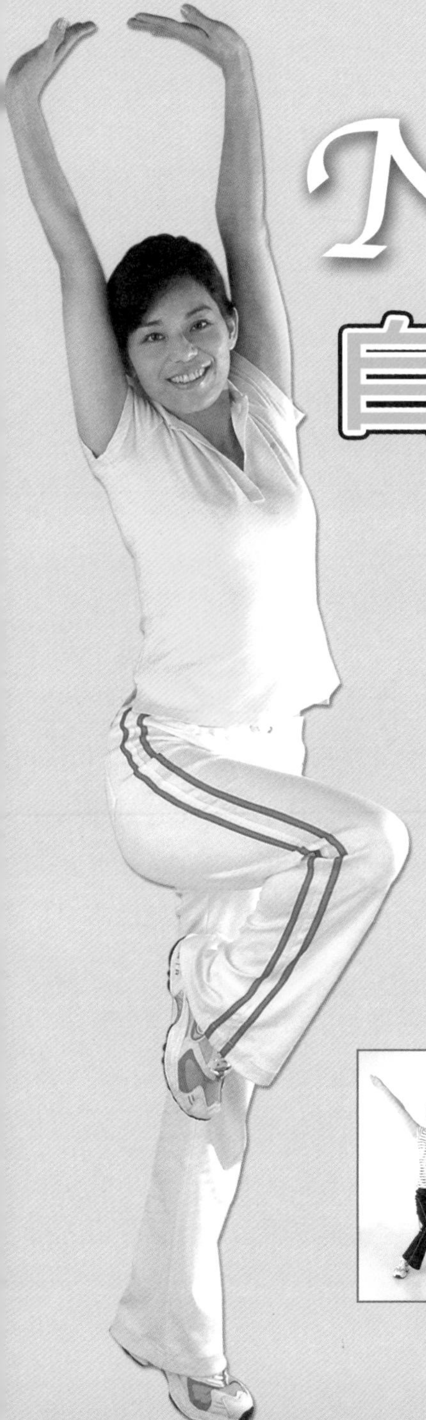

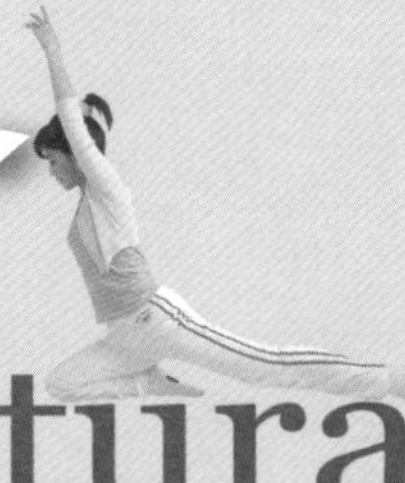

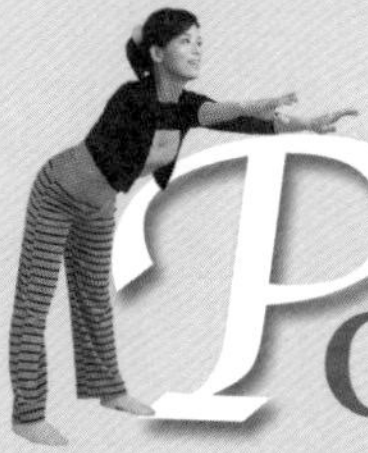

Natural Power
自然活力健康操

趙叔碧◎著

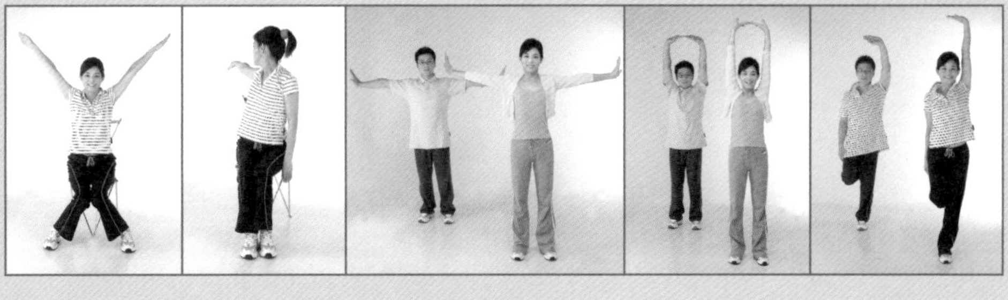

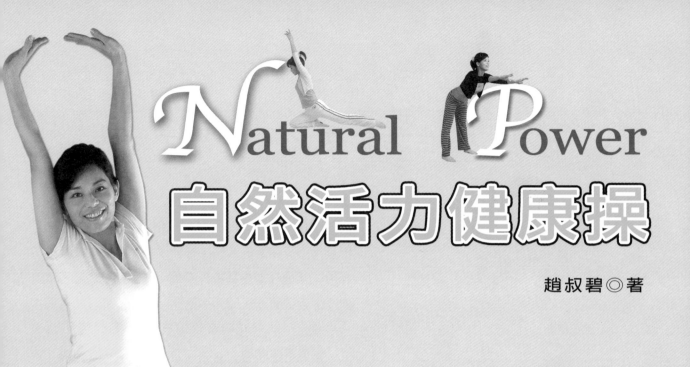

推薦序 1

生活健康化，健康生活化

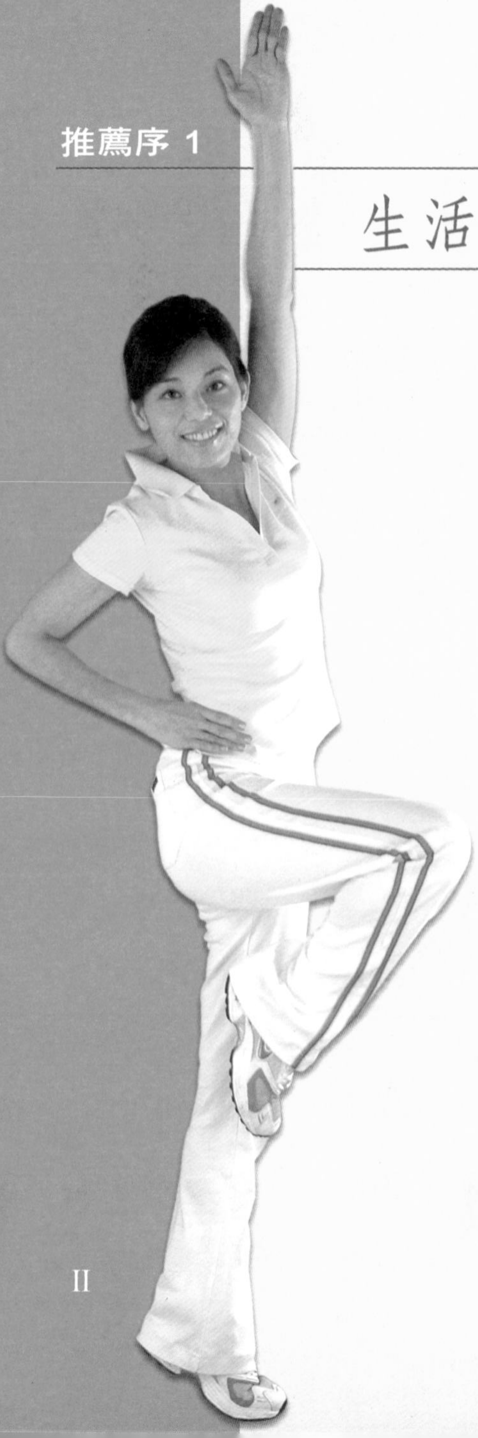

健康，是人一生中最大資產，也是社會競爭力的象徵；有健康的國民，社會才會有競爭力。我於民國90年擔任衛生署署長期間，曾期勉署內員工朝向「生活健康化，健康生活化」的目標邁進，共同打造適性、人性化的職場辦公環境，並以易行方式，推動健康爬樓梯新生活及上班族身心健康操，來營造職場健康。

健康生活必須從日常生活中實踐，我們鼓勵同仁美化辦公室環境，以爬樓梯取代坐電梯，每日利用上、下午各十分鐘時間，暫時放下公務，站起身來伸展肢體，養成定時規律的運動習慣，培養健康的生活態度。

如今職場健康促進與運動風氣，不僅在衛生署行之有年，同時於部分政府公務體系也獲得落實，個人頗為欣慰。我們認為唯有從健康的觀念與生活型態著手，重視預防保健，才能改善國人生活品質，提升社會生產力。這也是過去我長年行醫深切的經驗與期盼。

健康觀念不僅要在職場推動，更應該全面推及社區民眾使其納入生活實踐中，培養全民持之以恆的運動精神。尤其現代人生活忙碌緊張，經常忽略了自己的健康問題，為了喚醒國人對健康的重視，財團法人歐巴尼紀念基金會成立以來，秉持「防疫．健康．人道關懷」的工作目標，耕耘社區防疫工作外，同時亦關心全民健康，咸信健康應從生活出發，以個人保健為目標。目前本會已與階梯數位科技公司合作規劃推出系列健康促進運動手冊；《一分鐘辦公室健康操》、《一分鐘放鬆健康操》等，獲得許多民眾喜愛與肯定。

現在很高興聯經出版公司願意投入相當之人力、物力來精心策劃出版《 Natural Power自然活力健康操》一書，透過趙叔碧老師所示範介紹的一系列簡單易學的肢體運動，提供不同體質、老弱適宜的健康操運動示範，相信將有助於有心追求健康的民眾獲得生活品質的改善。

財團法人歐巴尼紀念基金會董事長

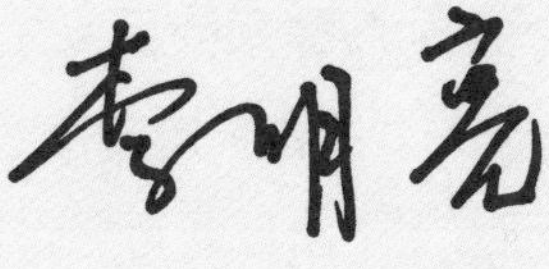

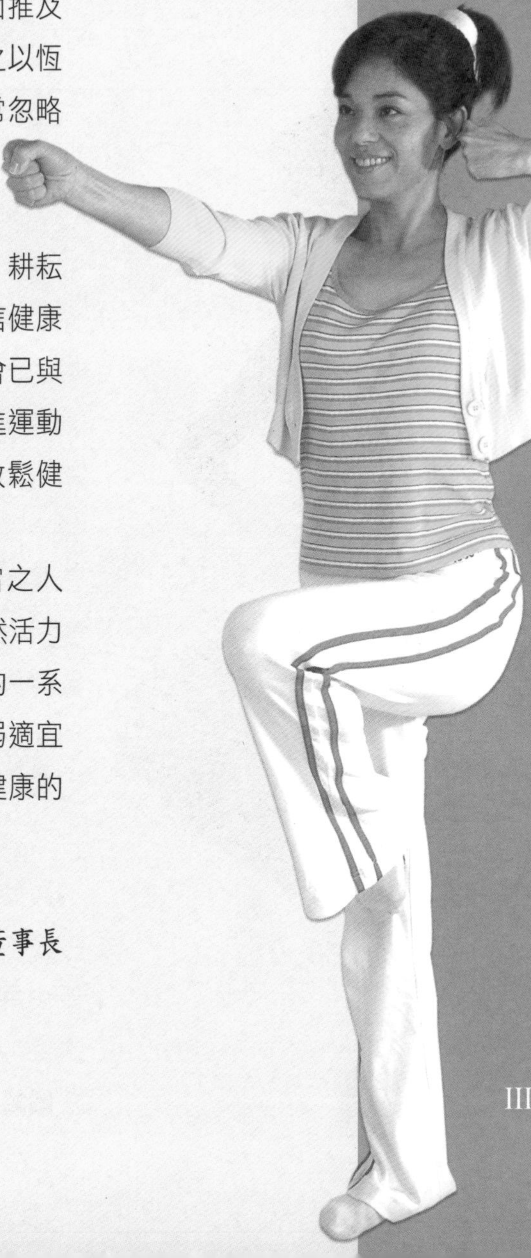

推薦序 2

活力、防疫的全民健康運動

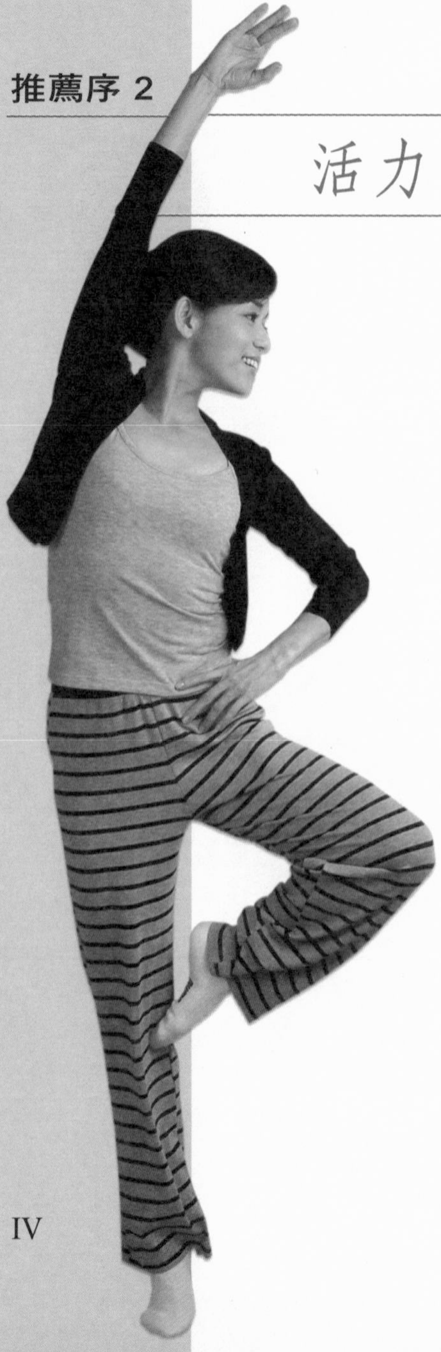

我一直深信，經常保持適度的運動是維持健康，提升生產力的基本條件，同時，在紓解壓力，降低焦慮方面，也有其功效。但在忙碌的生活中如何能以有限的時間，找到適當的場所持續運動，體驗放鬆，卻常成為人們進入真正運動前自我設限的藉口。為了克服這些困境，歐巴尼紀念基金會成立以來，在不同的場合，包括社區、辦公室以及各團體，針對個人的體質需要不斷地推廣活力防疫健康操，並獲得許多的迴響，也實質地改善調整了一些學習者的體能、姿態及身體的疼痛。基於以上的原因，我們因此籌劃出書，希望能藉此書，將隨時、隨地都可運動且不受場地時空與年齡限制的運動方式介紹給大家。

歐巴尼紀念基金會的趙叔碧老師個人曾受過嚴謹的肢體專業訓練，鑽研身心健康工作長達24年，目前擔任本基金會健康促進指導老師，並主持本基金會在厚生網路電視台的健康醫療節目。除曾在《聰明寶寶》、《媽媽寶寶》、《哈佛》等健康雜誌撰寫健康為主題的文章外，並配合「階梯數位科技股份有限公司」

之《健康100雜誌》出版《一分鐘辦公室健康操》、《一分鐘放鬆健康操》等運動系列書籍，受到許多讀者的熱情迴響。

聯經出版公司發行人兼總編輯林載爵先生，長年以出版推廣健康、養生、運動為主題等叢書系列不遺餘力，而趙老師在本基金會所推展的各種防疫健康操也引起他的注意，並樂於為之出書，分享給社會大眾。相信以林發行人卓越的出版經驗，加上趙老師簡潔流暢的文筆，以及本書詳盡美觀的示範圖解和DVD的影音介紹；能將「Natural Power自然活力健康操」做最完整的呈現，成為一本值得大眾收藏覽閱的健康書籍。

歐巴尼紀念基金會在推展防疫工作的階段，莫不希望各種有效的防疫措施能落實在各社區鄰里，當面對疾病的侵犯襲擊時，讓民眾有正確的防疫知識並可平安渡過疾病的威脅。「自然活力健康操」在防疫工作推廣與民眾的互動過程中，常扮演重要的牽引角色，深受各參與者的喜愛與認同。相信這本由本基金會所策劃，以及趙老師與許辰陽醫師聯合示範的《Natural Power自然活力健康操》24個健康模式動作，能有效幫助讀者按圖學習，並感受身體的通體舒暢與心靈的輕鬆解放。

財團法人歐巴尼紀念基金會執行長

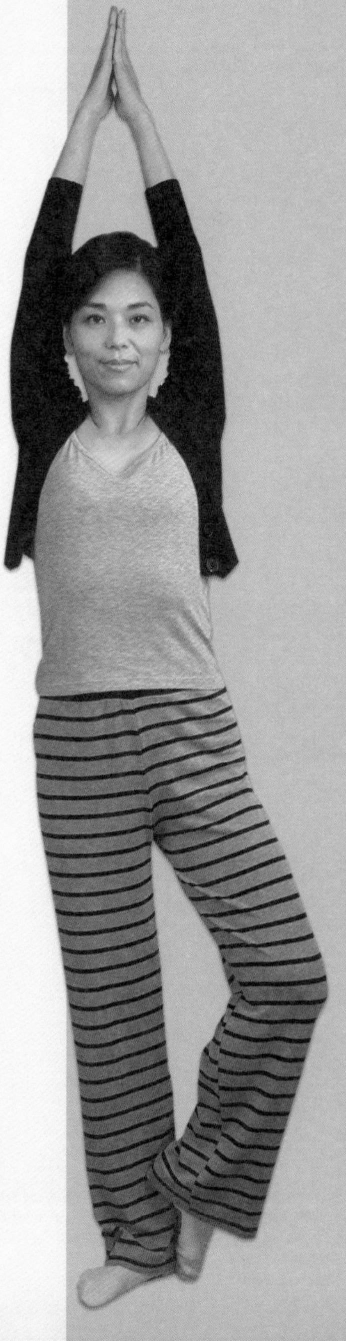

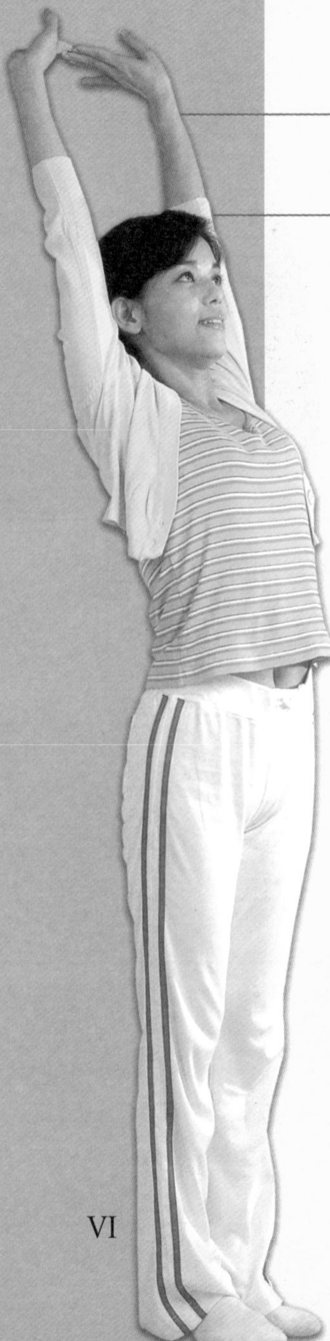

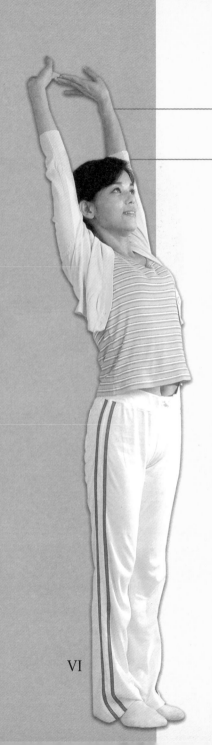

自序

2003年SARS疫情風暴來襲，擾亂了全民的生活秩序；大家深陷恐懼、焦慮之中，處處草木皆兵。疫情之後歐巴尼紀念基金會在積極推廣社區防疫及健康觀念時，許執行長國雄先生認為運動是促進健康主要的關鍵，以適當且規律運動之方法介入比較容易引起社區民眾大家的共鳴，因此邀請本人參與基金會的運作並希望我能從宏觀的角度來規劃相關保健運動模式，使大家能不費太多力氣也可以輕鬆強化體能、提升免疫、達到紓壓減壓保健養身的效果。所以我將坊間常見、常聽到的十餘種運動模式整合成為一套24式簡單易學，隨時、隨地、隨興、隨意皆可做的自然活力健康操。

自然活力健康操融合了東西方醫學健康促進模式，不分男女、不限年齡，站、立、坐、臥、躺皆可輕鬆進行，老、弱、殘、疾更可學習，它能有效的紓解身心壓力，解決內心焦慮，適時排除身體各種功能障礙、改善疼痛、創傷，促使身體恢復正確姿勢、功能、習慣和觀念，進而柔軟四肢關節，強化心肺功能，增強肌力與肌耐力，減少體內體脂肪，恢復身體平衡協調，更重要的是能提升免疫力。未來再面對疾病來襲時，配合正確的預防措施、均衡飲食和規律運動，相信必能平安渡過！

寫這本《Natural Power自然活力健康操》，希望教大家如何正確做運動養生保健之外，還有一點個人夢想；在從事運動保健工作24個年頭裡，接觸的學員不在少數，每人狀況不同，需求亦是不盡相同。如何滿足他們？又如何將運動深植普及於每個人？這是我一直努力的目標。蘇格蘭天文學家羅素曾說過：「每個人心中都應有一個理想（夢想），追求一個理想與追逐一條大海鯨是同樣刺激。」

人生短暫，藝術深長。
時間磋跎，生命消長。
學習停滯，機會消逝。

「健康」的身體是每個人最珍貴的財富。「Natural Power自然活力健康操」雖然是以身體為出發點，其目的希望改善身體在不經意狀況下產生的功能障礙。許多學習者學習後，有效地

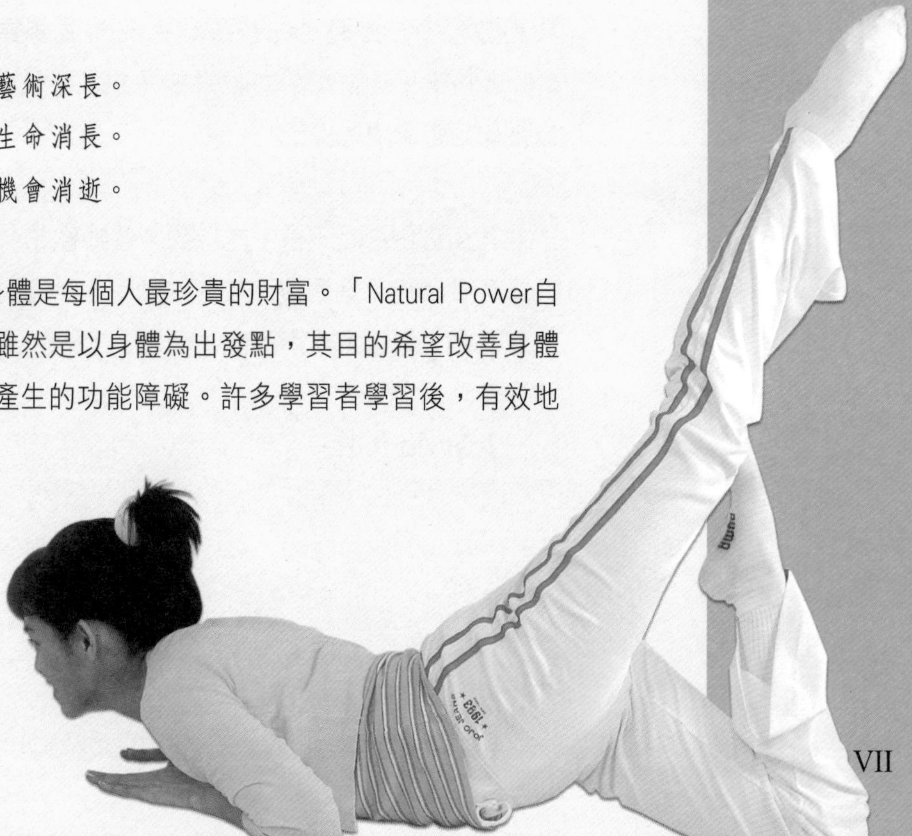

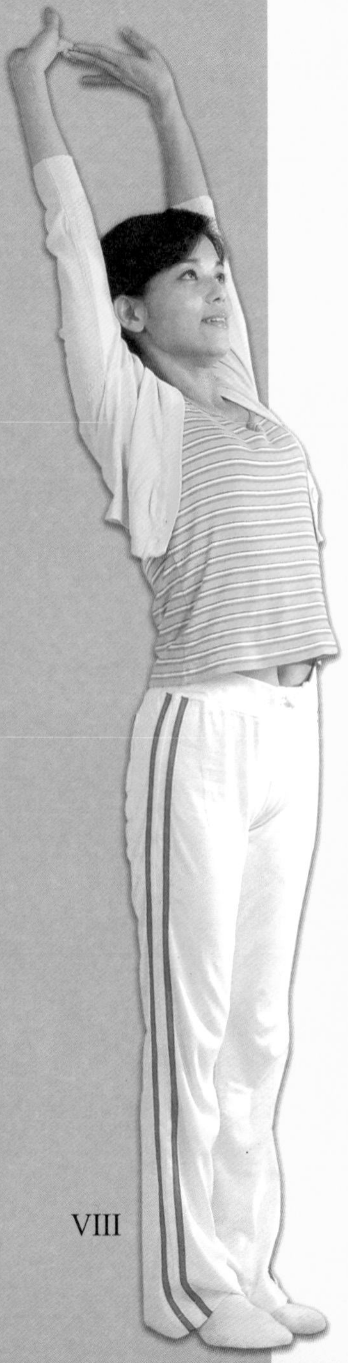

改善他們心理的不安、焦慮、不順心與不協調，並藉著肌肉、關節、骨骼的收縮、彎曲、撐張、延伸竟然與心靈融合為一體，讓一些心中常積不滿、不悅，甚至病入膏肓者燃起一線生機，造就一番新氣象，除了外貌體態改變了，自我心靈層次也隨之提升。在學習過程中確實充滿歡喜和驚奇！

寫作這段期間我要感謝歐巴尼紀念基金會所有同仁們的協助與支持，尤其基金會執行長許國雄先生殷殷叮嚀與董事長李明亮教授多方鼓勵，方能順利完成，最重要是您能喜愛這套《Natural Power自然活力健康操》，並給予愛護與支持！最後我以幾句話勉勵讀者：

改變你內心「不信」的習慣，嘗試著去「相信」，
不要猶豫，只要期待，
你絕對可以把「不可能」變為「可能」，只要去做就對了。

Just do it！

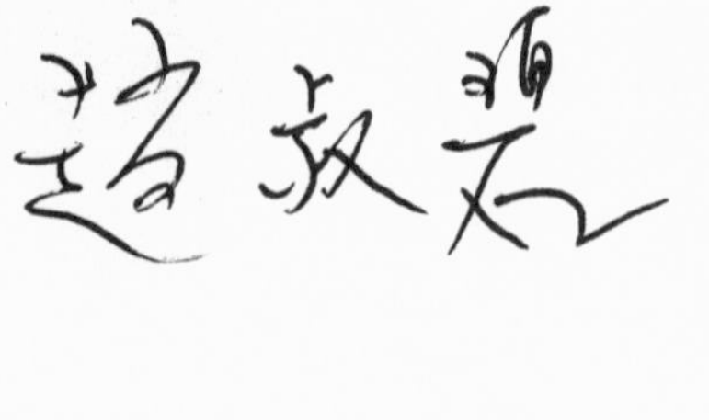

目次

推薦序1

生活健康化，健康生活化 ◎李明亮　II

推薦序2

活力、防疫的全民健康運動 ◎許國雄　IV

自序 ◎趙叔碧　VI

Chapter 1 自然活力健康操　1

一、關於自然活力健康操　2

二、自然活力健康操的由來　2

三、自然活力健康操融合東西方醫學健康促進模式　4

Chapter 2 哪種運動才適合你？　7

一、你多久沒運動了？　8

二、找出適合自己的運動　9

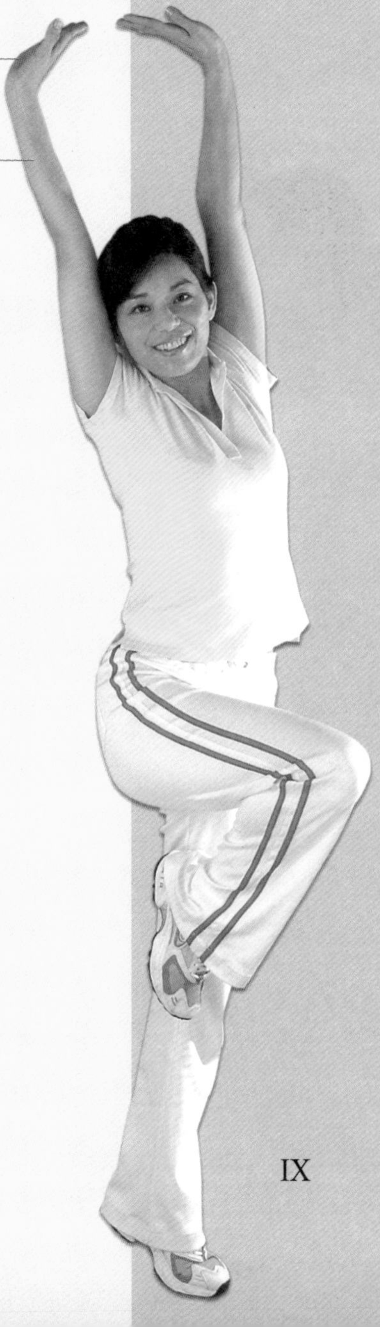

Chapter 3 自然活力健康操示範

Chapter 3 自然活力健康操示範 11

一、自然活力健康操解說 12

二、自然活力健康操動作解析 13

三、自然活力健康操示範 40

（一）撐 45

（二）屈 47

（三）舉 49

（四）頂 53

（五）開 56

（六）合 61

（七）展 64

（八）貼 67

（九）射 68

（十）踢 71

（十一）纏 74

（十二）掛 78

（十三）定 81

（十四）旋 85

（十五）飛 88

（十六）抬 92

（十七）壓 97

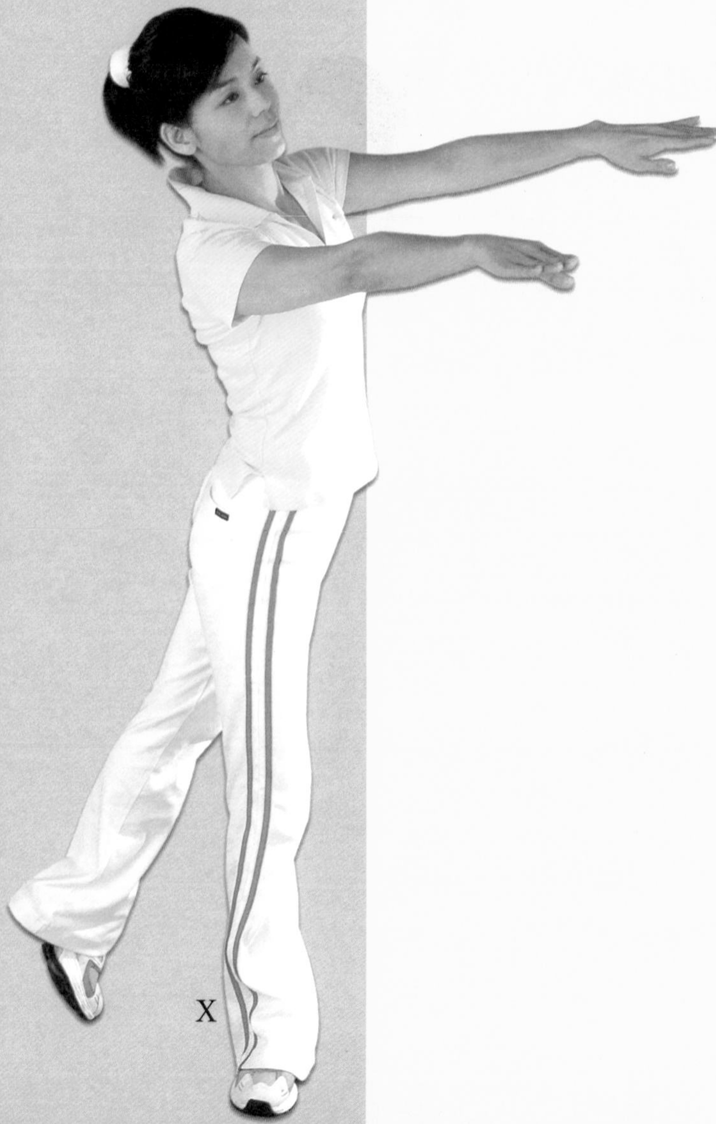

（十八）甩　102

（十九）抓　105

（二十）蹼　109

（二十一）沈　113

（二十二）坐　118

（二十三）揣　123

（二十四）推　128

Chapter 4 身體的自我觀測　133

一、如何觀測自我身體？　134

二、運動時的疼痛反應正常嗎？　137

三、親身經歷　139

四、自我學習做身體的感應器　141

Chapter 5 當自己的算命師　143

一、每個人都可以當自己的算命師　144

二、了解自己的身體比閱讀過去更重要　145

三、《案例》僵直性脊椎炎　148

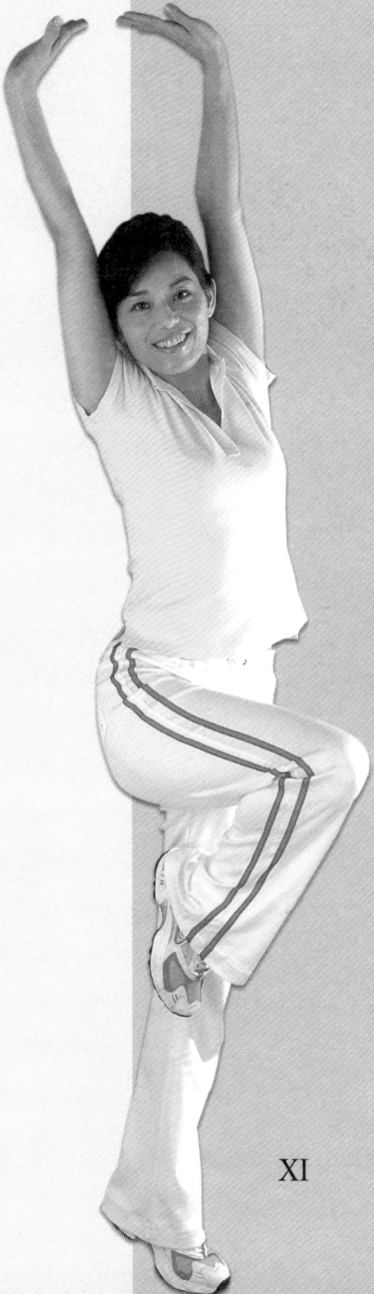

Chapter 1

自然活力健康操

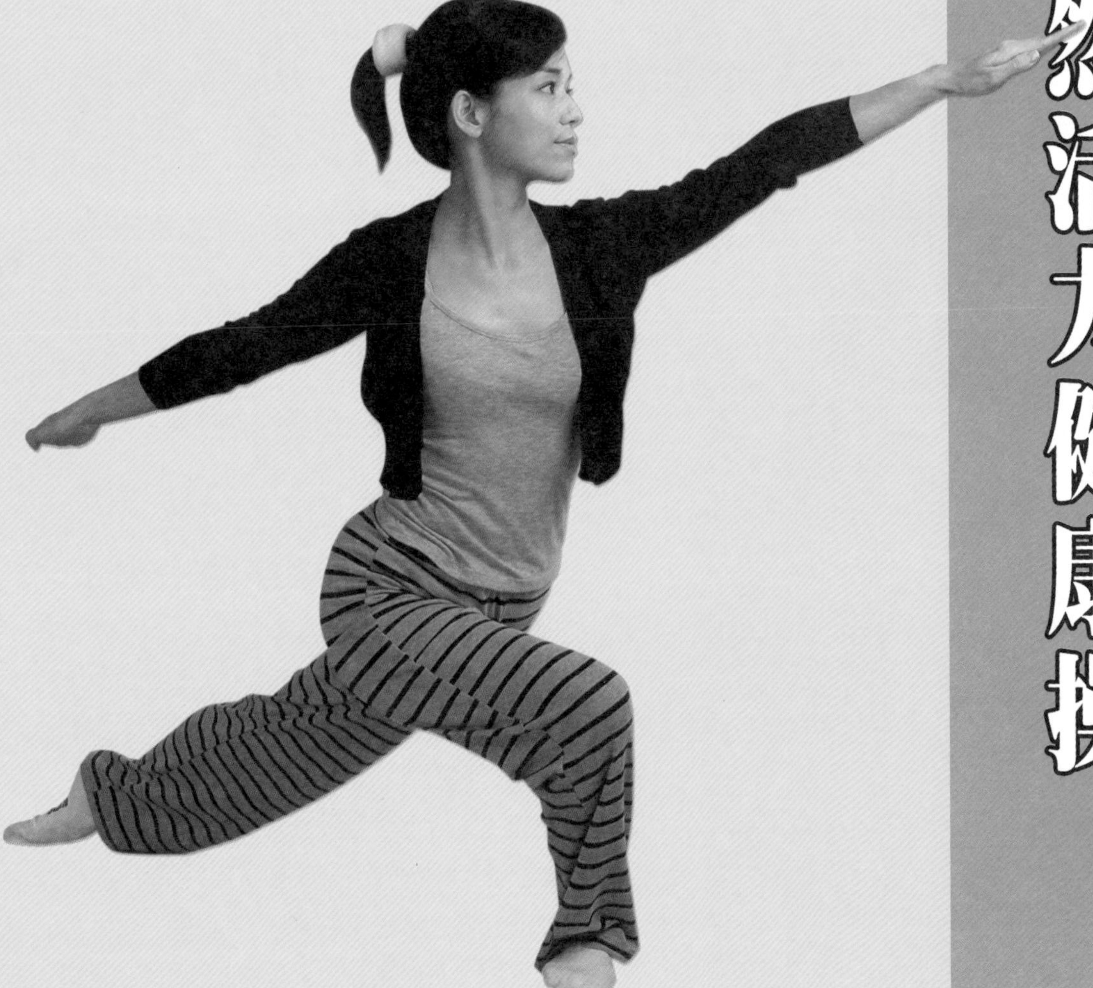

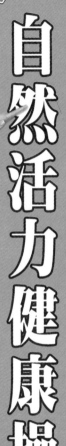

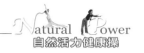

一、關於自然活力健康操

「自然活力健康操」是一套簡單易學又精緻的伸展動作，隨時、隨地、隨興、隨意都可以做，是一種多元性的身體運動，不分男女，沒有年齡限制，沒有時空限制。不論站、立、坐、臥、躺時皆可進行，老、弱、殘、疾者亦可學習。學習「自然活力健康操」的目的是要幫助我們紓解身心壓力，解決內心焦慮，排除身體各種功能障礙、疼痛、創傷，進而促使身體漸漸恢復正確姿勢、功能、習慣和觀念。

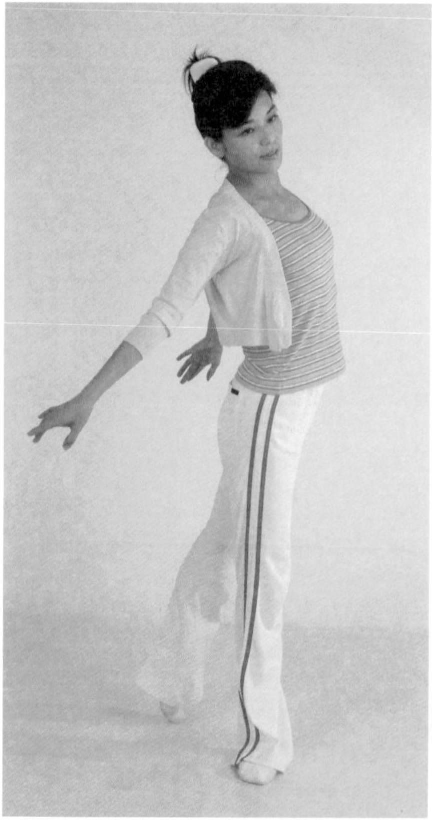

學習者透過「自然活力健康操」使身體產生一種特別的感覺——「積極的專注」(active focusing)，進而使身體激發新的思考、新的感受、新的動能，以愉悅、輕鬆、平衡、協調、自然、無負擔、無壓力方式來做運動，如此一來能強身、養身還可避免疾病上身！

二、自然活力健康操的由來

天生體質敏感的我，有一回心血來潮刻意將兩腿交叉盤錯、打結纏繞坐在木板椅上（沒有靠背的那種），熬了個把鐘頭之後，兩腿開始發麻，接著身軀半邊抽搐，下半身臀部跟著僵硬沒知覺，腰、背之際感覺被鎖死的動彈不得，上半身開始緊繃、搖晃，腦袋瓜更陷入膨脹暈眩之境；兩腿更是刺痛

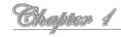

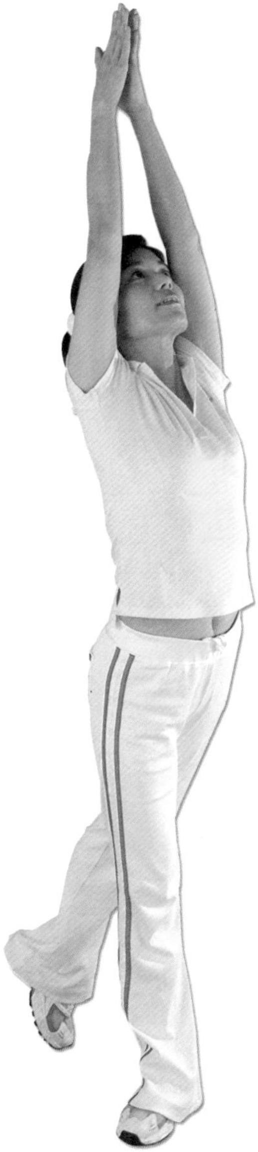

到沒反應（不知是右腳還是左腳），最後整個人陷入癱瘓、全身硬梆梆的猶如水泥漿灌頂全無知覺。經過那次的動澈心魄的體驗令我久久無法回復，但也從中體會到那些身體功能出狀況的人是何等的身心煎熬，經過那次刻苦銘心的經驗也間接觸發了「自然活力健康操」的產生。

從事運動保健工作24年來，每當面對新學員加入，就有股使命感──如何才能讓大家學得輕鬆、跳得愉快、動得盡興、活得健康？想盡辦法四處搜尋最新、最High、最好、最有效的教材，深怕遺漏萬一，但計畫永遠趕不上學員的變化，於是經過思索與實驗終於誕生了「自然活力健康操」。

「自然活力健康操」動作看似簡單又輕鬆，但往往就是最具潛力，最能影響身體功能有效改善身心的招式，可別小看它，有道是小兵立大功！

「自然活力健康操」雖然有我累積了24年教學、學習、研究所得之經驗與心得，但卻是人人皆可以快速學習、輕鬆獲得。我建議初學者不妨先從其中一、兩式動作試試看、做做看，如果感覺不錯，有興趣了，再進入研究其它的動作。相信「自然活力健康操」一系列的動作對你的身體將會有所幫助。隨著環境改變，大家的需求也跟著不同。一陣子就有新的理論或新學派出現令人應接不暇、不知所措，但我相信時間會證明一切，考驗一切，只要真的對身體有所幫助可以發揮某些效果的運動，相信必然會流傳下去，廣為眾人接受，甚至歷久彌新。

三、自然活力健康操融合東西方醫學健康促進模式

（一）東方能量的結構和功能（精、氣、神）
（二）西方人體的結構和功能（解剖學、生理學）

東方模式：

（一）太極氣功：「鬆」、「慢」、「勻」、「柔」之勢，「緩」、「細」、「沈」、「長」之氣。

（二）達摩神功：氣入丹田、縮腹提臀、力貫指間、腳抓地面、頭正腰挺。

（三）佛教九段禪功：身、心、氣、力融合為一產生的能量：大如意掌、金鋼指。

（四）武功：內功、內力陰陽磁場合二為一、拳法、劍法、刀法、槍法、弓術。

（五）經絡穴道：全身氣血運行，纏繞著五臟六腑是生命活動必要能源。

西方模式：

（六）韻律、有氧（Arobic exercise）：強度夠、時間長、耗氧多、全身性。

（七）彼拉提斯（Pilates）：平衡身體、放鬆減壓、強化心肺、矯正姿勢、加強肌力、增加柔軟度、身心合一。

（八）按摩療法：

1. 亞斯頓定型法（Rolf-Aston Structural Patterning and Movement Analysis, Judith Aston）：是一套強調重心對齊精心設計的健美操：可改善身裁比例、美化體態、強化肌肉韌性、調節心血管毛病、活化關節柔軟度。
2. 肌筋膜釋放法（Myofascial Release, Robert Ward）：活化軟組織技巧、消除較深層筋膜障礙，對急慢性疼痛、生產創傷、頭痛、神經和動作功能障

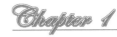

礙皆有不錯成效。

3. 顱薦骨法（Craniosacral Therapy, William Sutherland）：是一種透過雙手施壓調整骨骼以恢復結構上的完整，可以消除壓力、背痛、腰痠、憂鬱症、過動症、慢性疲勞、中樞神經系統疾病（腦性麻痺）、及嬰幼兒氣喘、腸絞痛。

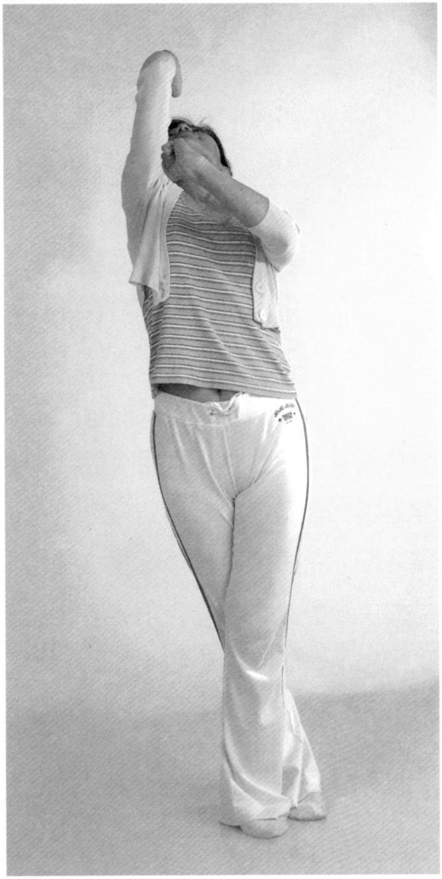

4. 費登奎斯法（Feldenkrais Method, Moshe Feldenkrais）：藉由開發中樞神經系統讓腦部運動皮質和肌肉系統建立更新、更舒服、更健康、更有效率運動神經模式，特別是腦性麻痺和腦部受傷的病例尤其明顯。
5. 均衡張力法（Gerda Alexander Eutony, Gerda Alexander）：調節全身組織（皮膚、肌肉、器官和腺體）的張力，目的是要幫助我們學習解除身體壓力與不適，讓你在短短幾分鐘內找出身體上的壓力集中點，喚醒身體知覺和開放的身心，使身體變得更輕盈、更輕鬆。
6. 正規生物法（Ortho-Bionomy, Arthur Pauls）：是一種溫和，不具侵犯性，隨著身體能量移動，達到自我調節，平衡的自然力，對關節炎、風溼症、肌肉疼痛、脊椎撞擊、運動傷害幫助很大。

7. 崔格身心整合（Trager Psychophysical Integration, Milton Trager）：以溫和、輕柔又規律地擺動、搖晃、震動、伸展身體、牽動軟組織，進入中樞神經，刺激身體循環組織的變化，使關節變得靈活肌肉更有彈性，可消除疼痛、恢復身體正常功能（包括意外手術、情感創傷、小兒麻痺症、肌肉萎縮症、帕金森氏症及中風後遺症）。

（九）Hip-Hop：它是一種生活文化的統稱，強調「做自已，享受生命，勇於挑戰」以流行之街舞加上大動作腳步變化，展現勁爆、熱力、熱鬧的特質，是時下最流行。

（十）瑜伽Yoga：身心靈的禪定、集中、內在外在能量控制、身體感覺收放自在，是一種意識、情緒、體型的控管法。

綜合了十種運動模式的精髓造就了今天的「自然活力健康操」，學習「自然活力健康操」會讓腦下垂體產生腦內啡、血清素、多巴胺（俗稱快樂細胞），足以改變心情、調整情緒、增強自信心、促進人際關係、刺激感官知覺、提升免疫力、增強關節靈敏度、延緩老化、強化心肺功能、增進肌力肌耐力、養顏美容、塑身塑形、喚醒記憶、克服創傷、避免喪失身體功能，具體展現力量，「自然活力健康操」是一種最容易與身體溝通的保健運動。

Chapter 2

哪種運動才適合你？

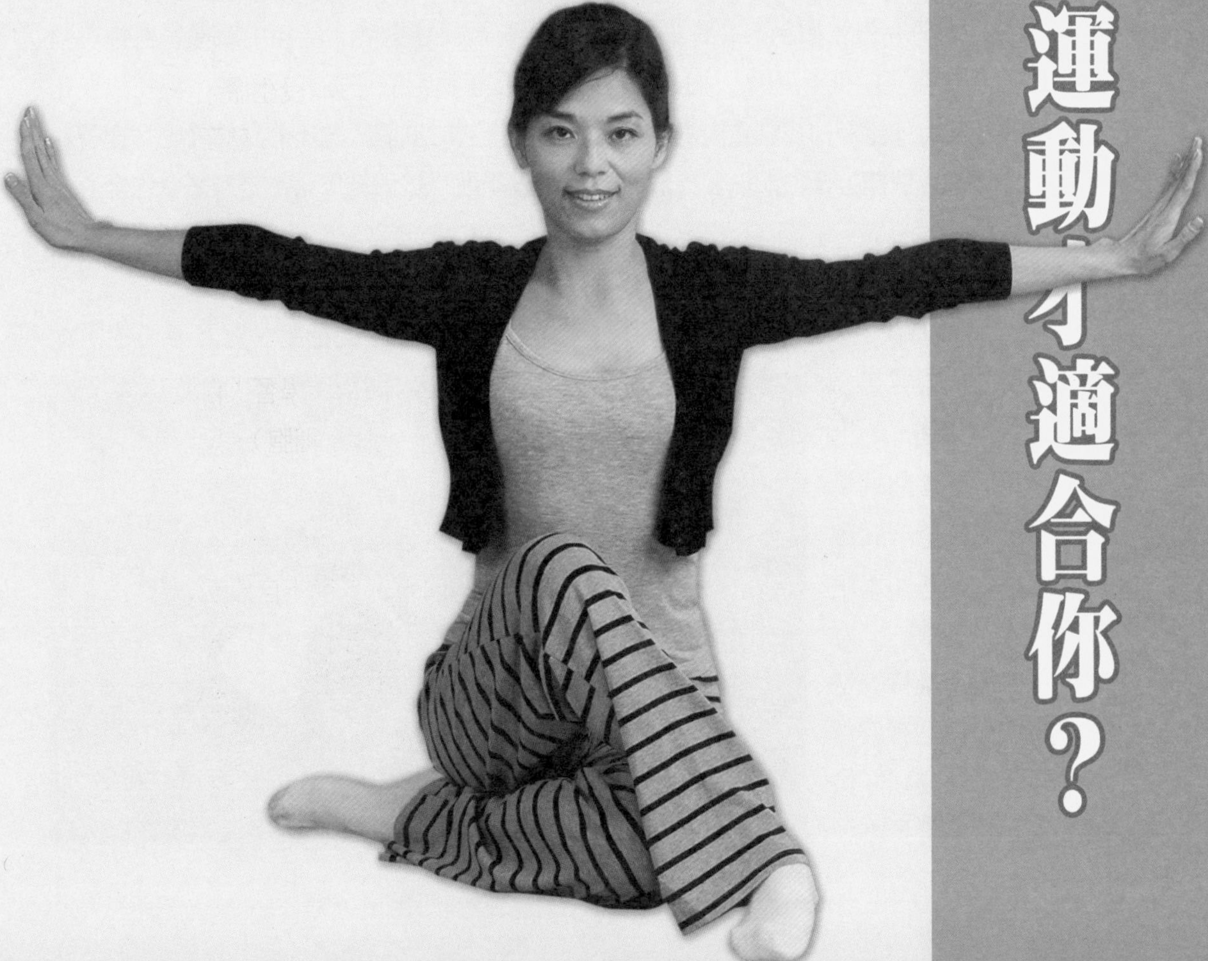

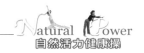

一、你多久沒運動了？

根據主計處一份國人運動統計資料顯示：我國15～24歲人口有從事運動的大約佔78%，其中參與各種球類運動的約佔48%，從事慢跑、健走的約佔45%，而每週運動一次以上的僅佔一半。上述的資料中我國青少年有規律從事運動的人口不到4成，那麼其餘的6成呢？是在專心補習、專心考試、專心上網、專心搖頭？總之，就是沒空運動吧。

國外也有研究報告顯示，在青少年時期開始有規律運動者，老年中風機率女性可降低63%，男性甚至降低至70%。如此看來趁早養成運動習慣是有其必要性。現在只要花最少時間和體力就能幫助我們重塑身體，賦予身體全新的風貌，想不想試試看呢？提醒你千萬不要安排一個連上帝也無法使你放鬆的時間去運動，這個結果當然是無法令你全心全意達成目標。

你可有固定的運動習慣？

還記得小時候的晨間操嗎？大伙擠在一起，隨意甩甩手抬抬腿、有意無心抬頭彎腰、全身上下虛晃二、三下。還有每週三的土風舞時間？再不然就是那令人又愛又怕的躲避球體育課？彷彿印象中這些才是「運動」。而現在的你可有維持固定的運動習慣呢？有人曾說：「年輕時要好好保護身體，年老時更需好

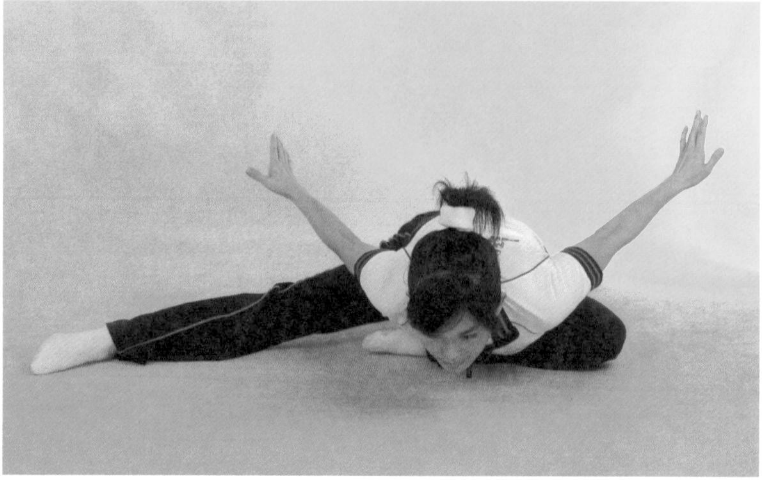

好保養身體」，你真的做到了嗎？你將自己的身體視為朋友，還是敵人？是善待它，還是處處攻擊它、或是放任它？

健康的身體是柔軟有彈性的，可任由我們調整、塑造、修復、再造。適度的伸展肢體使人身心舒暢、食慾正常、睡眠良好，縱使稍感肌肉微微痠麻，只要休息片刻即可精神大振。

過量的運動讓肌肉變得疼痛，無法放鬆，導致動作笨拙；過度消耗身體能量使姿勢體態扭曲又變形，重心更是分配不均，甚至有時常被誤判為肌腱炎、關節炎、椎間盤突出等毛病；所以當你運動前需要正確瞭解自身狀況與需求，並且以愉悅的心情來進行較好。

常見時下許多年輕女性已經是全身皮包骨了，還一再苛求要消脂去油，真不知她們心態為何？難道非得個個看起來乾癟癟的才算美嗎？別傻了，健康美麗絕非如此，千萬別讓世俗眼光牽著鼻子走！

二、找出適合自己的運動

你怕老嗎？

你怕醜嗎？

你怕身材變形走樣嗎？

不論你想學哪種運動，一位好老師總會提醒你：「放輕鬆去做，不要太緊張，更不要給自已太多壓力，量力而為就好。」建議你不妨先問問自已：

（一）是否很在意身體某些部位的大小？比方：大象腿、蝴蝶袖、蘿蔔腿、中廣身、啤酒肚。

（二）是否有身體功能上的障礙？比方: 腰痠、背痛、失眠、便秘、憂鬱、頭痛、肩頸僵硬、彎腰駝背、四肢無力、頭暈目眩、精神不濟、消化不良等問題。

了解自己身心狀況就很容易找出適合自已的運動，選擇自已有興趣、有幫助的運動，千萬不要跟著流行走；更不要受他人影響勉強自己參加他人所認同的運動，畢竟只有你才清楚自已穿的鞋子合不合腳，千萬不必盲從跟進。

大多數運動的創始者都是為了突破自身限制而研發出新的理論，但最終的目的卻是相同的：為追求強而有力的身軀，纖姿玲瓏的體態，沒病沒痛的健康。一旦自己決定要運動就要好好堅持，持續做下去，你將發現你的身體將會有一股全新的能量源源不絕地湧現，也將發現生命出現新的意義。

「自然活力健康操」是全身性整合運動，練習「自然活力健康操」能將自身能量系統、肌筋膜系統、肌肉神經系統、關節組織系統、連接組織系統全部合而為一。其實最早在推展「自然活力健康操」的目的並非為了要消除身體哪些功能障礙，但是經過學習者練習後的反應，卻發現竟然能夠改善身體的一些病痛：像頭疼、便秘、失眠、憂鬱、腰痠、背痛、關節痠痛、肩頸僵硬、消化不良、情緒不穩、沮喪低潮等症狀，這是意外的收穫。

我們的身體像是一座核能發電廠，也猶如一座精密完善的化學實驗室，無論自主或不自主的動作，一舉手一投足間都充滿了神秘和奇蹟。當身體整體功能運作順暢時，心理、生理自然會有良好的轉化，同時也可預防疾病發生、提升自體免疫力，身心的健康自然是唾手可得了。

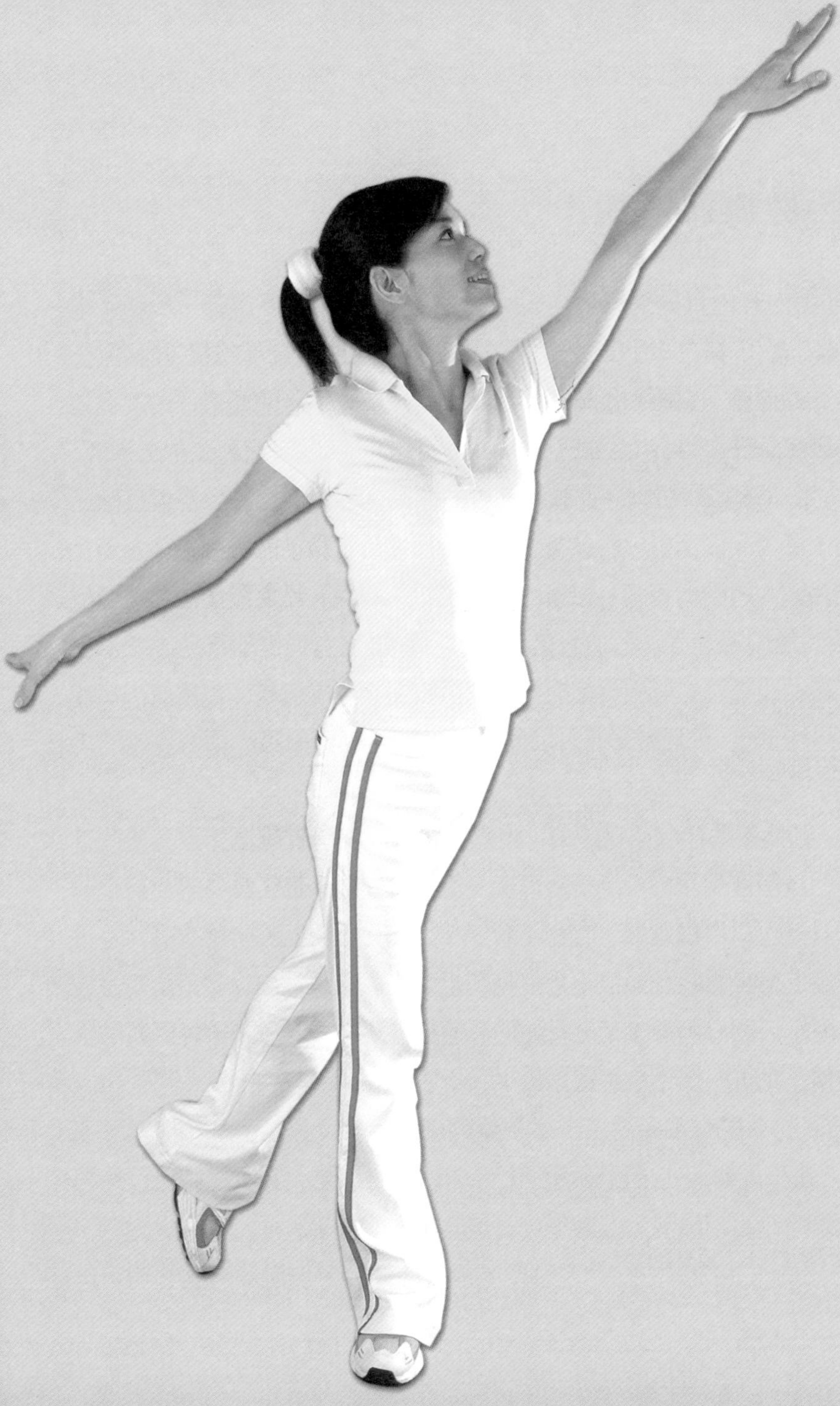

Chapter 3

自然活力健康操示範

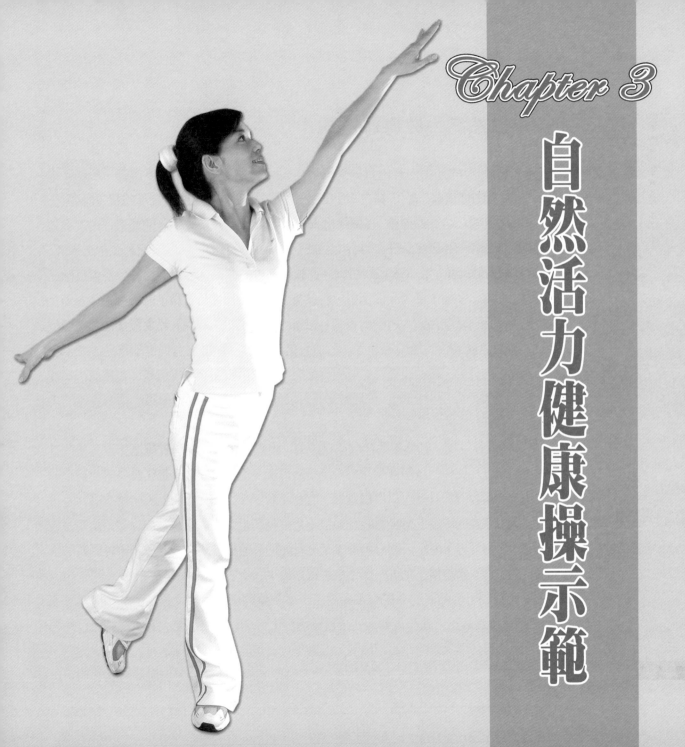

一、自然活力健康操解說

目前坊間所有的運動內容約可分為三大方向：暖身（伸展）、主要運動、緩和（鬆弛）。「自然活力健康操」除了綜合以上三大方向之外，還是一項結合了肉體（身體）、心智、精神身心靈三合一的運動。它不只能矯正不當運動造成的傷害，也是最好的復健運動，更是絕佳的預防運動。

「自然活力健康操」是一套深層肌肉、筋膜、筋骨的運動，可以改善許多身體症狀，如：失眠、頭疼、便祕、壓力、關節炎、肌腱炎、頸背痠痛、肩頸僵硬、脊椎損傷、消化不良、肌肉疼痛、職業傷害、運動傷害、心血管毛病、坐骨神經痛、椎間盤突出、電腦症候群、經濟艙症候群和其他創傷等等。對於較嚴重的功能障礙也有適度的幫助，如：中風、神經痛、神經炎、纖維組織炎、肌肉萎縮症、小兒麻痺症、脊椎側彎、纖維肌肉痛症候群、或因營養障礙所引起的顏面肌肉麻痺、腦部受傷、腦性麻痺等等，都有不錯的功效。

「自然活力健康操」雖然不是什麼仙丹妙藥，但確實可以在某些程度間接或直接改善身體的不良狀況，使你的身體健康從不可能變為可能，從困難變為容易，再將容易轉化為輕鬆愉快。如果我們的身體可以自由選擇，它絕不會選擇疾病（disease）。想想看你是不是常常展現出合宜的外表，但身體狀況卻很不合宜呢？想要有效獲得健康你必須將身體視為好朋友，付出愛心、耐心、細心照顧才是。當你的身體只需要螺絲起子稍稍栓緊時，千萬別找一把大鎯頭來敲擊，免得一個不小心解體囉！

運動時我們可依照個別身體的不同需求，來調整動作的深度（難易度）和節奏（速度），以確實達到真正鬆弛和復健。在這運動過程中，你不妨可以量力嘗試挑戰自己的極限，但千萬別讓任何人強迫你超越極限，因為那可就是危險的前兆！

運動前融入個人的感受、正確專注的學習態度、確實的伸展每塊肌群，讓它們可以產生強而有力的效果。運動伸展可將身體塑造出較高的機動性，展現輕盈、彈性、靈活、穩重、健美、流暢感。

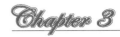

請你盡量用溫柔、確實、細心、認真、仔細的態度伸展全身每個地方，如此一來必能喚醒整個沈睡失修的身體。運動時，體內積存有毒物質可能會慢慢釋放出來，進入人體血液中，此時你可能會覺得有點頭暈、目眩、噁心、想吐，甚至很可能會想打哈欠、打嗝、甚至放屁，但沒關係這些都是正常的反應，請不用擔心，更不必不好意思，因為這表示你是正常人。隨著規律運動的調整，可適時排除身體不必要的毒素，但可別因此就害怕而不敢再運動，這種不舒服感會隨著時間漸漸消失遠離的。當我們身體在運動時，體內有許多東西也會開始跟著移動，一旦我們體驗到體內真正的徹底放鬆，身體自然就會成為我們最貼心最忠誠的嚮導，建議你運動要趁早喔！

二、自然活力健康操動作解析

（一）撐

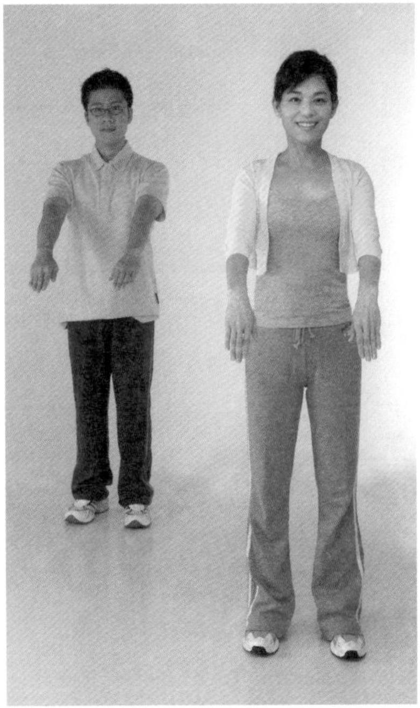

「運動」只是簡單的兩個字，但卻是全世界一致公認創造身體無數奇蹟的推手。適度正確的「運動」可以即時減輕人們的焦慮和壓力，同時也能提高體內「天生殺手細胞」的數量，換言之這表示體內免疫反應能力相對增強了。

「撐」這個動作裡的「開併手指」，看似簡單，但是它卻可以有效地刺激手部的末稍神經，讓學習者可以消除生活中不經意產生的痠痛和僵硬，促使關節更加靈活有彈性。動作的進行絕不受環境限制，隨時想做馬上就可以「動手」，輕鬆簡單又容易。這招動作是讓學習者最容易傾聽到自己身體內在的一個動作。

功能：鬆弛筋骨、活絡關節。

改善：末稍神經障礙，肩、頸、背僵硬。

（二）屈

在人體中有一種傳遞信差我們叫它「神經元」，它主要作用於連接神經細胞，傳達訊息給中樞神經和周圍神經，很可惜我們一般人從生到死卻只使用到十分之一。

「屈指」的動作是將每根手指關節（第一、二節）、包括腳趾關節能彎就盡量自然彎曲，越是能夠輕鬆做到，代表身體機能越是正常健康，反之則表示身體哪兒出了毛病，需要好好整頓。當我們嚐試曲曲手指彎彎腳趾，你將會發現有一股全新的能量在全身流竄燃燒，那是可有效地刺激人體中的「神經元」喔。

「屈指」它可以將太鬆的關節上緊一點，也可以讓太僵硬的關節調鬆些。有時候還可充當止痛劑、鎮靜劑，適時舒緩病變中的關節不適應症。

功能：刺激全身肌肉，舒展指、趾關節。

改善：風濕、關節炎、手指僵硬症、關節功能障礙。

（三）舉

身體最容易活動的地方是四肢，但也是最容易出毛病的地方，一旦身體不舒服，首先反應的就是僵硬痠疼，四肢不靈活，嚴重時甚至連提塊豆腐都使不上勁兒，更甭想做其它事兒。想想一旦稍有些風吹草動四肢就狀況連連：手舉不高又伸不直、腳抬不起又走不

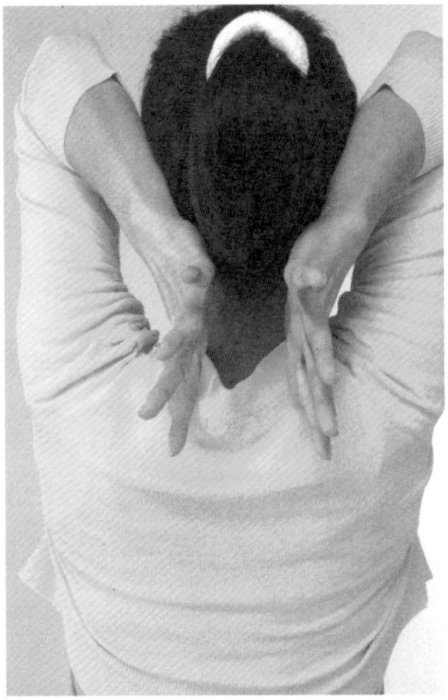

動、背挺不直又彎不下，那不活像個木頭人般！

「舉」的動作，是將雙手高舉，其主要目的強化指（趾）關節和臂膀關節的活動範圍，可疏通末稍神經、淋巴管和血管的阻塞，當你確實做好提舉動作，就可以很順利促進那些可能已退化的循環系統組織。想想看，這是不是比吃藥打針容易多了？

功能：塑身塑形深層活化筋骨、改善氣血循環、增強身體免疫力、減緩身體機能老化。

改善：失眠、憂鬱症、五十肩（四十肩）、網球肘、媽媽肘、肩頸僵硬、發炎痠疼、心血管疾病。

（四）頂

每做一款動作，其產生的效果反應如同慢跑30分鐘。

「自然活力健康操」的鍛鍊讓我們身體融和了時間和空間，它隨時監測著身體的每一個動作。最令人興奮的事莫過於我們的身體和感覺會完全交融成一條暢行無阻的寬廣通道。

一開始進行「頂」這項動作的時候，可能讓你覺得有些不舒服、不適應，不過它確實能讓你好好伸展自己，幫助你放鬆肌肉，調整均衡的身心和體態。它能刺激身體的每一個部位，即早恢復身心平衡，避免身體結構上與功能上的失調。

功能：幫助減壓舒壓，柔軟全身關節，減少體脂肪，強化心肺功能，適時調整氣血循環，暢通全身經絡穴道。

改善：淋巴系統、免疫系統、消化系統、代謝系統、神經系統、呼吸系統、內分泌系統等功能障礙。

（五）開

我們的身體除了先天的缺陷和無法彌補的損傷之外，每個人都具備擁有完全健康身體的潛能。「自然活力健康操」包含了十種運動模式的精髓，它是深層至肌肉、筋膜、筋骨的保健運動，能提供身體產生自助式壓力紓解功能，足以讓身體產生鬆弛、減壓、復健、療癒的效果。它不只可復健，矯正生理上的需求，它也含蓋了情感和精神層面上的提升。適時的運動能有效幫助我們認識自已的身體狀況，有效的給予回應，加倍呵護照顧。

全身運動是身體最天然的滋補品（綜合維他命丸），運動能讓身體覺得輕鬆愉快自在，愈能肯定自己的能力。我們的身體要像座大山一樣屹立不搖，雙腳可以穩若磐石站立著，雙手可以彈性靈活揮洒著，光是靠訓練腦袋瓜是絕對不夠的，強化身體四肢的運動磨練是有其必要性。再者，我們身體的肌肉需要大量的氧氣才能活絡起來，正確規律的運動當然就是你最佳的選擇。在一般運動中最大的危險就是扭傷、肌肉拉傷和心血管疾病所引起的心肌梗塞及心絞痛，所以在進行運動時先評估自己身心狀況，量力而為。

「開」的動作絕對可以幫助你達到上述以及以下的功能。

功能：刺激臂膀四周神經叢、調整平衡感與協調性。

改善：背痠、背痛，指、腕、肘關節痠痛，肩、頸、臂膀、關節活動受限。

（六）合

我們的身體常常容易感覺受干擾、不平衡，主要原因大多來自於：過多的壓力、積重的脂肪、不停的黏液[1]、不明的毒素。這些情形只靠藥物治療僅是有限的改善，如果能

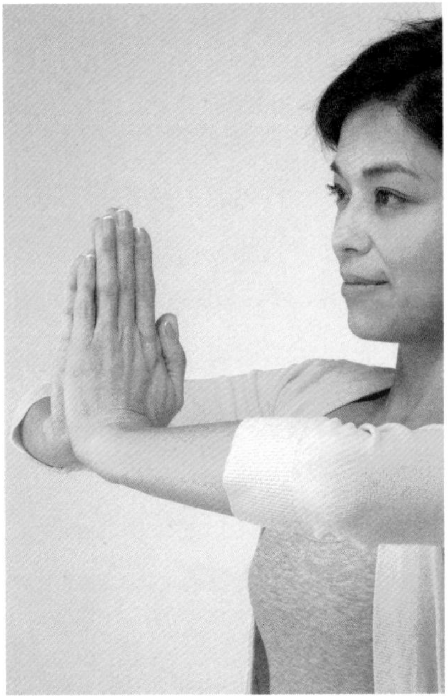

夠配合有效、正確而持續規律的運動與飲食，才是最徹底的解決辦法。

「合」的動作為雙手合十，使力互推，十指撐開，這樣使肺活量變大了，呼吸變得順暢腸胃消化機能改善，睡眠品質也變好，四肢反應靈敏輕巧、精神指數提升數百倍，身體因此變得更有活力更有彈性。尤其對年久失修的機體（身體）燃起一線生機，使我們身體有機會好好維修整理，重新整合，然後再出發。

進行「合」的動作過程中如果感覺不錯，就請多持續些時間。但如果你必須強迫自己去做，那麼絕不會有好的效果。我常說「歡喜做，歡喜受」就是這個道理；有人說美好的生命就應該浪費在美好的事物上，輕鬆自在專注的運動會帶來許許多多意想不到的快樂喲！

只要利用雙手、臂膀、雙腳、軀幹就能消除身體肌肉與關節的各種疼痛，我們試著將運動視為你日常生活習慣的一部分，從細細的絲線變成又粗又硬的纜繩，讓它根深蒂固吧！

功能：促進氣血循環、上臂肌群強化、心肺功能強化。

改善：氣喘、胸悶、心血管疾病。

1：黏液真正的學名叫作黏多醣蛋白，當我們吃太多糖、太多蛋白質時，我們的身體無法即時燃燒代謝，身體會自動地將這些多餘的黏液排掉，排掉的途徑就是走淋巴系統，走到上端扁桃腺、呼吸系統時，它就試著以黏液的方式將它清除出來，你就會看到一堆恐怖的畫面：一大堆鼻涕、一大堆的痰，甚至造成氣喘，這些都是黏液所造成的。

（七）展

學習任何新事物千萬別緊張，凡是在過度緊張狀態下學習到的東西，也會在過度緊張狀態下一覽無遺。身體的每個部位都與日常生活息息相關，每個層面都緊密相扣，絕對沒有任何一個部位可以完全分離或獨立運作。

對於一些極少運動的人，剛開始運動時都會覺得很不正常或是不舒服，甚至感覺四肢不協調、不平衡、手腳常不聽使喚，別擔心也別氣餒，其實這些現象皆是正常的。任何一種運動通常都不能像藥物一般，馬上發揮立竿見影的效果，必需靠長時間，持續性的運作，點滴累積才會有好成績、好成果。你將會發現一些成功的經驗都是來自於找到適合自己當時身體狀況的運動，然後加上持之以恆。利用運動改善身體結構、調整不良姿勢、恢復身體功能，使身體組織變得更順暢、更靈活，身心舒活了，自然就能適時預防疾病的發生！

練習「展」的動作能讓學習者的身心顯得更穩重、成熟、樂觀、積極。當雙手一開始伸直張開時，雖然感覺猶如千斤萬斤重，滋味實在不好受，但是一旦學會了，心胸跟著也開闊了，說不定還真能舉起千斤重擔呢！

當你接觸「展」這個動作時，即使內心有再多的悲傷、沮喪、憤怒、恐懼、憎恨，很奇妙的，這些情緒上的困擾都能在最短的時間恢復過來，不會令人一直沈溺在負面的情緒裡無法自拔。

功能：強化上背肌群、刺激淋巴系統、促進神經系統。

改善：胸口鬱悶、過度緊張、呼吸不順、皮膚不佳、抽煙上癮，長期失眠、疲勞。

（八）貼

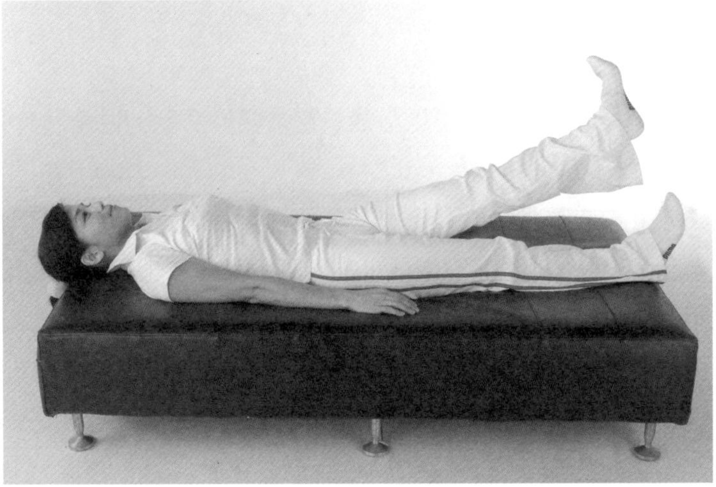

老天爺很公平，給每個人天生都具有一個最基本的肌肉神經模式，使我們很容易接受適合自己的某種運動，就像喬丹很會打籃球但不會跳芭蕾舞，相撲選手很會搏擊摔角但不會跳水一樣。

構成我們身體主要形狀的肌肉是骨骼肌，又稱橫紋肌，它是可自主活動收縮的肌肉！靠著「貼」這個動作的調整、塑型身體肌肉的緊密度。至於內臟器官和血管的平滑肌是不自主收縮的，是無法由你的意識任意控制，但「貼」這個運動模式卻能影響它！

「貼」這個動作，融入了東方模式的運動，它將身體視為一個整體能量系統，強調磁場、線條、氣的流通和能量的聚集，在乎能量是否能均勻順暢地流通全身，可以減少內心焦慮與不安，並降低交感神經系統的活動，也能減輕疼痛和壓力所引起的種種不適症狀。運動要多方嚐試，固定模式未必是好事！例如常跑步的人，下肢肌群小腿肚的部位就會特別發達，不妨藉由「貼」這個動作輔助改善體態的線條美。每天練習「貼」幾分鐘，會讓你快活一輩子！

功能：促進新陳代謝、血液循環，強化上、下肢肌肉。

改善：四肢冰冷、無力，心血管疾病。

（九）射

輕微的刺激身體可以增強生物系統的功能，但是過於強烈的刺激卻會阻止生物系統發揮應有的功能。

在繁重又忙碌的社會裡，多數人都曾經有以下煩惱：比如頭痛得像針在刺、背痠疼得動彈不得、兩腳笨重得舉步維艱、小腿常常抽筋、膝關節僵硬得受不了、肩頸緊繃得放不開，想減肥結果不減反增、想長肉卻增到脂肪。當人體疼痛不舒服時，對抗疼痛的防禦機制就是快快緊縮肌肉、摒住呼吸以減緩代謝，降低循環，但因此也造就出一些毛病，困擾著我們。

而一般人不需做超出忍耐極限的運動，這是根本沒有意義的。比方像以下一些運動：方程式賽車、高空彈跳、高空跳傘等。其實運動並不需要花太多技巧，太過鑽研時有時會讓我們心智反而變得有些遲鈍；也無需太多花樣，那更會讓我們身體變得鬆垮無力。一般正常的運動，會促進全身血液和淋巴的循環，排除體內不必要的物質，適時恢復身體的正常運作，使身體愉悅輕鬆無負擔、無壓力是對待身體比較好的方式。

「射」的動作可以適時消除體內廢物（有毒物質），促進血液循環，提供全身上下每個部位清新的氧氣和養分。這個動作足以讓你清楚了解自己的身體狀況，愈是明瞭自己身體的狀況就愈能夠看清別人的身體狀況，分辨你的身體感覺和別人的身體感覺有什麼不同？你將會更清楚地了解你到底想要的是什麼？是想表達自己的感覺或者只是在反映別人的感覺。

功能：刺激淋巴系統、調整肌肉系統、活絡循環系統，塑身美容減肥。

改善：精神不濟，疲勞失眠，心情鬱悶，肝、膽、脾、胃不佳。

（十）踢

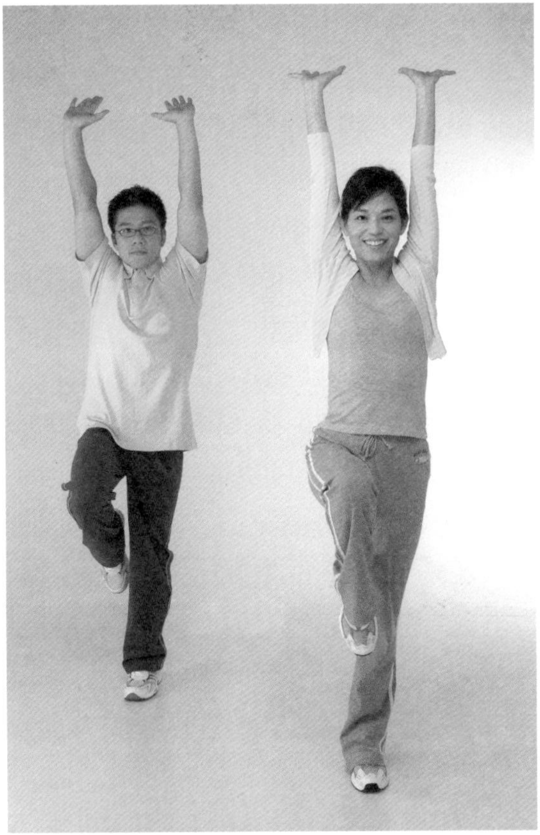

運動時會刺激腦部釋放出腦內啡、多巴胺（快樂激素），這是身體自行產生的鎮靜劑，會帶來輕鬆、快樂、舒服的感覺！

對於那些老是覺得自己又肥、又胖、又醜的人，如果能專心去做「踢」這個動作，相信稍假時日，必然可以改善你不滿意自己的窘境。尤其對於一些心智遲緩或生理障礙的人，「踢」這個動作也能適時發揮相當的效果。

「踢」主要利用彎曲、收縮或伸展手腳來刺激筋骨與肌肉，可以讓肌肉、關節變得更靈活。嘗試利用「踢」來矯正變形的肢體身軀，如：駝背、長短腳、脊椎側彎，效果是非常不錯的。「踢」不只可以改善肌肉骨骼方面的功能障礙，對於神經系統、內科疾病、婦女毛病、心血管疾病以及手術後需復健的狀況皆有所幫助。

記得平常有事沒事就多踢踢，多伸展，它足以讓你身體的平衡，肌肉的彈性，關節的柔軟度，更好、更棒。

功能：強化腿部肌群，促進氣血循環。

改善：四肢無力，骨質疏鬆，氣血不順，頭痛失眠，內分泌失調。

（十一）纏

就算妳的身體沒有什麼不舒服，但適當的運動絕對可以提供全身所需要的氧分與能量。

運動強度是運動過程中重要的因素之一，它與氧攝取之多寡有關。肥胖過重、體能較差、極少運動、年紀較長或有慢性病者，皆由低強度運動開始進行身體活動，並視自己的體能狀況量力而為！

「自然活力健康操」可以適時刺激深層筋骨，促進血液、淋巴系統循環，紓解身體內部的壓力，能避免失眠、頭痛的毛病，維護身體運作循環系統，達到養生保健目的；也可維持身軀正確姿勢，可重新調整身體中心線，防止彎腰駝背、脊椎側彎、椎間盤突出等毛病。「自然活力健康操」也可以視為一種診斷工具。如果你身體哪個區域感到疼痛不舒服，我們就利用動作進行時去追蹤這塊區域所對應的器官或是部位，進而判斷你可能發生了什麼問題。

日本醫學博士伊藤朗認為：運動會加速血液循環，因而沖洗毛細血管壁，進而可改善患有高血壓的狀況。再者，當一個人面臨壓力時，處於緊張備戰（fight and fight）狀態時，這股體內張力如沒有適時排除，將會長久積存在身體裡，造成身心不平衡，如果此時進行有規律的運動，這股張力和緊張性將會被即時化解。大部分現代人所選擇的身體保護措施，多半順應時代潮流和大環境影響，所以形成了運動、保健、養生、醫療的具體結合。若要常保身心處於年輕階段，適時的運動是最好的不二法門，其次即是對周遭人、事、地、物抱持的熱情與關懷。

身體的神經元有兩大類：一是上運動神經元，二是下運動神經元。上運動神經元發生問題時，會產生肌肉僵直，反射增強，臨床上表現出來的症狀會使得患者走路時感覺一跳一跳的，無法平衡協調。因為反射神經增強的緣故，有時患者的膝蓋會一直抖個不停，這些都是上運動神經元的症狀。至於下運動神經元，則以肌肉萎縮的症狀為主，通常出現在手掌、指尖、虎口的肌肉萎縮，會慢慢地惡化延伸至肩膀、頸部、舌頭、吞嚥的肌肉萎縮，造成吞嚥困難及呼吸衰竭。

「纏」的旋身運動，就好像一件玻璃罐，瓶口正確緊密地鎖住玻璃蓋的動作一般，纏得緊緊的。「纏」的動作可以促使骨骼肌收縮和小腸肌收縮（也就是蠕動），再適時擠壓淋巴管，將體內過多的液體（黏液）、蛋白質及廢物毒素清除掉。「纏」的動作也可以強化骨骼肌群，而骨骼肌是受運動神經元所支配，如果能有效活絡骨骼肌，自然可避免當運動神經元損傷（受傷）時可能造成肌肉的癱瘓或是無力。

改善：蝴蝶袖、臂膀僵硬，腰痠背痛，四肢無力，心神不寧。

功能：身軀調整，塑身美容，提神醒腦。

（十二）掛

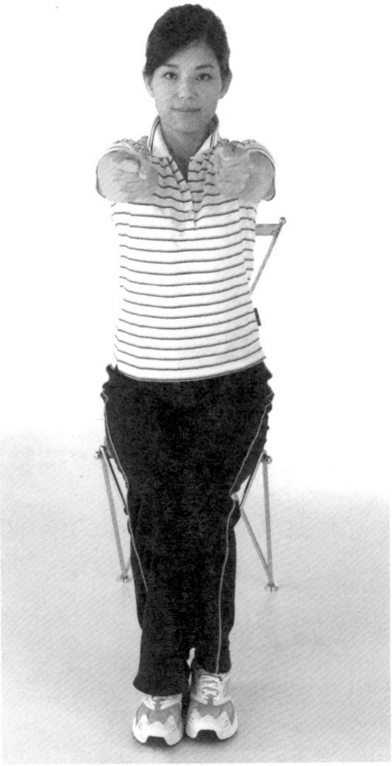

身體的肌肉、肌鍵和韌帶被視為支撐身體的重要鋼索，缺一不可。不論是九十歲高齡老人或是二個月大的奶娃，身體的伸展運動對我們身心健康都是相當重要的。對於久坐、行動不良或是臥病在床的人來說，「自然活力健康操」提供了一些相關的運動機會，可舒緩靜脈栓塞、減輕水腫、降低血壓、消除長期不適應症所引起的頭痛，是一套結合多種功能性伸展的全身運動，依據身體所需要的不同模式而調整不同區域的肌肉與關節，老弱殘疾皆可安心學習。

練習「掛」這個動作，可以紓緩身體已醞釀造成之危機警報，持續練習一段時日，它將解放長期肌肉緊張壓力、進而避免壓力所帶來的後遺症。

功能：肌肉筋骨舒張，上背部肌群強化。

改善：彎腰駝背，下背痠疼，胸口鬱悶，消除鮪魚肚（小腹脂肪）。

（十三）定

一個有智慧的人不在乎外表好不好看，只在乎夠不夠聰明。但世風之下多數人根本不在乎你有多聰明，而只在乎你的外表有多好看，時勢所趨，所以造成許多塑身減肥中心紛紛應運而生。但這些不明究理的節食、塑身，卻會造成身體的傷害，付出的代價絕非金錢所能衡量。試問自己，難道我們盡一切的努力只是為了符合時代潮流或是別人的眼光嗎？千萬不要以身體外貌來界定一個人的意義和價值，那是不足取的。

身體是我們所有經驗的媒介，如果身體功能嚴重失調（太多外物刺激），我們所認知的一切事物也都會受到扭曲，如果身體能獲得鬆弛平衡，體內許多困擾障礙也就迎刃而解，我們必須時時關心它，別讓身體受到更多的傷害！

當生理期月經來時，「定」的動作可以改善腰痠、經痛不適症，懷孕婦女也可以將「定」列為產後運動之一，有助於塑身減重，降低產後憂鬱症的機率。

功能：調經理帶，調整身軀重心，活絡四肢關節，強化腎臟功能、腰背肌群耐力。

改善：膀胱無力，腿部抽筋，椎間盤突出，坐骨神經痛，生理不適應症。

（十四）旋

東方武術運動強調的是「專注」、「集中」、「定足」，可以幫助我們進一步體會身體下半身的力量與重要性。透過「自然活力健康操」有助於讓我們感受身體周遭的情況，甚至發覺身體是否出現什麼問題或間接觀測出危險。

「自然活力健康操」具有警報器的作用，當身體僵硬、痠痛、不舒服、不自在、舊疾復發時都可經由警報器叫醒我們身體，趕快採取必要措施，以保障我們身體的健康。藉由「自然活力健康操」可以把我們的注意力（記憶力）帶回「受傷事發現場」，讓我們舊地重遊，幫助我們及早治癒。

當「旋」的動作開始，身體開始放鬆，身體的不適感和疼痛將逐一消失。我們不用擔心如何對抗病痛，更不必再退縮；因為練習之後我們將有足夠的能量可以擁抱快樂和健康。

功能：調理神經系統，胸腔器官強化（如肝、膽、脾）。

改善：肩頸痠疼（疲勞），肌腱發炎，肌肉緊繃僵硬。

（十五）飛

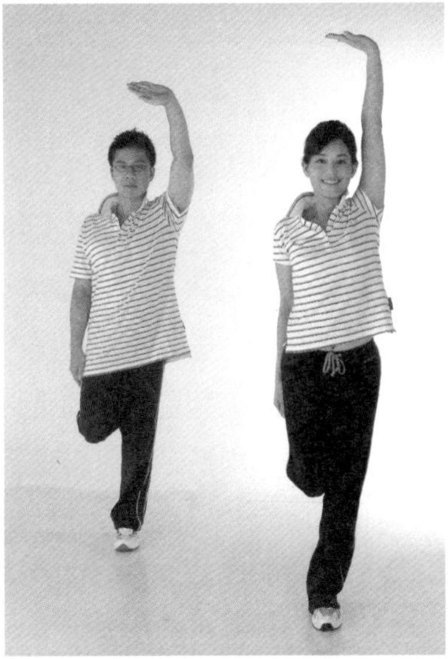

您知道嗎？光是舉起一隻腳的動作就得用上四十幾條肌肉同時牽引，當全身同時運動時，可想而知會是多麼龐大的工程。任何肌肉開始運動時會在身體局部或全身產生痠疼甚至腫脹，因此我們常會擔心以為身體是不是不正常，甚至運動半途而廢或裹足不前。

東方模式的運動著重於體內能量的順暢與否，西方模式的運動往往只提供身體結構和運動原理，當兩者功能相互結合時，才發現運動的空間（範圍）竟如此浩大，兩者模式的互補互通當可發揮最大功效。

我們的身體是一個很健全的組織，當身體所發出的任一訊息，都代表著一個真實的狀況，但是也都能自行恢復（修復）的。不論你參與何種運動千萬不能過度造成身體莫名疼痛，這樣會使你的身體失去行動能力，造成情緒不穩定，變得暴躁、憤怒、不快樂、不耐煩。

下肢肌肉無力或者肌肉不對稱是導致跌倒、摔跤的主要危險因子。「飛」的動作能強化下肢肌群，平衡協調肌力，提升下肢可能已退化的功能，有道是：「健全的身體是通往健康心理的捷徑！」能有健全的下肢，生活才能多采多姿。藉由「飛」的動作幫助體內循環作業系統回復正常，通常動作熟練候，身體機能很快就能運作順暢。

功能：強化心肺功能，調整身心平衡，刺激淋巴與血管之循環功能。

改善：失眠、壓力大、心神不寧、煩躁不安、神經衰弱。

（十六）抬

我們的身體天生就有一套完整裝備：如解毒工廠、感應接收器、化學調節器、神經傳導物質、同步調整物質等。絕不是由幾件小零件組合就可以行得通，更不是光有能量流通就可以，身體是一個龐大又精密的大工廠，每個環節每個流程緊緊相扣，缺一不可。

以運動而言，它能刺激神經傳導物質的分泌，所以能紓壓解悶，提神醒腦、振奮精神、改變心情，是最輕鬆的好方法。神經傳導物質的接受器分布於神經元的細胞膜上。神經元有特殊的細胞延伸的構造，叫樹突（dendrite）和軸突（axon）。樹突把訊息帶入細胞體、而軸突則把訊息傳出細胞體。而骨骼肌須依賴神經衝動才能做出快速、短暫、強烈或緩和的收縮，如果缺乏神經系統傳來的訊息，這些肌肉就會萎縮並漸漸報廢。從肌肉的構造與收縮的性質來說，肌肉可分為骨骼肌、平滑肌、與心肌等三種。骨骼肌是最大的組織單位，它的重量約佔人體重量的百分之四十到五十，骨骼肌所產生的運動多為身體與環境之間的運動；平滑肌與心肌所產生的運動為體內的運動。骨骼肌是由軀體神經系統所控制的能隨人的意志而運動，故又稱隨意肌。平滑肌與心肌主要由自主神經系統控制，不能隨人的意志而運動，故又稱為不隨意肌。

在我們身體內有許多連接組織：肌肉與骨骼連接處我們稱之為肌腱，骨骼與骨骼連接處我們稱之為韌帶，遍佈連接在全身我們稱它為筋膜，筋膜就如同在身上穿了一件大毛衣，經緯線很清楚又分明地將身體緊密連成一起。

隨著年齡的增長，老化現象相繼而來，皮膚會變薄、骨頭變脆弱、循環代謝減慢、肌肉鬆垮不結實，風乾橘皮膚質到處可見；想要維持精神抖擻、容光煥發，請以規律、柔順的節奏去伸展身軀每一吋地方，如此一來可以適時刺激相關組織，對血管、皮膚、肌肉、筋膜、骨骼、汗腺、淋巴管都將帶來不錯的反應，甚至透過反射作用去影響身體內部各器官，達到不錯的養生保健效果，避免加速老化。

「抬」的動作適時提供深層肌肉刺激，促進血液循環，對我們是一帖很不錯的鎮定紓緩劑，有助於提神減壓，增進工作效率。

功能：脊椎伸展，活絡關節，塑身健胸，舒展四肢筋骨，調理器官（內臟）。

改善：腰痠背痛，四肢無力，臃腫體態。

（十七）壓

人家說戀愛中的女人最漂亮，做運動的女人最健康。身體是具有智力的，誠如愛迪生所說：「所有偉大創意的想法都來自於健康的肌肉。」根據儒家的說法，我們的身體是祖先所贈予的最佳禮物。適時的運動可以減少孤立感和寂寞感，重新建立與別人之間良好的互動關係，重新肯定自己。所以我們更要多花一點時間好好的與身體溝通！

運動可以促進淋巴的流暢，適時排除體內過多體液、蛋白質和廢物，避免身體局部

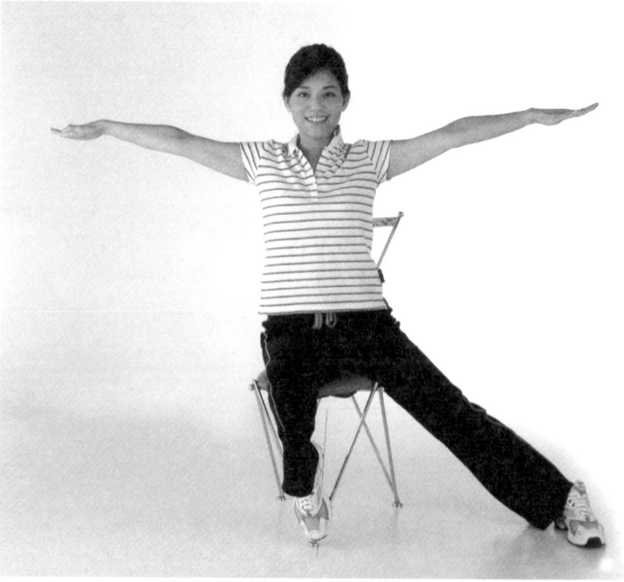

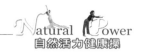

區域水腫。許多不良於行的症狀如果想加以改善，通常只要多強化肌肉群組，短時間內都會有不錯的效果。「自然活力健康操」對於一些未老先衰的毛病：如早期骨質疏鬆、關節不靈活、四肢僵硬痠痛者皆有不錯的反應。我們以溫和協調的伸展動作，可以引發一種體內震盪，把更好的訊息傳給身體，進而激發一連串的神經肌肉反射，這些反射也會反過來釋放關節、鬆弛肌肉、促進血液、淋巴液暢通，可均衡體內各器官與系統。

在此提醒您，當你進行某些運動時，有時候太努力得來的成果不一定是你所想要的，比方：一直線的劈腿、垂直下腰、倒栽式後空翻，這些難度較高的技巧並不一定對身體有益，相反的還可能造成你個人的運動傷害，一定要謹慎小心。有朝一日當你發現大部分的時間，你都能正確地選擇好好使用身體，那就表示你已經熟練「身體運動模式」了，你絕對可以放寬心，順利的畢業嘍！

「抬」的動作會隨時提醒自己站立時的姿勢是否合宜？我們可以觀察自身一些時日找出癥結問題所在，再利用「抬」的動作來修正體態，以達到符合自己的需求，改善不良情形。即使身體沒有什麼不舒服、不對勁，也可以利用「抬」的動作來強身、養身。

功能：強化腿部前側肌和內側肌（前側為胃經，內側為肝、腎、脾三經）。

改善：腸胃不適，過多體脂肪，手腳功能障礙（遲緩）。

（十八）甩

從六〇年代開始，減重的狂熱就開始襲捲全球，人們始終永遠嫌自己太胖。

根據一份調查報告顯示，75%的受訪者認為自己太胖必須馬上減肥，但依照人體BMI值顯示[2]，其實當中有45%的人體重已經過輕了，可是大多數人依舊想盡辦法瘦了還想再瘦。說真的，他們似乎不該再為體重而煩惱，反而該為自己的健康憂心了！

看看歷年來花在減肥這方面的費用竟然超越了社會服務和教育的花費，這種情形至今有增無減；一群人想盡辦法減肥，更有人想盡方法研究減肥藥，目的不外乎再瘦些、再美一點。當然身材窈窕健美沒什麼不好，重點是你要用什麼方法來達成健美的身材呢？過於皮包骨的女性其實是容易有不孕、貧窮、疾病、營養不良的徵兆。每個時代的文化對於那個時代的人們在生理上、外觀上都有不同的審美標準，特別是針對女性美的標準；在此我們也不得不承認多數媒體誤導美的標準，其影響的威力實在太大，大家常常在不知不覺中被牽著鼻子走。這些誤導不但影響我們對現實的認定，甚至取代我們生理與心理的經驗和反應。我建議女性朋友們以平常心去面對，千萬不要誤認只有瘦才是正常的、是美的、是健康的。

本世紀最聰明的科學家愛因斯坦曾說：「我的構思領悟過程最主要是透過肌肉和視覺」；俄國作曲家柴可夫斯基也是在運動甩手散步中獲得創作靈感，而創作出許許多多偉大的交響曲，就連發明家艾德溫．蘭德（Edwin Land）同樣也是在運動「甩」手散步時想出好點子，而發明了拍立得傻瓜相機呢。

我們的身體就像是一條巨河大川，其驚人的可塑性實在非我們所能估量。它是由無數能量、千萬資訊、廣闊的智慧所組成，終其一生無怨無悔持續不斷又不斷的變化，生生

2：BMI值 = 體重 Kg ÷ 身高（公尺）^{2}（依據衛生署標準）

不息，源源不絕。我們能做的就是好好善待它、照顧它、保護它。如果你常常嘮叨不喜歡自己的身體或是某個部位時，建議你常做「甩」這個動作，相信你很快就會喜歡你自己了！

功能：肩、背肌肉，神經強化，活化淋巴系統，靈活關節組織。

改善：大臀部，退化性關節症（五十肩），肩、頸、腰、背痠疼僵硬。

（十九）抓

我們的身體平均約有50兆個細胞所組成，細胞的每一個部分和各細胞本身都負責執行一項特殊的任務（功能），使每個組織、系統、循環都能夠順利執行。促使細胞正常運作發揮有效功能的最佳方法就是多運動。運動主要是自主神經系統的轉變，當刺激到交感神經時，心跳和呼吸速度加快；皮膚和內臟的血液流向骨骼肌，血醣和腎上腺素的濃度上升，此時會大量流汗，瞳孔放大。

當運動影響到副交感神經系統時，心跳和呼吸速度減慢，血液從骨骼肌流回消化器官，刺激腸胃道、肝臟、胰臟，分泌消化液使腸胃開始蠕動，有時候可能想要大、小號那都是正常現象。

你知道嗎？光是動動嘴巴道聲早安（good morning）就需要牽動上下嘴唇、下巴、舌頭、上顎、咽喉和呼吸系統的肌肉，它們加起來每秒鐘必須收縮五百次以上才能正確發聲。至於其它動作，那更將無以計數，而這些都是老天爺賦予的奇蹟呢！

《聖經》詩篇曾說：「我們的身體是奇妙又可畏的」，所以在接觸「自然活力健康操」時，我們設定的目標是要完全感受到整個身體的自在，確定身體每個部位都能暢行無阻，絕不受任何阻撓和限制，可隨心所遇，隨處而安。

還記得學生時期教官的口令嗎？稍息、立正、站好，全神貫注，一個口令一個動作；就在此時此刻，當全身肌肉緊繃收縮時，你的思緒清楚嗎？還是一片空白？如果當時能配合「抓」的動作，相信就不會嚇個半死，腦袋瓜一片空白了。身體隨著運動，將我們已模糊的思慮（記憶）變清楚了，扭曲變形的體態（彎腰駝背、脊椎側彎）也恢復正常了，受傷的自尊也重新建立起自信。

當我們熟悉「抓」的動作，就能清楚體驗到做正確的姿勢時，身體中心線向上延伸，好像有一根假想線把我們整個重心往上提，尤其是上半身一直向上牽引，這時候我們會很自然的縮腹提臀、抬頭挺胸，全身肌肉輕鬆縮放，關節運作活絡自在，呈現出最健康最有自信的模樣。

功能：活絡氣血循環，降低老化現象，舒活筋骨反應，促進肢體動作。

改善：心浮氣躁，食慾不振，肩頸痠疼，體力不佳，面黃飢瘦、神經衰弱。

（二十）蹼

你聽過「麵龜族」（台語）嗎？它是用來形容一個人體重過重、過胖，身上的體脂肪過高的人，也是表示最缺乏運動的族群。根據國內衛生單位提供的資料顯示台灣地區15歲以上國人缺乏規律運動習慣人口百分比資料：

年 齡	男 性	女 性
15～29歲	32.6%	45.8%
30～39歲	32.6%	47.6%
40～49歲	37.6%	40.4%
50～64歲	30.7%	33.8%
65歲～	27.2%	38.8%

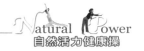

那麼你是屬於哪一區的族群呢？

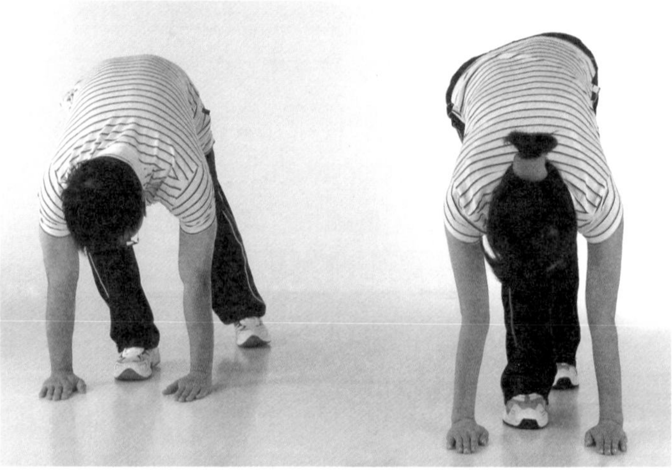

真正符合現代健康要素有三項：動心、動腦、動身。其中動身是最容易被忽略的，也是最無法持續的，要知道平均每運動一小時就可以延長至少二小時以上的壽命，如果這輩子希望能平平安安無病無痛，規律適當的運動是大家應該好好學習把握，這絕對比你吃藥打針維持生命來得強喔！

從事有效的伸展運動能以動作去影響並刺激體內各器官，平衡我們內分泌系統，避免不必要的失調，適時提升個人免疫力，避免疾病上身。在人體內水是維持生命的必要物質，當進行運動時可能會大量流汗，此時應多補充水分，因為水可以調節體溫，如果能適時再多補充一些高纖食物（蔬菜水果），保證你沒病沒痛吃百年。

學習「自然活力健康操」，會讓你更了解生存在這副身體裡的你究竟是什麼模樣？進行不同的運動模式可能從身體的不同部位開始，也在不同的部位結束，但最終目地卻是一致的，就是養生保健加強身，這是值得我們大家一起學習嘗試。

「蹼」的動作主要牽引下肢的上下肌群，再利用按、壓手掌可以刺激肌肉和關節，讓它們發揮最大功能，使我們身體可以自由行動，體內循環更順暢。但記得不要勉強自己做，只會令你更痛恨運動。其實只要讓身體覺得舒服、感覺不錯，沒有安全上的顧慮就放心盡情地去伸展，一旦你的身體「感覺」到這種毫不費力氣，效果不錯，又無任何疼痛地自由伸展時，相信你很快就會喜歡上它，甚至迫不及待想再去嘗試！

我們體內有時會積存一些髒東西阻礙了循環，五臟六腑一不小心又互相發生衝突，造成大病沒有小病不斷，此時進入「蹼」的動作，可以讓你即時將體內積存的毒氣廢物順勢排光光，並且筋骨活絡、身心舒暢、活力再現！

功能：力貫全身，氣血順暢，經絡舒通，身手敏捷，預防老人癡呆。

改善：頭痛失眠，疲勞緊張，氣色不佳，精神不濟，躁鬱不安，骨質疏鬆。

（二十一）沈

身體內有一種東西叫筋膜，它是保持身體形狀的主要組織，如果沒有筋膜，你的五臟六腑都無法懸掛在固定的位置上。所以當筋膜的任何一個部分發生問題和毛病時都會對身體造成很大的影響。像壓力、不良的姿勢、遺傳毛病、生理或心理的創傷，某些部位的腫脹發炎都可能造成筋膜扭曲、糾結、束縛、緊縮，當筋膜受到限制時會產生極大張力進而壓迫我們的神經、骨骼、肌肉、腺體、器官、血管、淋巴管，導致身體發生各種毛病。筋膜就像條橡皮筋相當有彈性，時時呵護著我們，它隨時會主動偵測並回應任何動作，如震動、衝擊或撞擊，有效地保護體內所有組織和器官，避免不必要的麻煩與傷害。

還記得小時候上課的課桌椅嗎？大部分都不符合人體工學。小朋友常常強迫自己適應狹窄、侷限、窘迫又不舒服的椅子、桌子，導致我們肌肉不平衡的發展，四肢關節反應也不靈活，那時為了當個好學生常常在上課時不敢亂動，往往不得不緊縮身體，長時間下來，整個人背部扭曲收縮變形，容易癱在椅子上或趴在桌子上，造成許多莘莘學子身材發育不良。記得有空時要常常停下來傾聽身體的訊息，給身體應有的回應與尊重，即使只是一個平凡不過的身軀，你也能適時幫助它減輕不舒服，畢竟這副軀殼終究要跟你一輩子喔！

「沈」的動作必需確實做到縮腹、提臀。這個姿勢初期在學習（空中坐）時，會讓你感覺怪怪的，很不習慣也很不自在，可是當你熟練體認這個事實時，你會發現以前所謂「正常」的姿勢其實竟然是破壞身體姿勢架構最糟的模式，你不妨可以利用「沈」的動作來好好檢視一下自己喔！

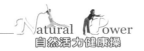

功能：避免尿失禁，促進氣血循環，舒通經絡穴道，增強關節活動度。

改善：骨質疏鬆，憂鬱焦躁，體弱多病，精神不濟，頭痛失眠。

（二十二）坐

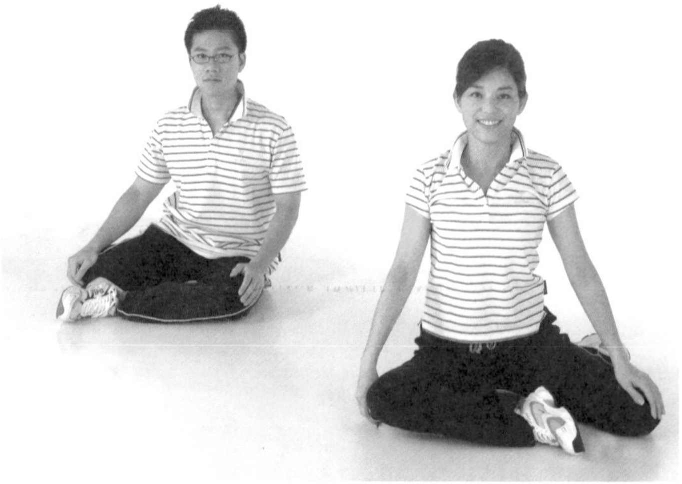

留意一下是不是常把身體健康狀態穿在身上，而自己卻渾然不自覺？

「自然活力健康操」的任務其實並不是要改變你，而是要讓你熟悉了解你自己的身心狀況。當你熟悉「自然活力健康操」時，你身體的感覺就是通往健康之路的重要工具。同時你會發現你的專注力（注意力）也就是你成功的關鍵。注意力和身體感覺，就像握在你雙手中的一個蛋，抓得太緊它會被你捏碎，握得太鬆時它會掉下來摔破。身軀經由伸展，你會較清楚知道改善身心狀況需要使用幾分的力道才是最恰當！

專注靜「坐」對身體是很好的開始，它可以發揮心理和生理上的療效，如減輕氣喘、降低血壓和膽固醇、改善慢性疼痛等毛病。動作進行時，可以輕鬆感受呼氣和吸氣的交換過程，尤其我們的腹部、胸部或鼻孔都可以清楚感覺到輕、重、壓力、擴張、收縮、溫熱與涼爽。

「坐」的動作能讓你及時聽到身體的種種徵兆，不必等到陷入疾病狀態時才有所反應。透過專注的「坐」，你很快就回到真實的自己，它能讓你抗拒外界誘惑，不受干擾，維持身心最佳狀態。重要的是，你認真地「坐」在當下，我們的身體就不容易生病，即使病了也很容易痊癒。此刻，你以最自然、最舒服地方式「坐」在身體裡面，享受心靈洗禮，這可是老天爺給每一個人的特權呢！

功能：舒筋活血，激盪全身元氣，增強肌力、柔化全身。

改善：頭痛失眠，健忘失憶，心血管疾病，腸胃不適、便秘等。

（二十三）揣

體內的柔軟組織（指肌肉和筋膜）能使身體輕鬆無負擔的延伸，這個「揣手」動作能強化肌肉韌性、筋膜彈性、調整呼吸深度，消除生理或心理上的疼痛與不適，恢復身體的活力，造就一個優雅的個體。

請多留意自己平常都做了些什麼？如果有重複某種持定動作模式，它很快就會不自覺的變成習慣，如單手甩筆桿、聳肩背重物、托腮幫子想事情、看電視、彎腰駝背做家事、凸肚彎腰搭公車等等。一旦這些動作脫離可掌控範圍，這種自動反應會讓我們身體覺得很「正常」，這叫「脫軌的動作」，也就是把錯誤動作誤認為是對的，一朝養成習慣了，想改就難囉！

「揣」這個動作，在初期練習時大概會覺得這個動作根本不需要學習，自然就會做。沒錯，只要你沒有先天任何缺陷或功能障礙，你本來就應該會做。只不過經過人生幾十年的歲月，這些天生就應該會做的動作會受到生理、心理、社會、文化和情感的衝擊而在你身上起了變化，甚至演變成後來各式各樣的障礙。在你的身體不斷的累積，投下無數的變數，產生負面影響，使你在「揣」的過程中雙手並不是那麼的自然順暢。舉例來說，如果開始學寫字時就彎著腰、駝著背坐在書桌前，用力緊握筆桿往下壓，眉頭深鎖，咬牙切齒，此時由上而下的肌群全都緊繃繃的，如果這種模式變成習慣了，相信再經過數10年必定根深柢固，不自覺的習慣養成了，想擺脫它恐怕是難上加難。

如何消除日常生活中做家事或坐辦公室時所引起的下背疼痛？又如何使自己的體態優雅？其實只要稍稍改善神經肌肉系統功能便可達到目地，再利用「揣手」這個動作，更可以讓你的動作輕盈、順暢，體態更優美，而習慣性的下背疼痛也就很快煙消雲散了。

「自然活力健康操」的每一個動作都是依人體各部位功能而設計整合的，當你整套學會後，只要你喜歡，你可以自由選擇任何一項動作單獨做，或者選擇幾項組合來練習做，完全不受任何的限制，隨你當時心境與身體狀況而定。

功能：全身上下高度鬆彈，蘊含力量（所謂渾身是手，手又非手，正是如此）。

改善：虛弱多病，身心疲憊，神經衰弱，氣血不順，壓力過大。

（二十四）推

身體是老天爺的精心傑作，不論健康與否我們都得虛心接受，並努力維護、認真照顧。每一個人都是自己身體的主宰者，只要你用心體會身體所發出的任一訊息和感覺，即時給予呵護、回應、關懷，相信老天爺所賜於你的身體，它的有效期限自然可以延長。近日常在各大媒體看見許多人以各種方式虐待、殘害、糟蹋、憎恨自己的身體，我感覺非常驚訝這種不良的情形究竟從何而來？又為何那麼普遍？難道我們不能將自己身體視為神聖的好朋友或生死與共的好夥伴嗎？遺憾的事，往往總是在不知不覺中發生，身體髮膚受之父母，千萬不可輕忽呀！

身體內的感官運動系統位於我們的頭部，而頭部又是中樞神經系統的前哨站，它負責將感官資訊傳送到腦部，一旦你無法順利轉動頭部，停止發揮看、聞、聽以及平衡的作用，你很快就會失去觀察洞悉四周環境變化的能力，當然也就無法適時做出任何回應。此時利用雙手推伸的動作，可以再次喚醒虛弱老化的身體，消除風濕、神經、脊椎和呼吸系統的毛病，減輕身體疼痛，解決退化所帶來的困擾。

在這個世界上有生病的聖人，也有很健康的罪人，這證明人的精神層次和生理健康並不是一成不變的。檢視一下你目前的身體狀況屬於什麼層級，你的肌肉是否常保持習慣性的收縮，還是常令你無法放鬆？周遭的朋友、同事是不是經常提醒你抬頭挺胸，但總是又回到彎腰駝背的老樣子？其實哪個人不希望自己是玉樹臨風、婀娜多姿，只不過你不知道該從何著手罷了！透過「自然活力健康操」可以消除身體過度的肌肉緊繃，讓全身力量平均分配，矯正不當的肌肉收縮，啟動神經元、感覺系統和運動系統，調整身體姿勢，將舊有的模式漸漸被更有效率的新模式取代，自然就不再彎腰駝背了。

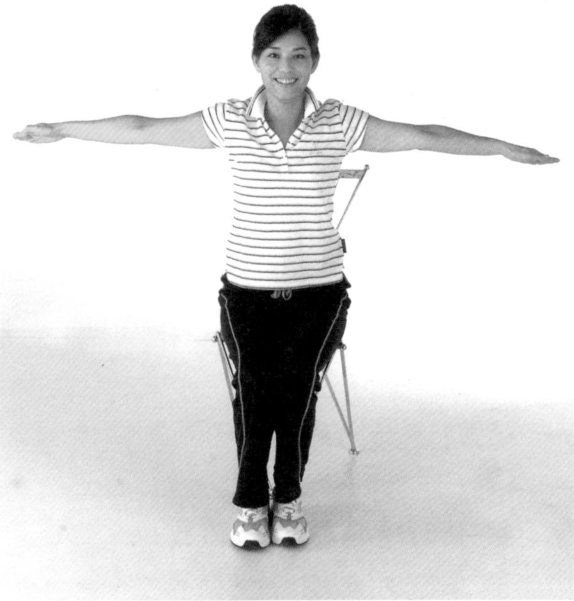

當你以正確的方式徹底探索（刺激）身體，你的運動系統神經就能快速發揮功能，讓全身肌肉和大腦建立良好關係，進而獲得最大效益，改變身體不良的習慣。當「自然活力健康操」動作進行時，你個人的感覺和思慮會被帶入身體裡，因此你在態度和情緒上都會有所改變，隨著焦慮壓力減少，你的心胸也就愈來愈開闊。你的自我形象和氣質都會大幅提升，你將擁有更充沛的能量、精力，活在當下，體會全新的經驗、觀念，當然也就更懂得包容他人。

「推」的動作可以幫助你解決許多不良與不正確的習慣問題，它利用我們腦部和神經系統都還具有充分的學習能力時，再次重整身體的功能，發揮應有的運作，使身體產生新的動作習慣，修正過去不良或不正確的模式，提供我們另一種思考模式。

功能：萬物負陰而抱陽，沖氣以為和，合乎自然規律，才符合長生健康之道，

改善：身心障礙，機能失調。

即使已進入最後一個運動模式，還是要再次提醒各位，進行「自然活力健康操」每個動作時，請記得隨時學習「縮腹、提臀」，它可以促進臀部四周血液循環，防止靜脈瘀血，避免引起內痔、外痔、脫肛、便秘、慢性腸炎，同時兼具塑身塑型的功效。在西方稱它為凱格爾運動，對預防改善尿失禁現象有很大幫助，一般產後婦女可利用它來復健，恢復身材。不論男女皆可多練習縮腹、提臀，「自然活力健康操」對男性而言是最自然的威而鋼，對女性而言更是天然的威而柔。

運動 333

運動可以強化心肺功能、供氧增加、促進腦血管增長、神經叢連線加多，增加思考力，延緩腦細胞衰亡，並能強化反應與速度。

什麼是運動333？

運動333代表我們從事某項運動應有的目標計劃：

第1個3表示運動頻率（次數）。

第2個3表示運動持續時間。

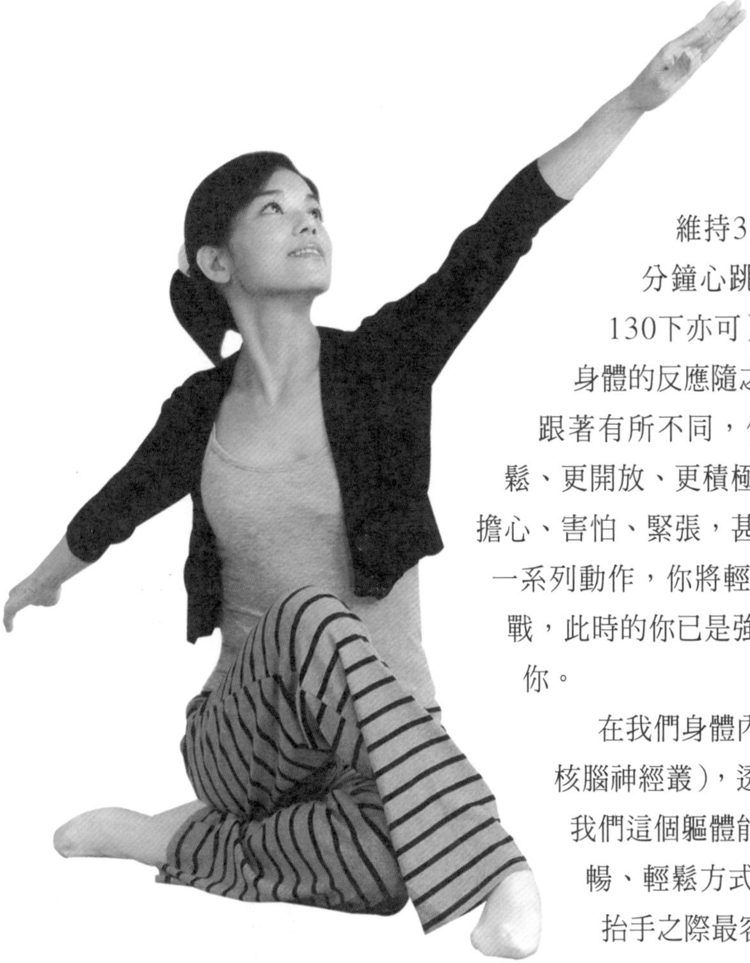

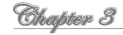

第3個3表示運動進行的強度。

最理想的運動方式：每週維持3次，每次至少30分鐘，每分鐘心跳盡量達到130下（100～130下亦可），當身體進入運動模式，身體的反應隨之改變，你的學習態度也會跟著有所不同，你將會發現自己變得更輕鬆、更開放、更積極，絕對不像以前那麼容易擔心、害怕、緊張，甚至排斥運動，當你學會了一系列動作，你將輕而易舉面對各種壓力與挑戰，此時的你已是強壯有力，任誰也不能欺負你。

在我們身體內部有一個核能發電廠（即核腦神經叢），透過它傳導能量到全身，讓我們這個軀體能以協調、自然、靈活、流暢、輕鬆方式進行各種動作。當提腳、抬手之際最容易刺激脊椎神經末梢，每一區的神經末梢都反射對應著某些器官，同時可利用這個動作了解身體出了什麼問題？當我們身體出現狀況時，相對的心理、情感、情緒相繼也會出現問題，一旦解決身體毛病，其它困擾也就跟著改善了！

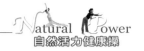

三、自然活力健康操示範

歡喜做，歡喜受，一分耕耘，相信必有一分收獲！

「自然活力健康操」的所有動作皆必須量力而為，時間長短由你控制，次數多寡由你決定，能做多少就做多少，既不勉強也不強迫。記得縮腹、提臀，如果想嗝氣、放屁都屬正常，不用大驚小怪，更不要不好意思，運動會牽動體內器官跟著「動」，此時可將體內積存之毒氣順勢排出體外，對身體幫助非常大。

透過「自然活力健康操」讓我們身體產生一種特別的感覺（積極的專注active focusing），進而使身體能激發新的思考，新的感受，以更愉悅、更輕鬆、更平衡、更協調、更整合、無負擔、無壓力的方式來做運動，如此一來能強身、養身還可避免疾病上身。

示範：趙叔碧老師、許辰陽醫師

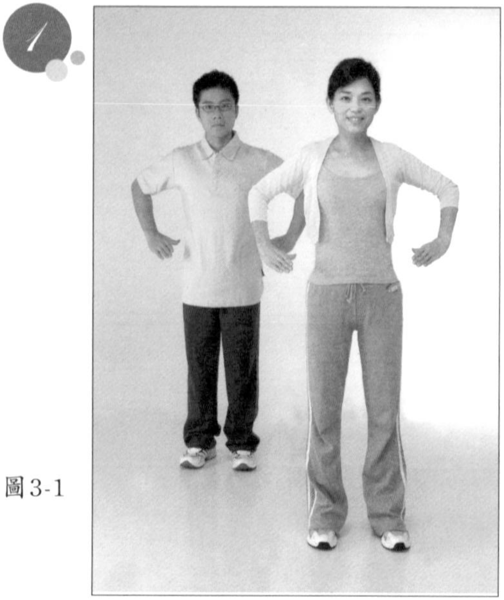

暖身（一）

雙人示範：

1. 雙腳打開站立與肩同寬。
2. 雙手肘彎曲，雙手插腰。
3. 大拇指虎口處盡量打開，來回數次。（圖3-1～3-2）

2

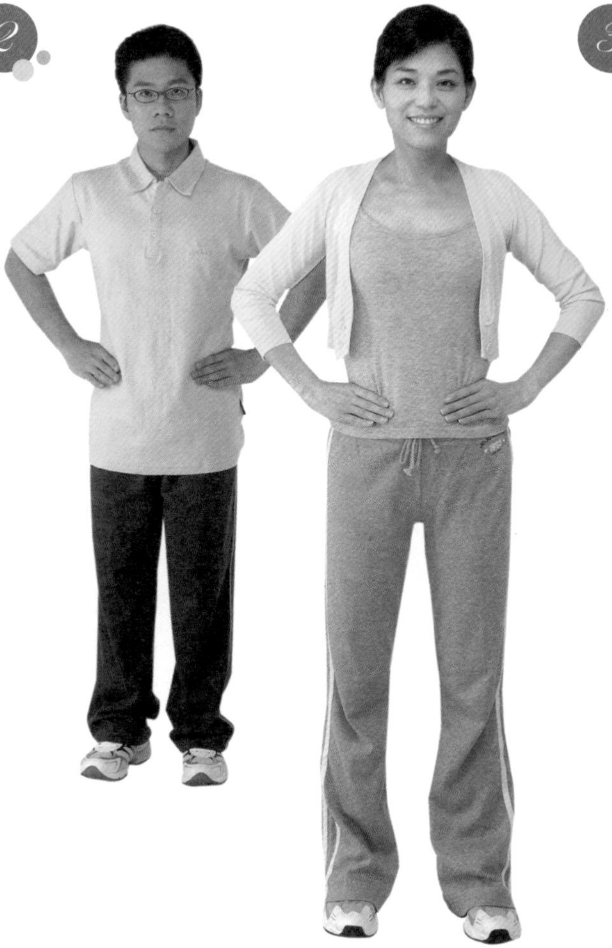

3

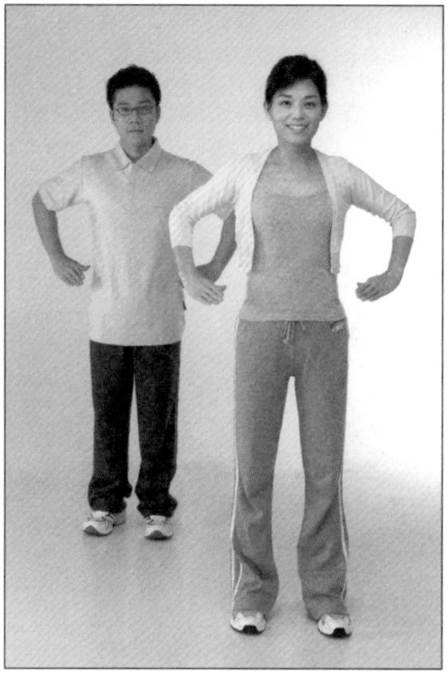

▲ 3-1

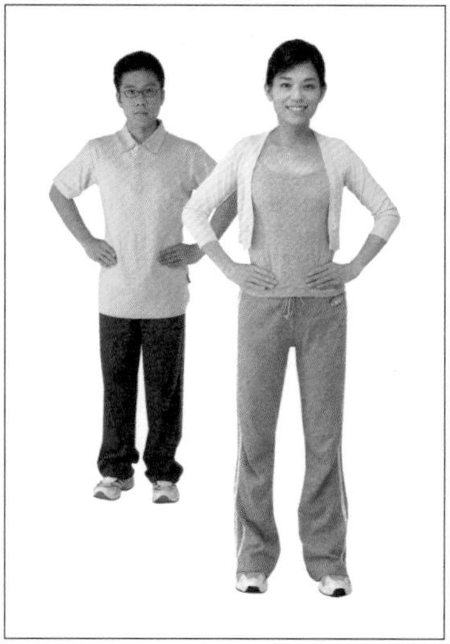

▲ 3-2

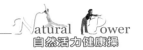

暖身(一) 床的示範（圖1-1～1-4）

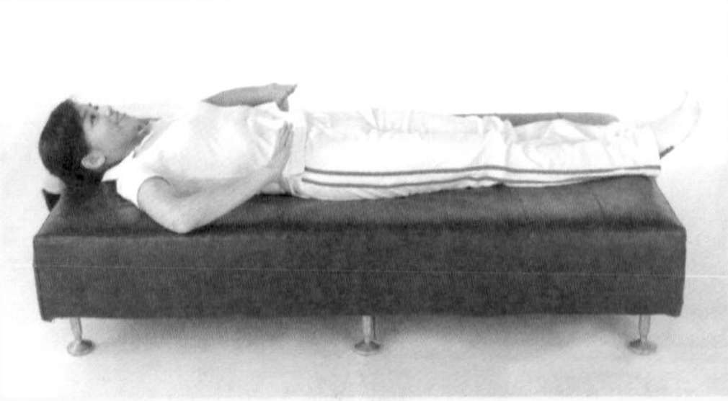

▲ 1-1

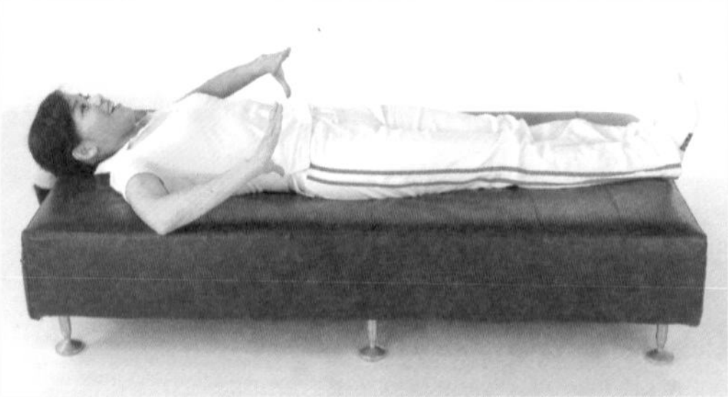

▲ 1-3

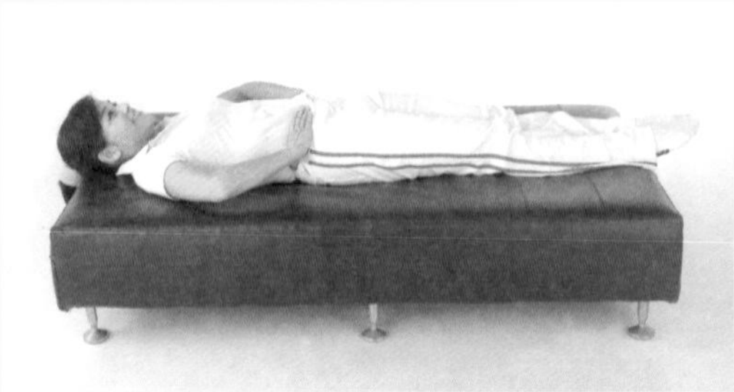

▲ 1-2

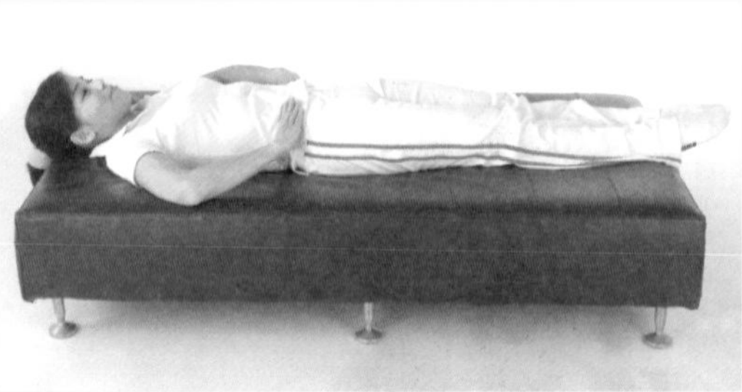

▲ 1-4

暖身（二）

雙人示範：

1. 雙腳打開站立與肩同寬，雙手臂膀放鬆，雙手手指互碰（手掌心朝上），由小腹正前方慢慢抬高。（圖1-1～1-2）
2. 向空中推出（手掌心朝天，如伸懶腰）。（圖2-1～2-2）

1

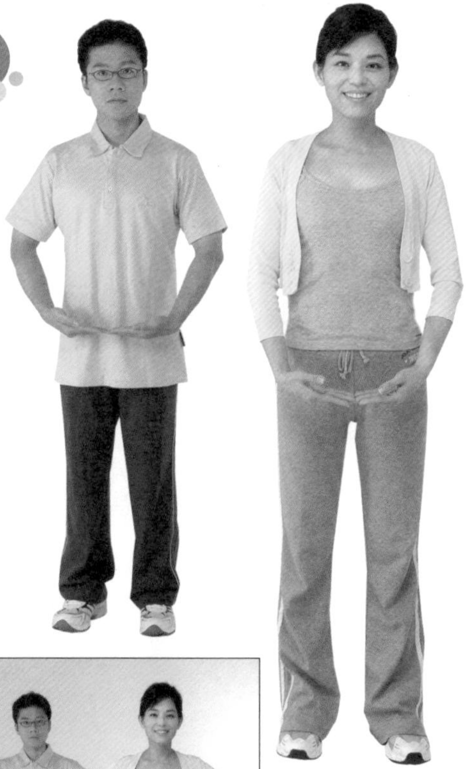

▲ 1-1

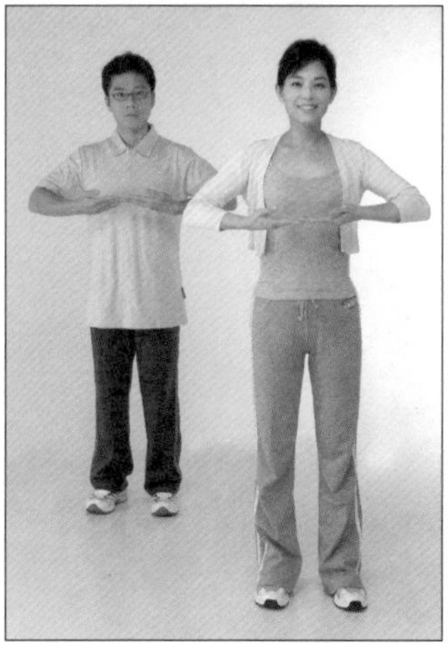

▲ 1-2

2

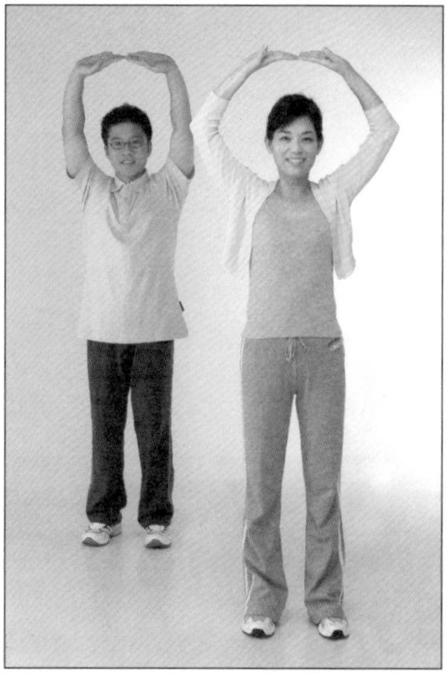

▲ 2-1

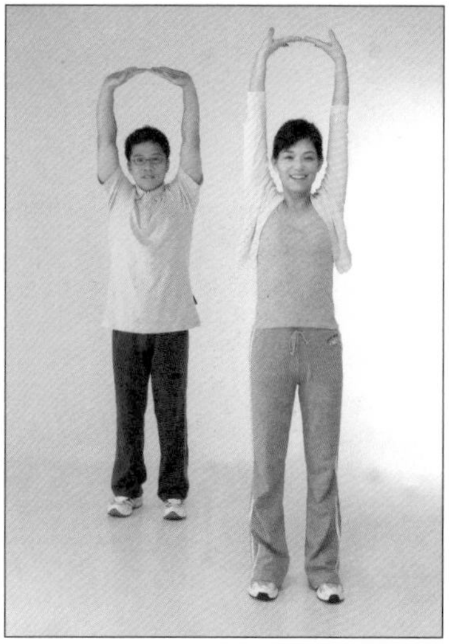

▲ 2-2

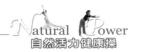

3. 再向兩側緩緩打開。（圖3-1～3-2）
4. 再回到原位（自然呼吸），來回數次。

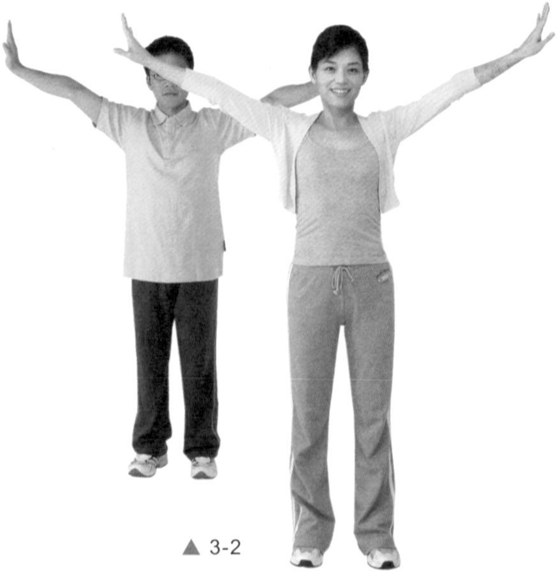

▲ 3-2

3

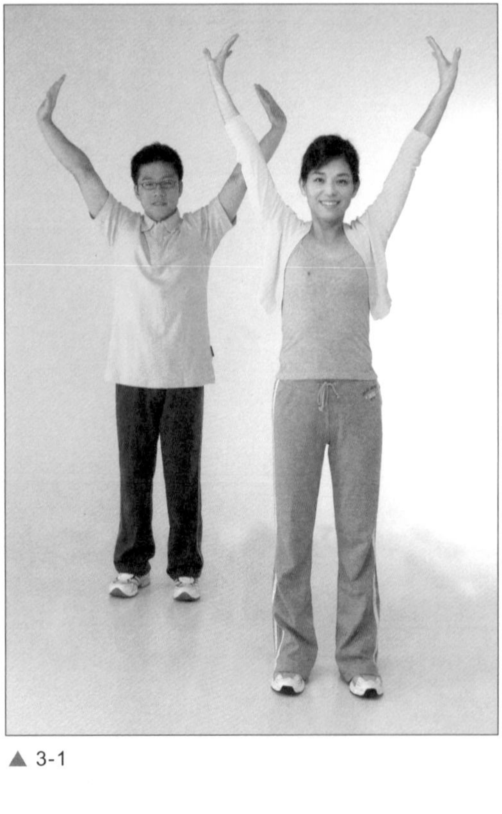

▲ 3-1

4

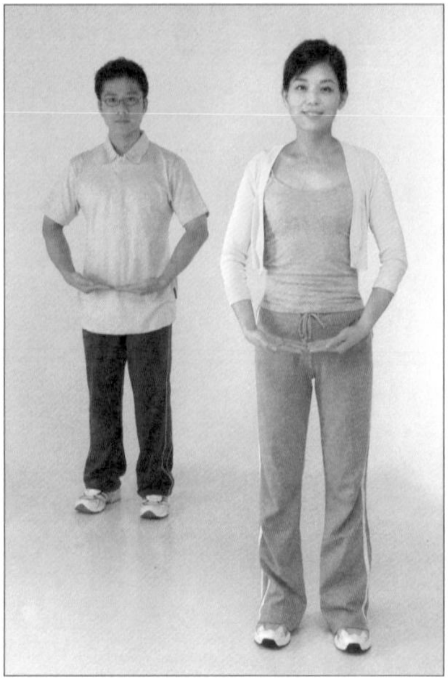

暖身(二) 床的示範（圖1-1～1-3）

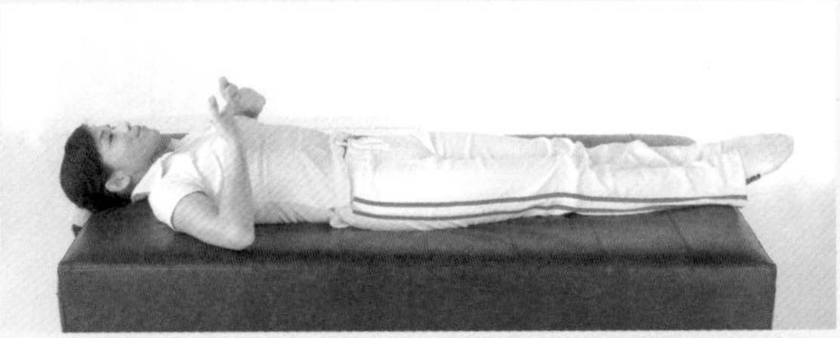

▲ 1-1

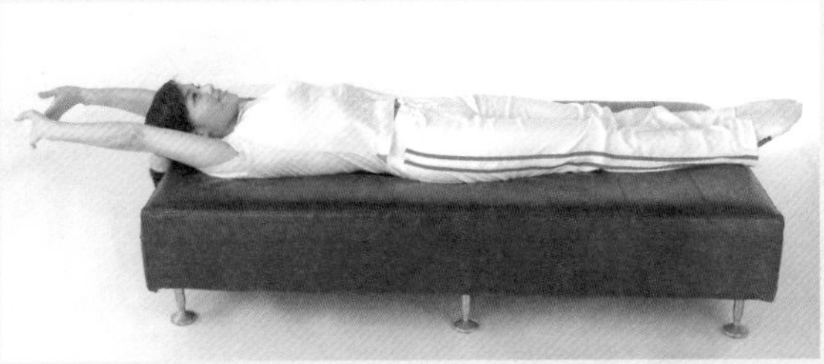

▲ 1-2

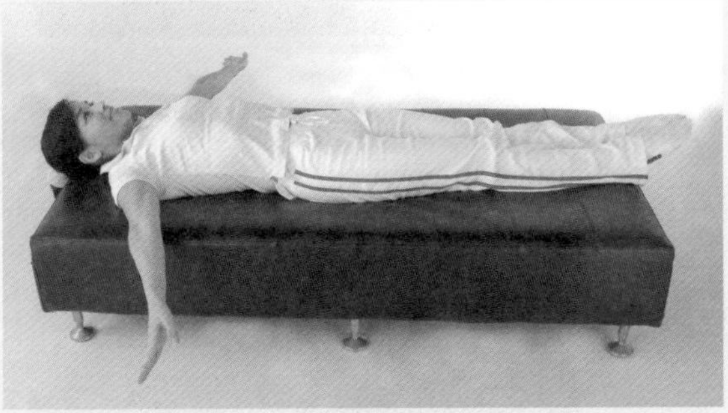

▲ 1-3

分解動作：

(一) 撐

雙人示範：

1. 雙手伸直在胸口正前方，縮腹、提臀，雙腳腳趾同時抓地。（圖1-1～1-2）
2. 雙手手指橫向撐開再合併（要用力）。
3. 特寫：雙手手指橫向外展撐開。

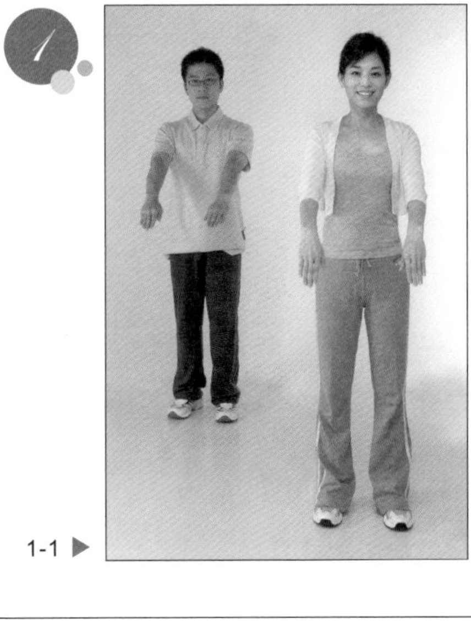

1-1 ▶

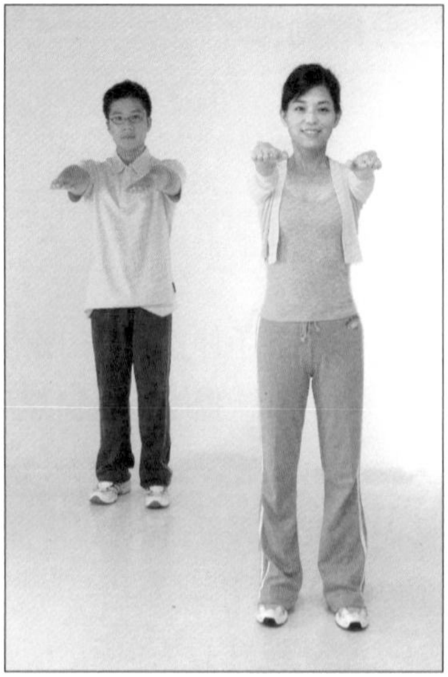

▲ 1-2

2

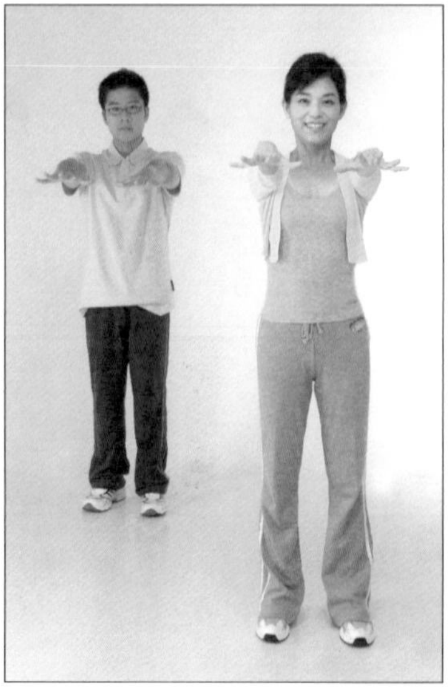

3

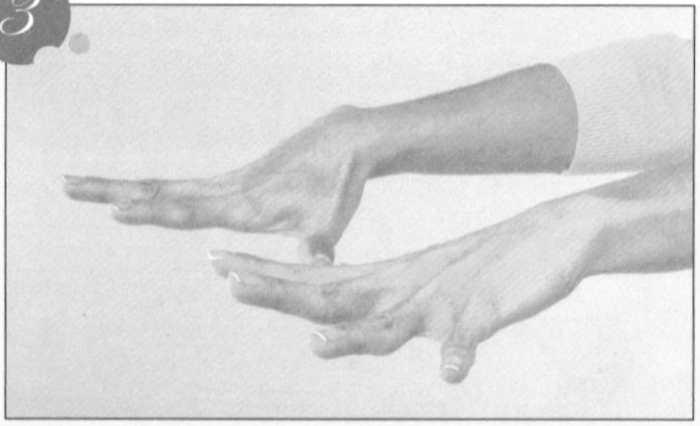

(一) 撐：床的示範（圖1-1～1-5）

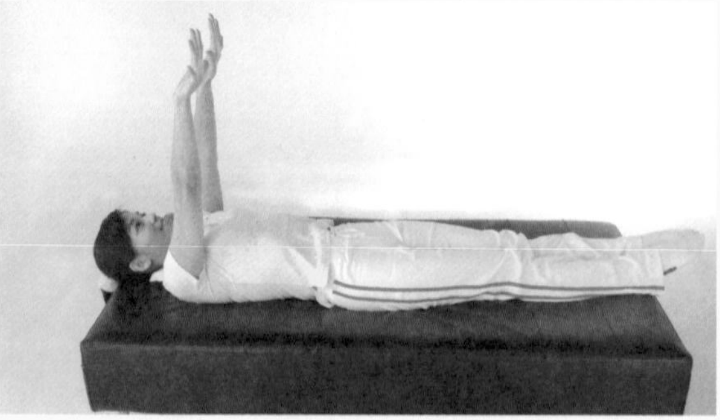

▲ 1-1

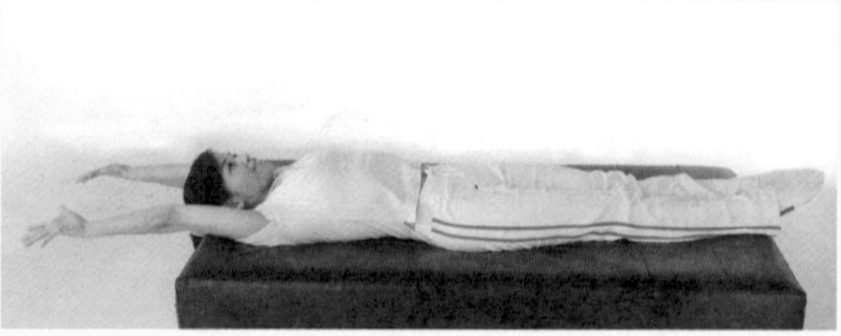

▲ 1-2

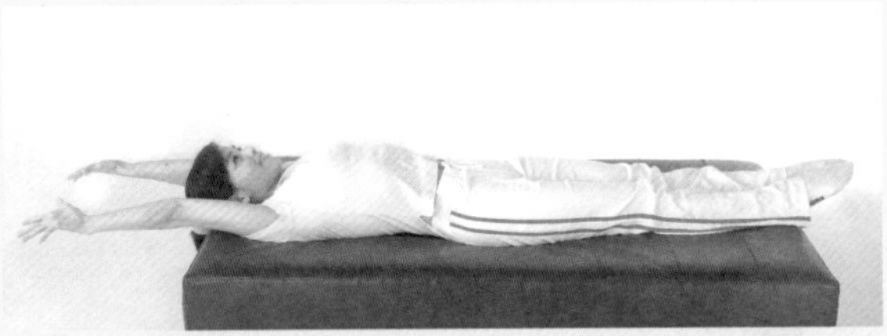

▲ 1-3

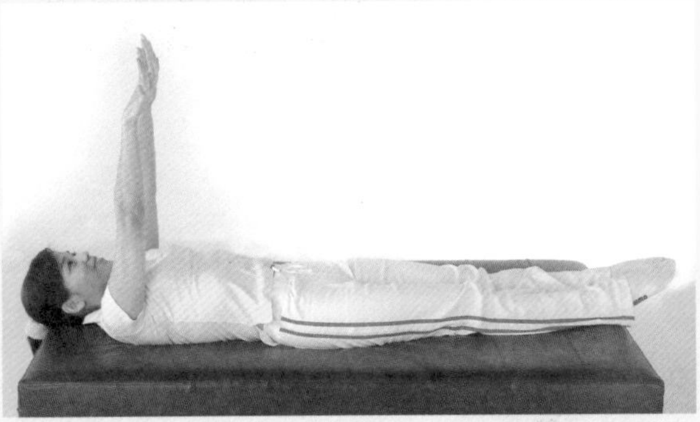

▲ 1-4

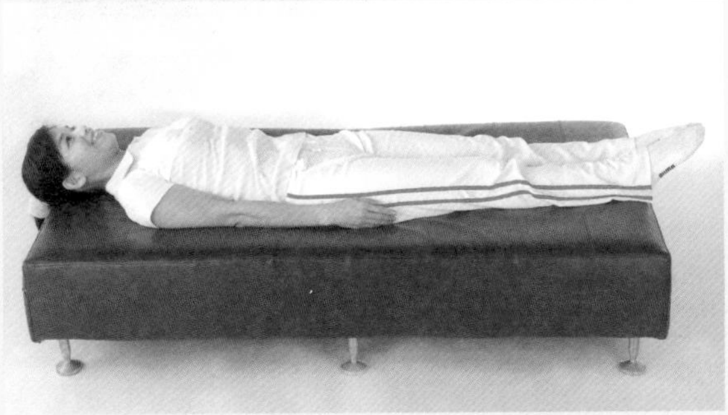

▲ 1-5

（二）屈

雙人示範：

1. 雙手伸直在胸口正前方，縮腹、提臀，雙腳腳趾配合雙手抓地。
2. 雙手手指第一、二節指關節彎曲。（當手指彎屈時腳趾抓地，手撐開時腳趾放鬆）。
3. 特寫：每根手指靠攏，雙手手背成水平狀。（圖3-1～3-2）

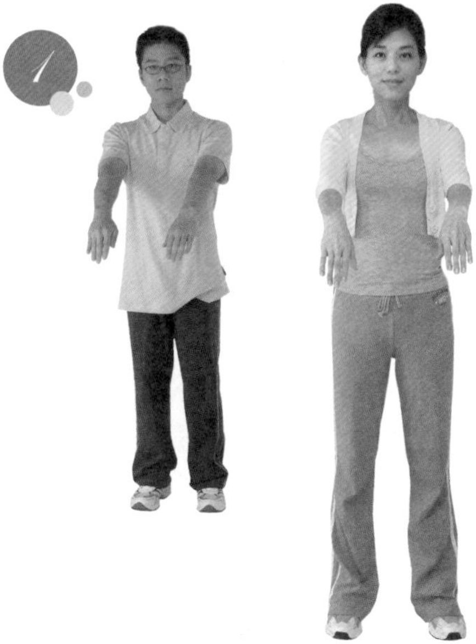

2

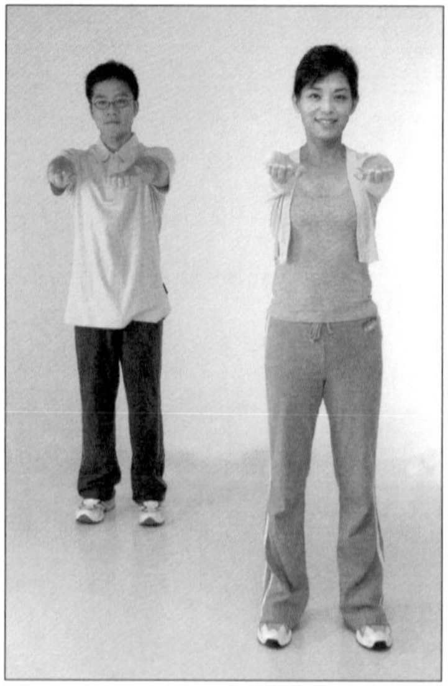

3

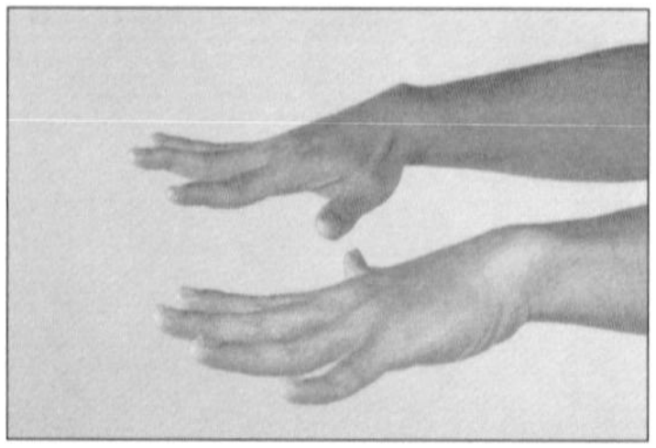

▲ 3-1

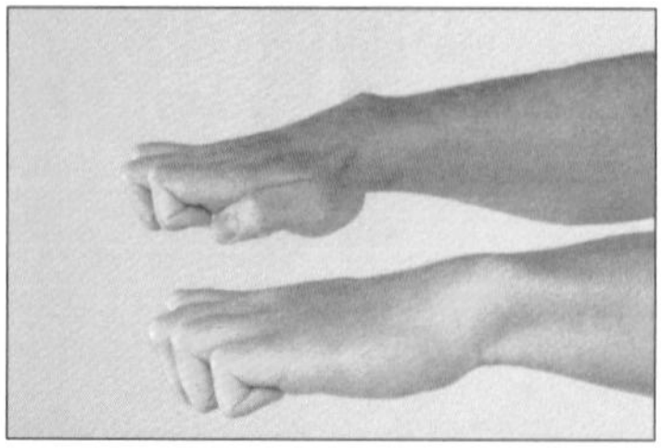

▲ 3-2

(二) 屈：床的示範（圖1-1～1-5）

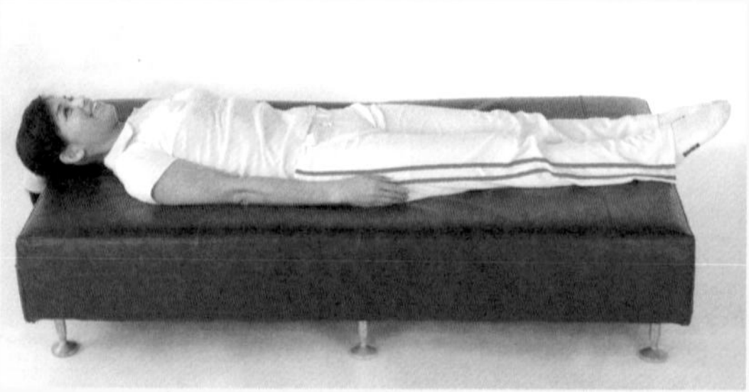

▲ 1-1

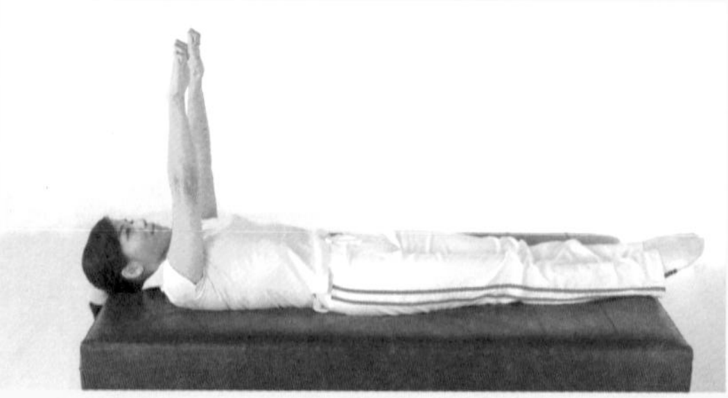

▲ 1-2

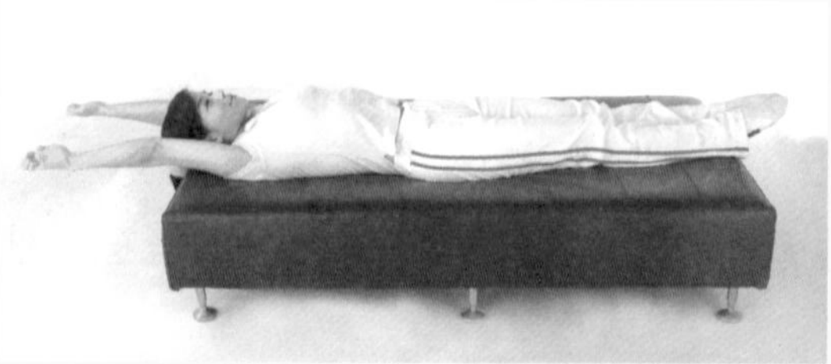

▲ 1-3

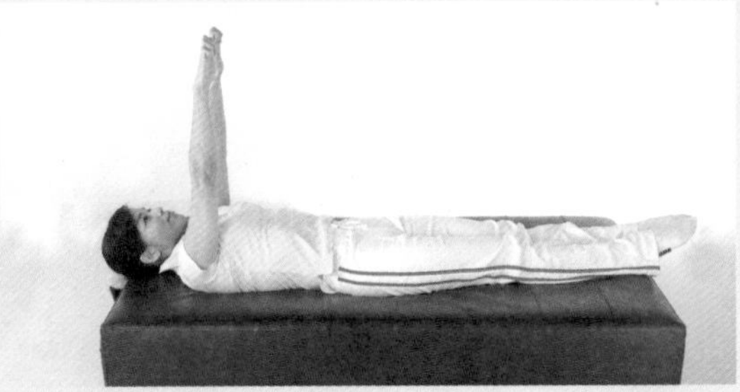

▲ 1-4

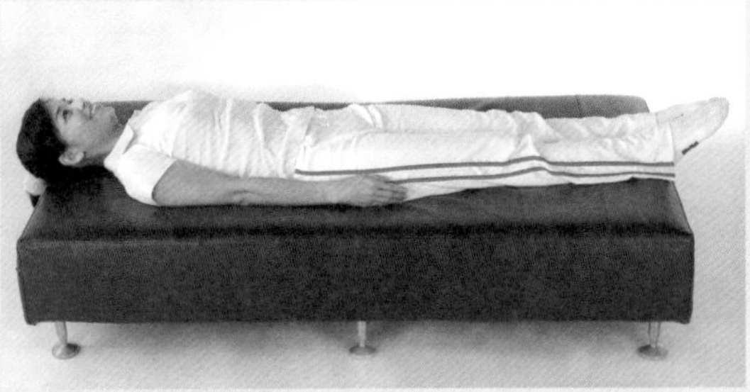

▲ 1-5

(三)舉

雙人示範：

1. 雙手伸直與肩同高，手心互對，手指屈曲。
2. 雙手手肘彎曲(肘眼朝天)。背面特寫：雙手手肘彎曲(肘眼朝天)。(圖2-1～2-2)
3. 雙手落於肩頭後方(不要靠著肩膀)。

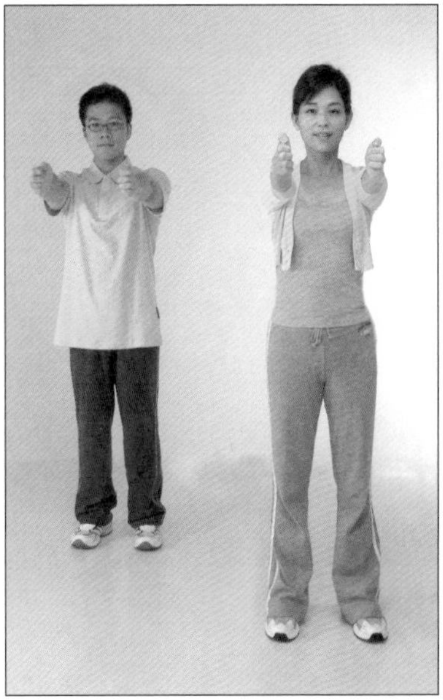

2

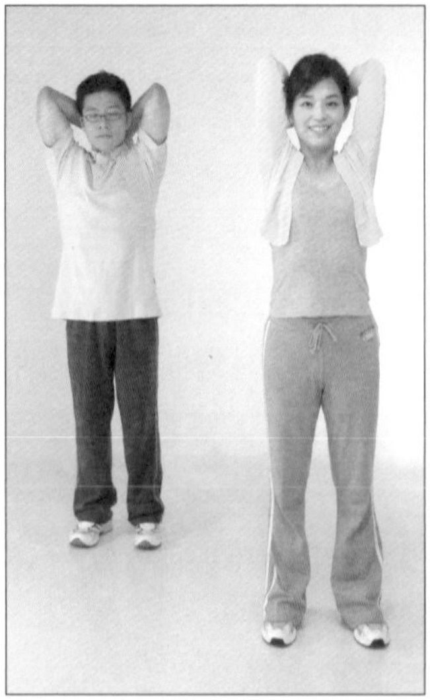

▲ 2-1

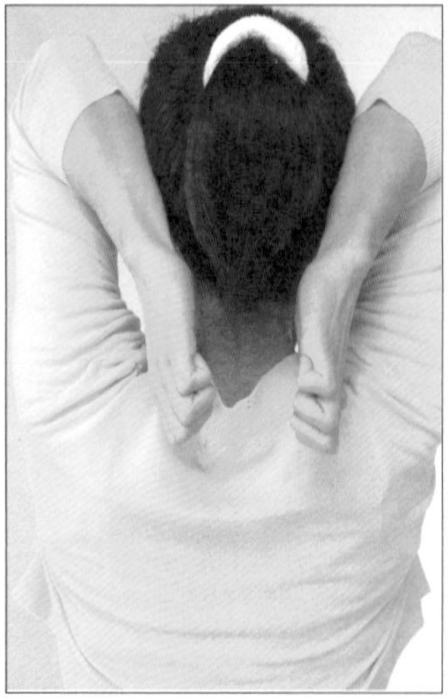

▲ 2-2

3

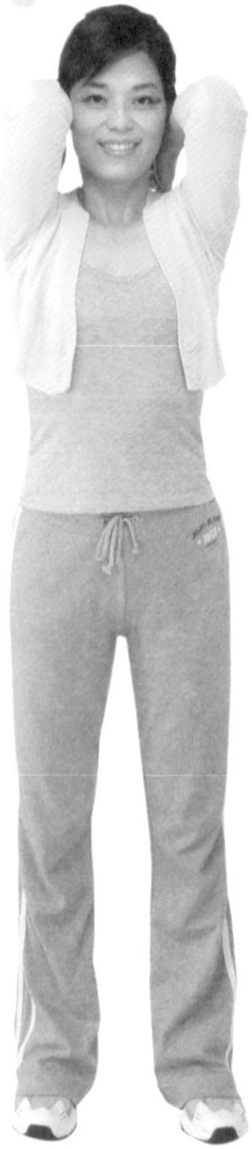

4

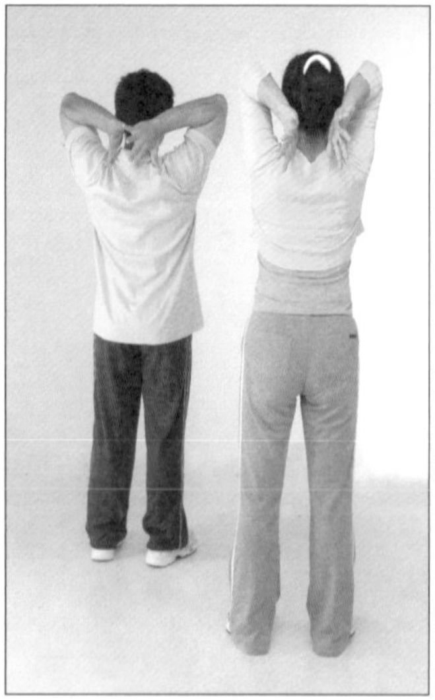

▲ 4-1

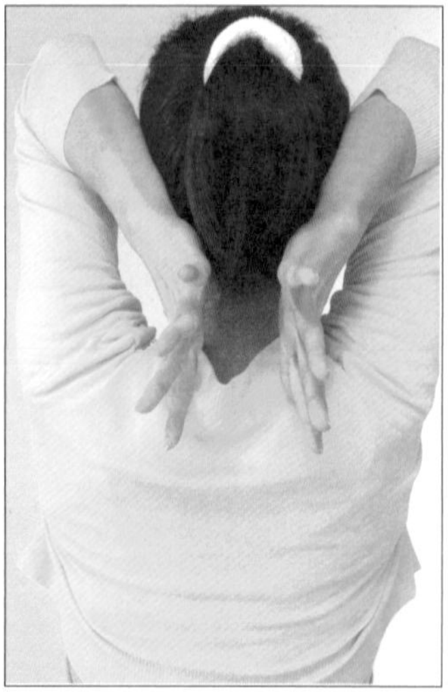

▲ 4-2

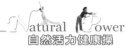

4. 雙手指撐開（極限）。（圖4-1～4-2）
5. 由後方緩緩升起（利用手肘帶動雙手，雙手盡可能貼近耳朵旁），在頭頂正上方伸直停一會兒 。
6. 再回到前方，別忘記縮腹、提臀，腳趾同時抓地 。

5

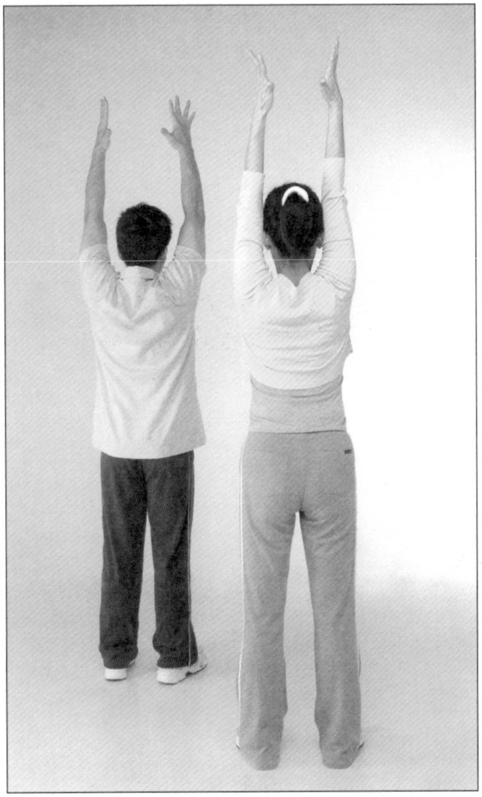

6

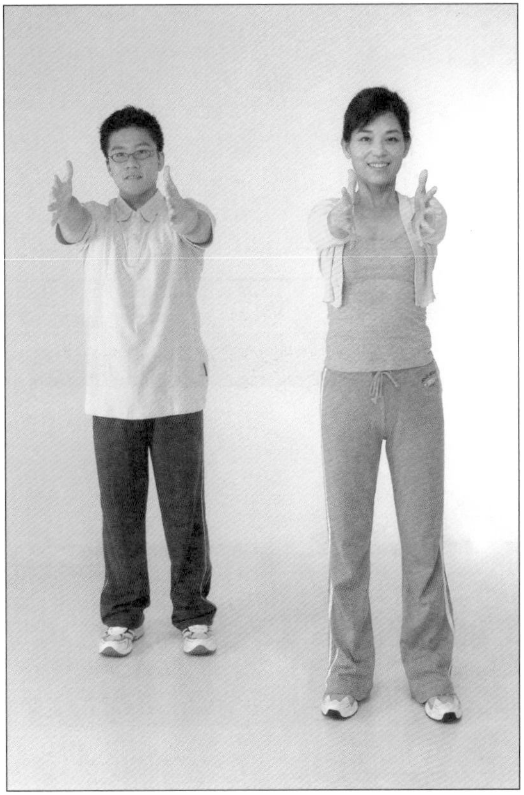

(三) 舉：床的示範（圖1-1～1-8）

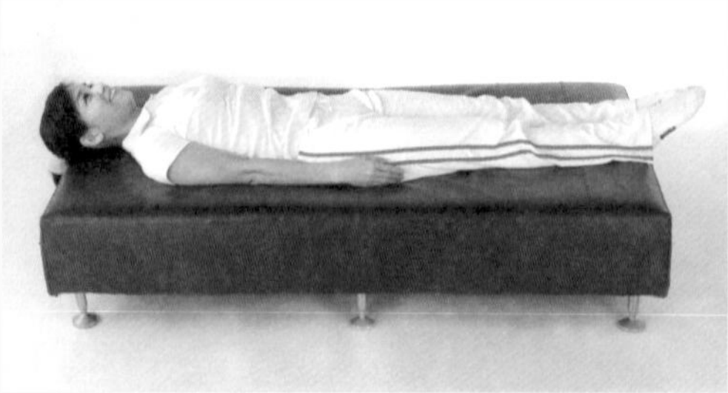

▲ 1-1

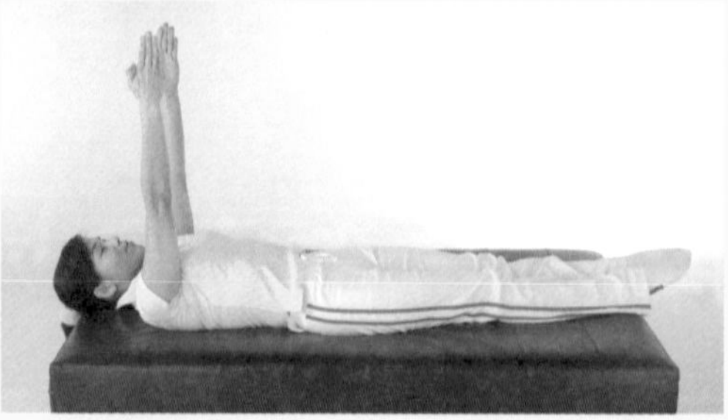

▲ 1-2

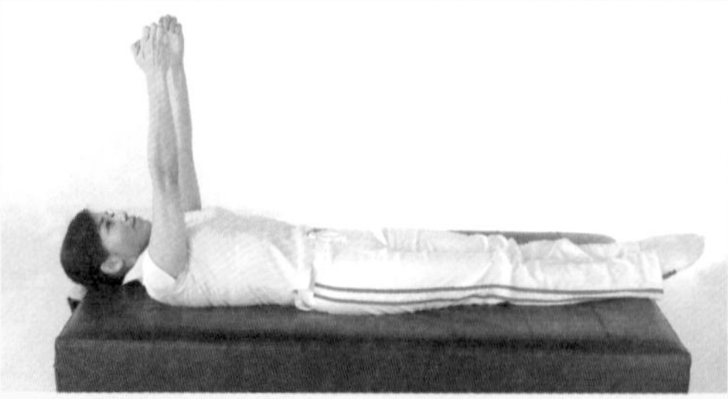

▲ 1-3

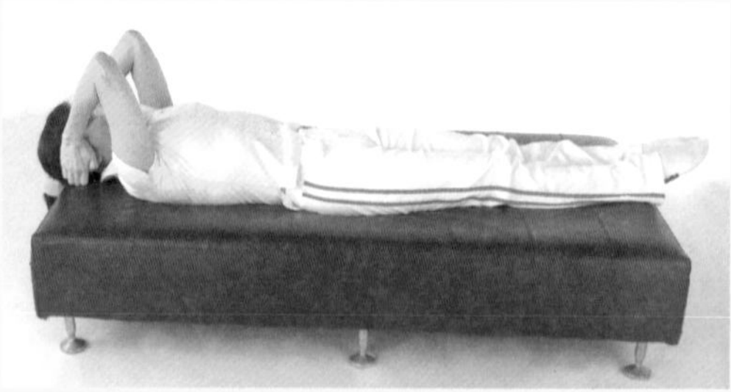

▲ 1-4

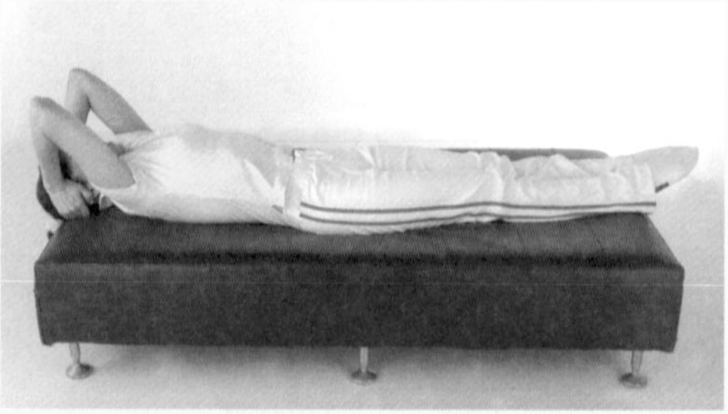

▲ 1-5

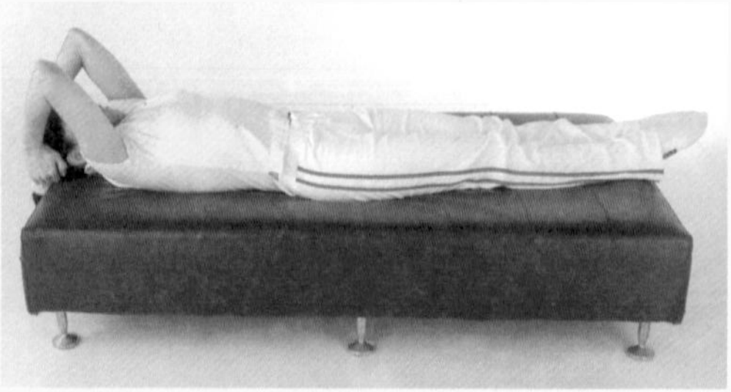

▲ 1-6

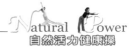

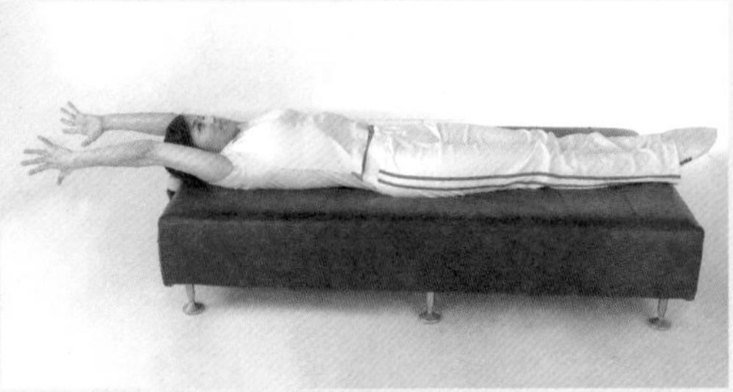

▲ 1-7

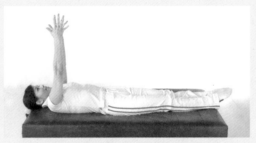

▲ 1-8

（四）頂

雙人示範：

1. 雙手手指互對（手心朝上）置於腹前。
2. 慢慢抬至胸前。
3. 雙手此時翻轉掌心朝天（用力）向空中推出（雙手手掌在頭頂正上方）。
4. 雙手指向後伸，手指盡量打開繼續向後延伸，上身挺起，雙手肘伸直（手臂膀盡可能靠近耳邊），記得縮腹提臀，雙腳腳趾同時抓地。（圖4-1～4-4）特寫：手指盡量打開繼續向後延伸。

1

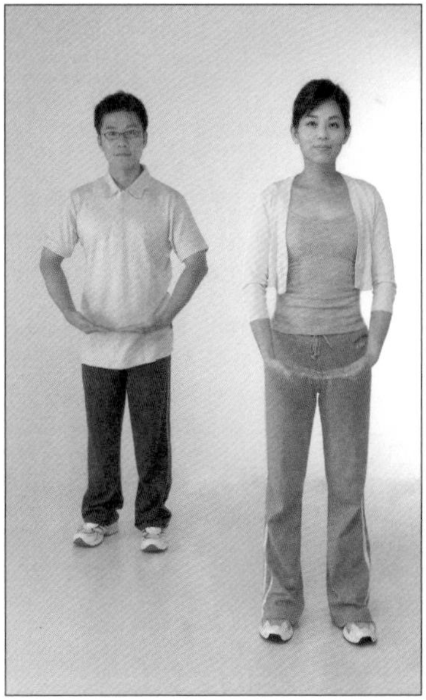

2

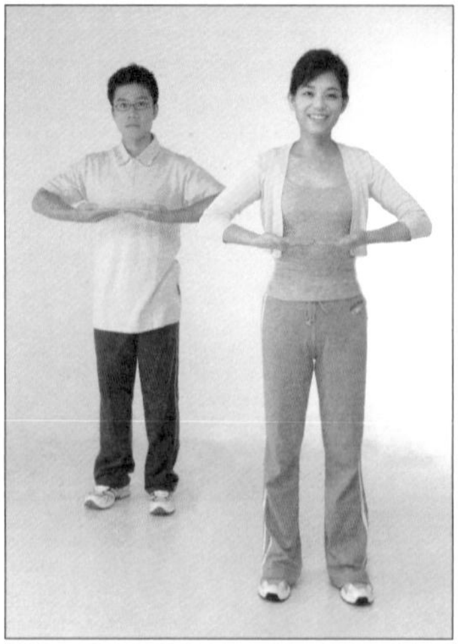

3

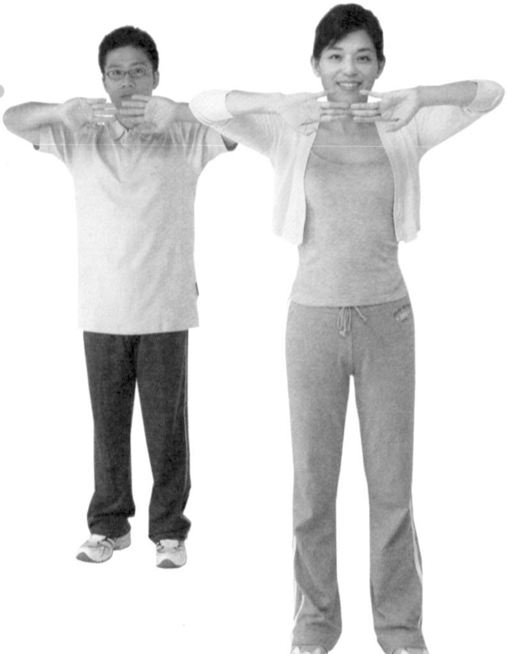

4

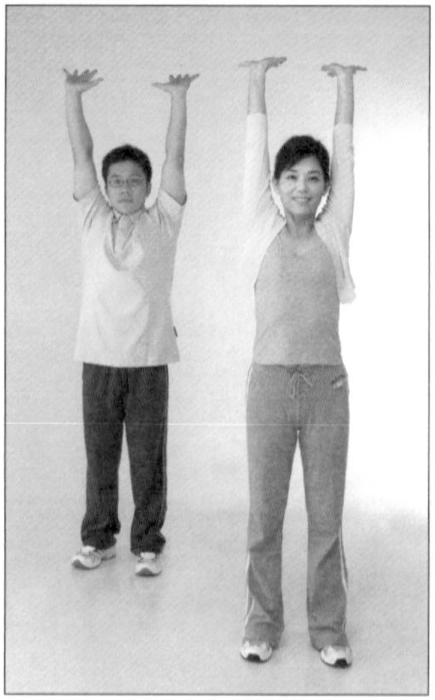

▲ 4-1

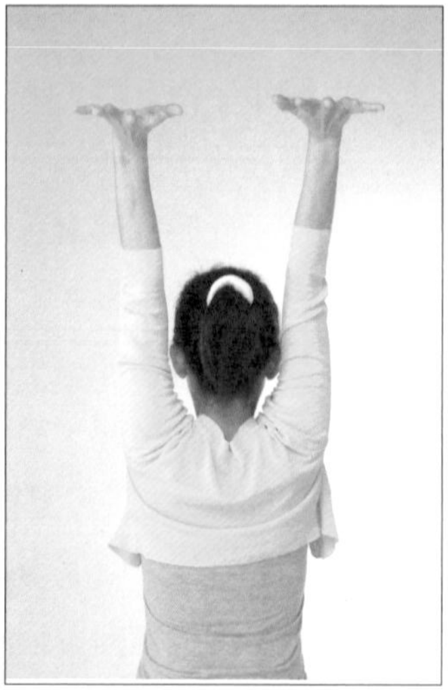

▲ 4-2

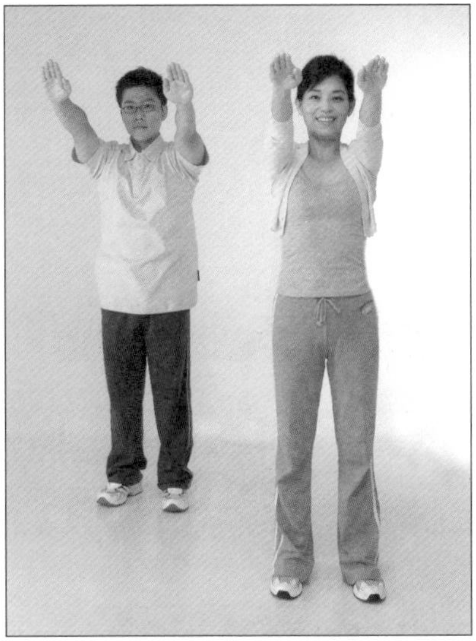

◀ 4-3

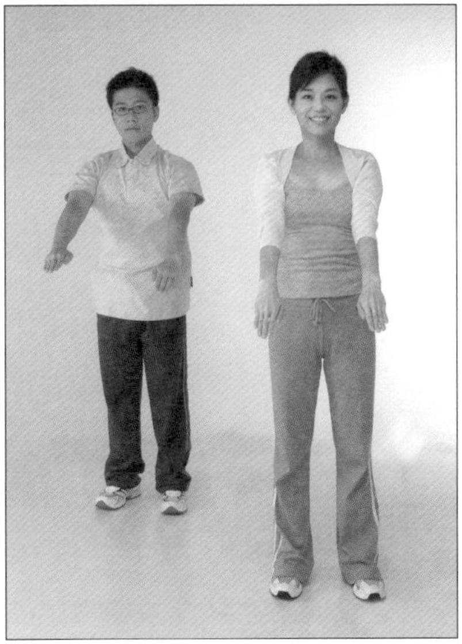

◀ 4-4

(四) 頂：床的示範（圖1-1～1-7）

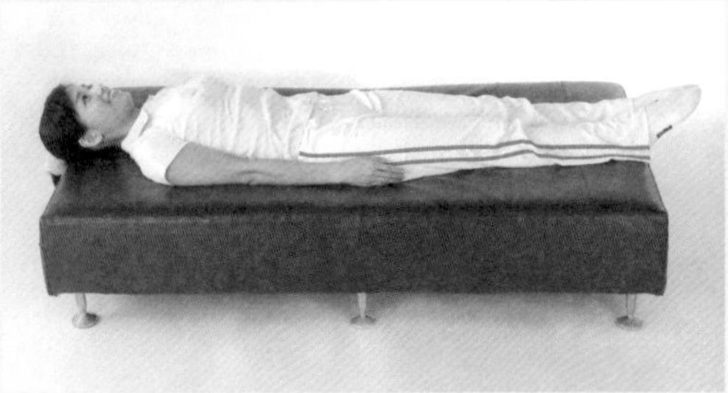

▲ 1-1

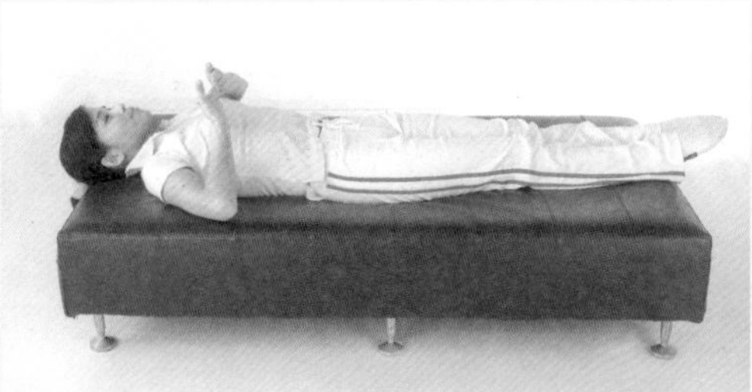

▲ 1-2

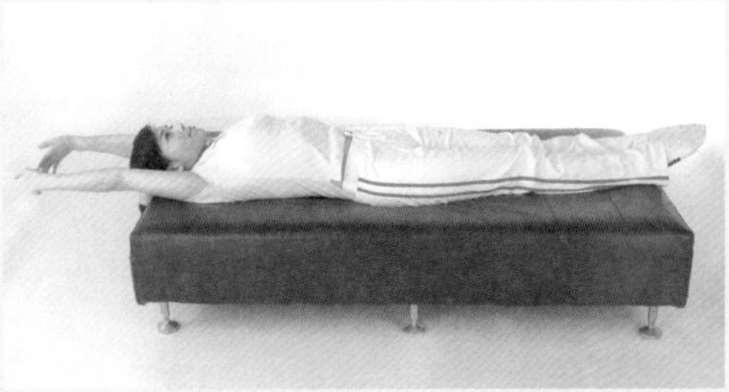

▲ 1-3

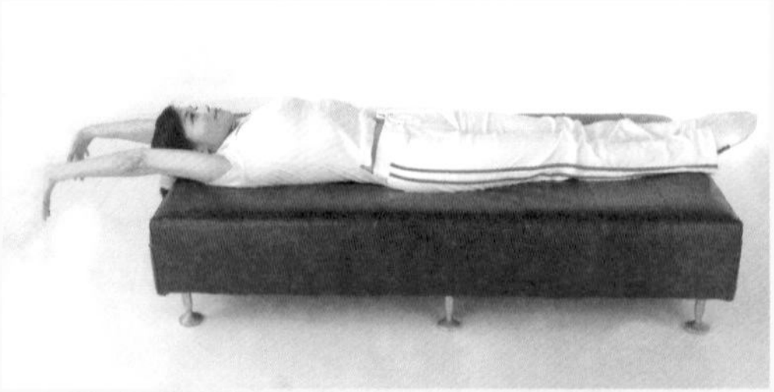

▲ 1-4

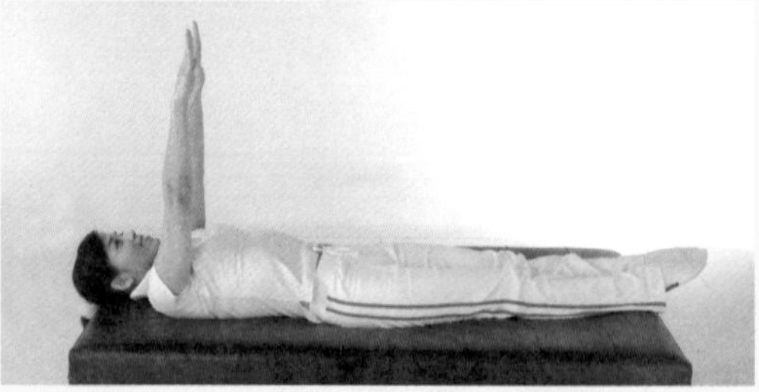

▲ 1-6

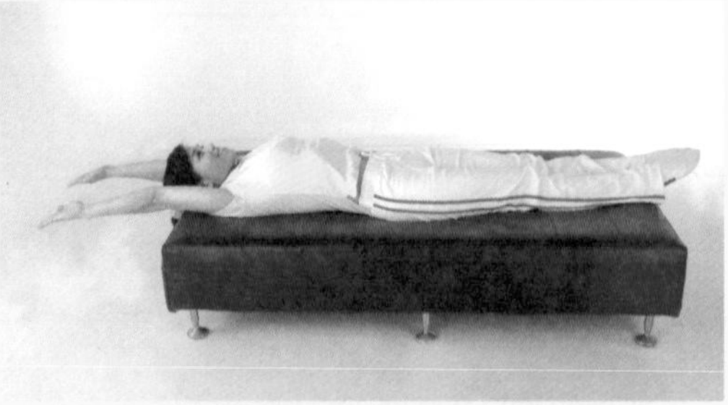

▲ 1-5

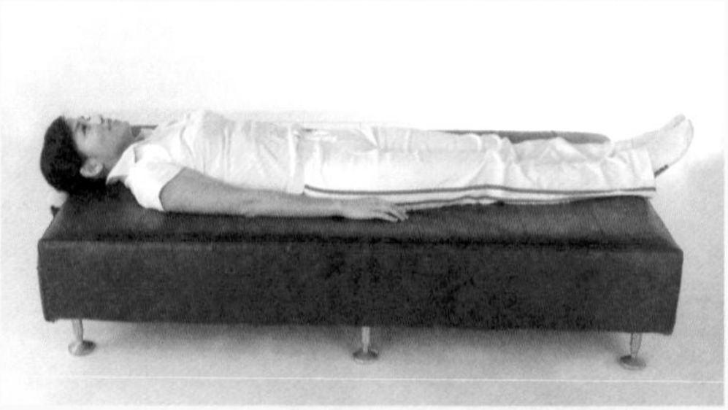

▲ 1-7

（五）開

雙人示範：

1. 雙手緩緩提起與肩同高於胸前。
2. 臂膀伸直，用力向前延伸。
3. 雙手手掌盡量垂直90度立起，手指使力撐開再合併同時旋轉手腕、手肘將手指全部朝下（手心朝正前方），再以開併手指方式將手掌旋轉回正（記得速度要慢，可多做幾次）。（圖3-1～3-9）

1

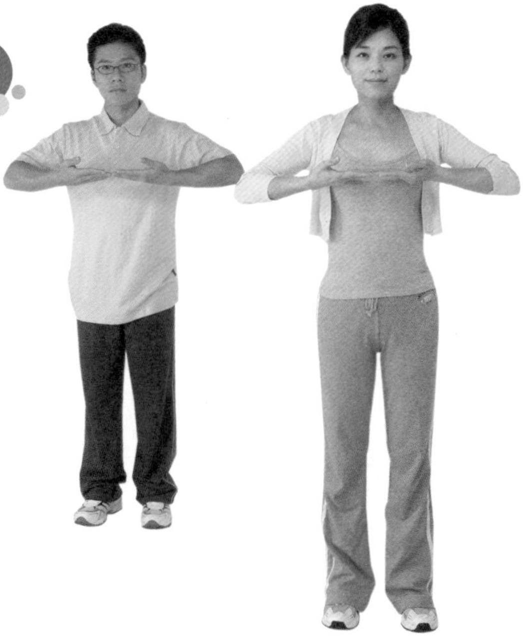

2

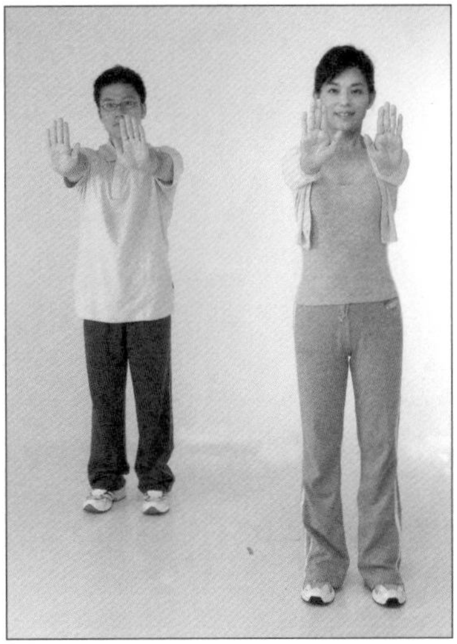

3

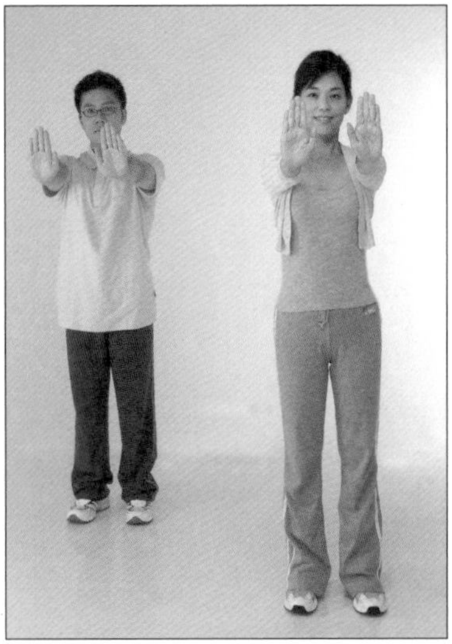

▲ 3-1

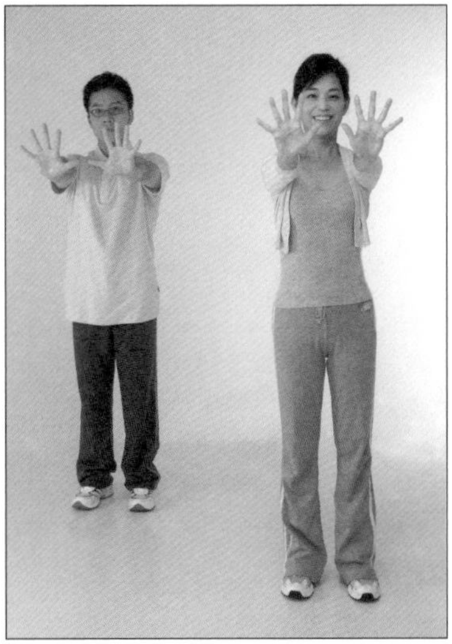

▲ 3-2

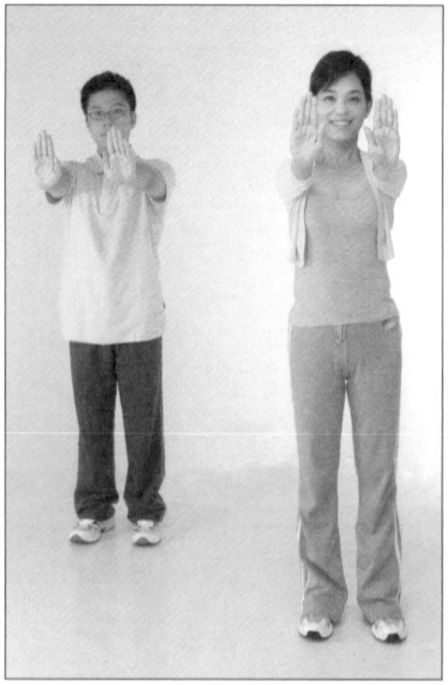

▲ 3-3

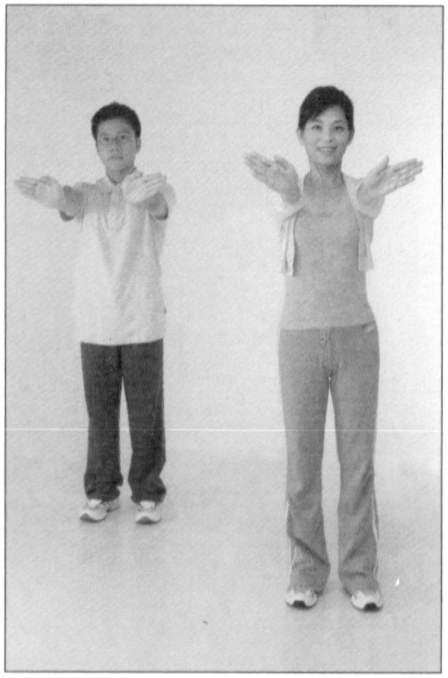

▲ 3-5

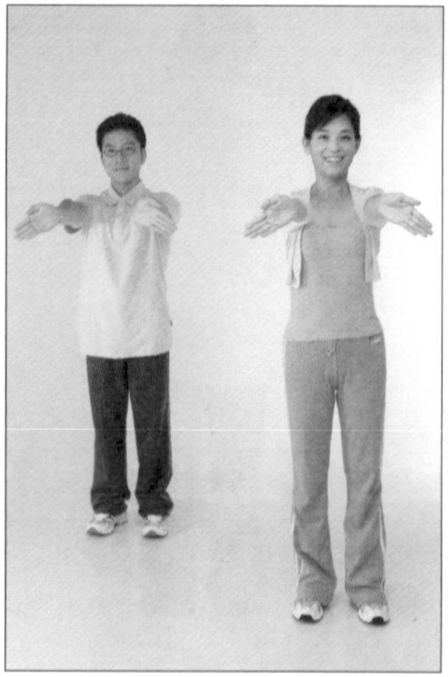

▲ 3-7

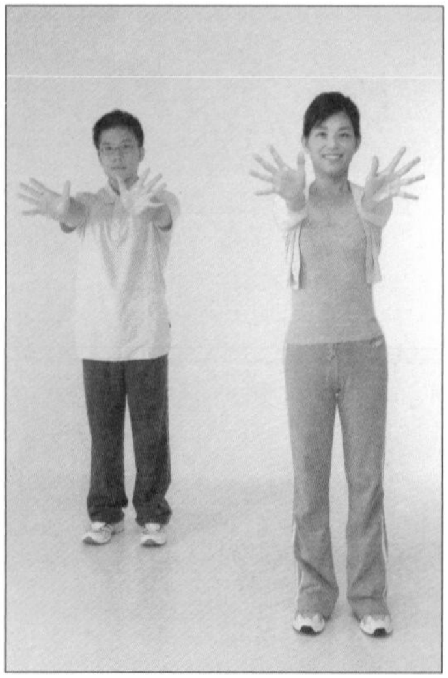

▲ 3-4

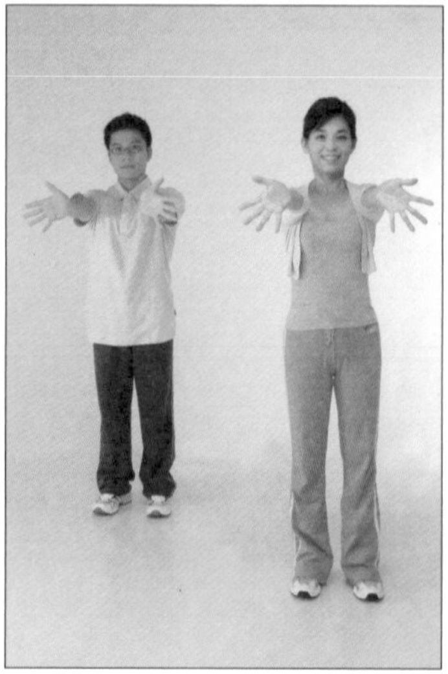

▲ 3-6

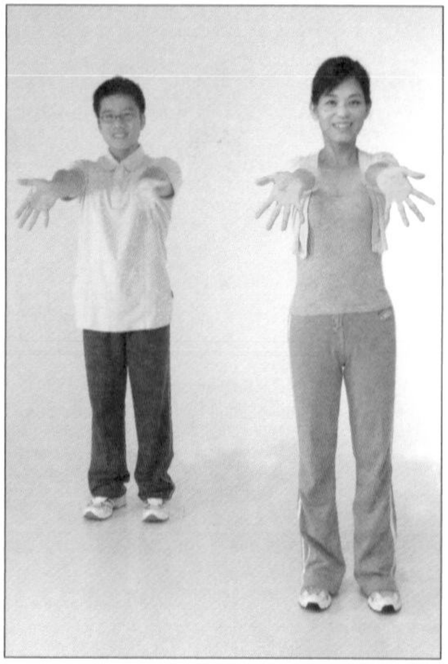

▲ 3-8

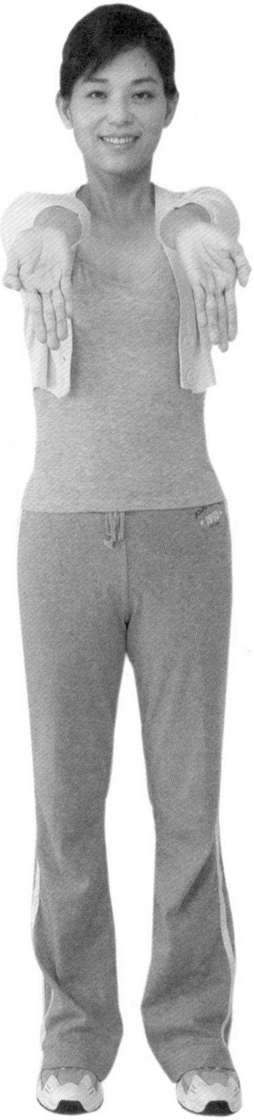

▲ 3-9

(五) 開：床的示範（圖1-1～1-13）

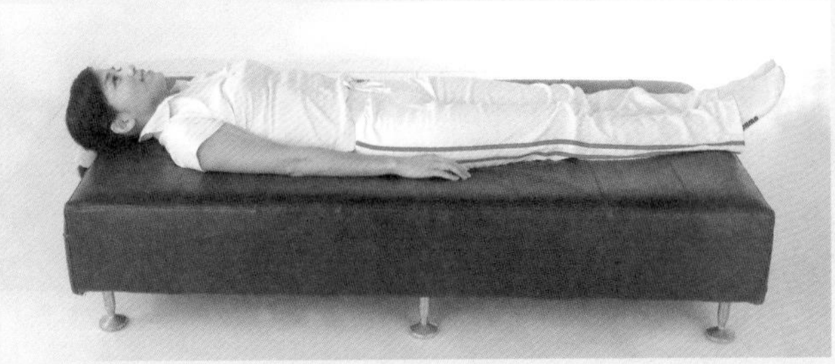

▲ 1-1

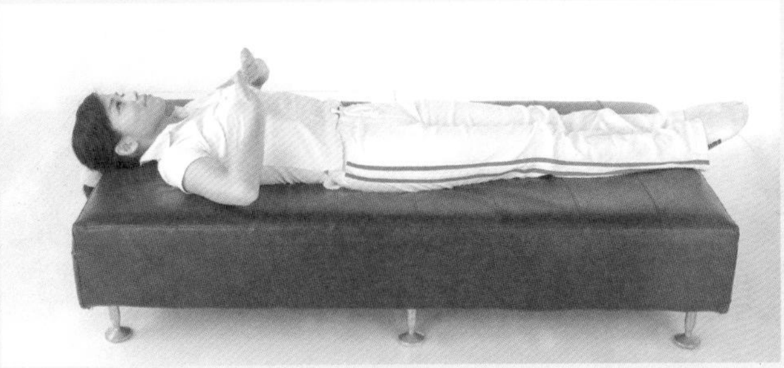

▲ 1-2

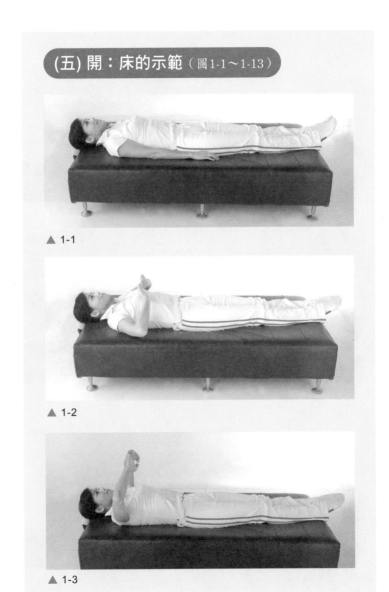

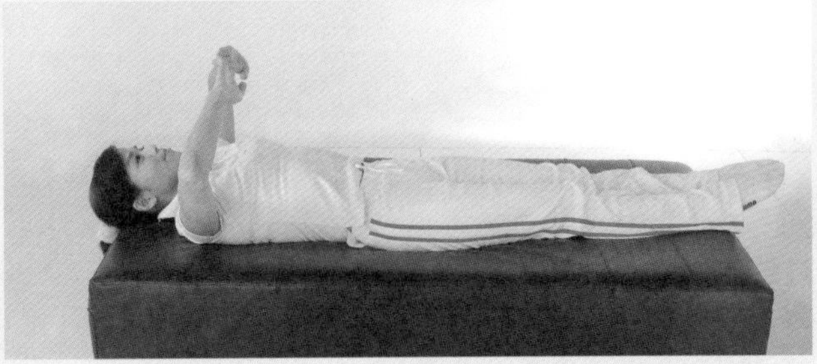

▲ 1-3

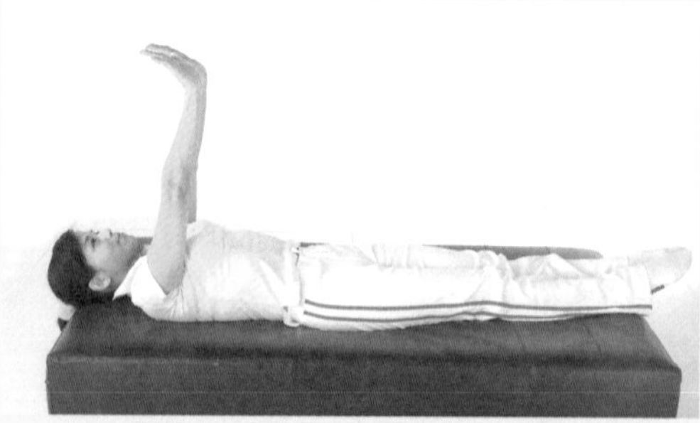
▲ 1-4

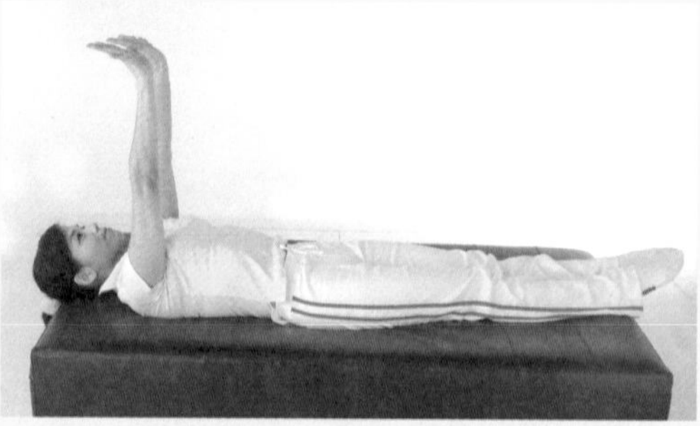
▲ 1-5

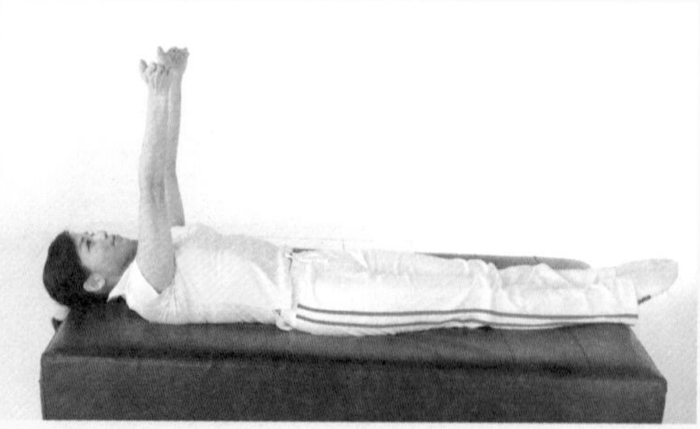
▲ 1-6

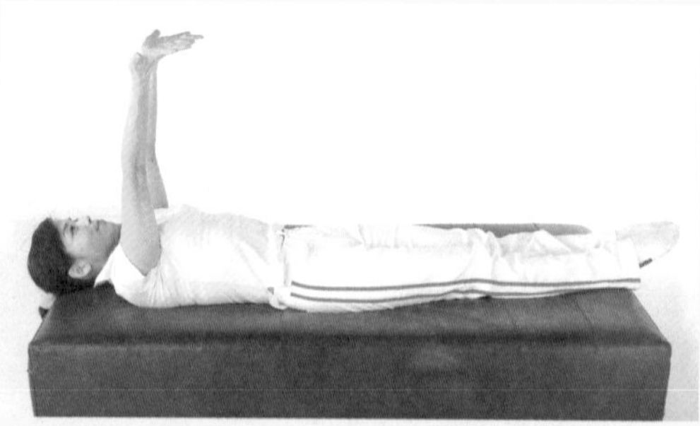
▲ 1-7

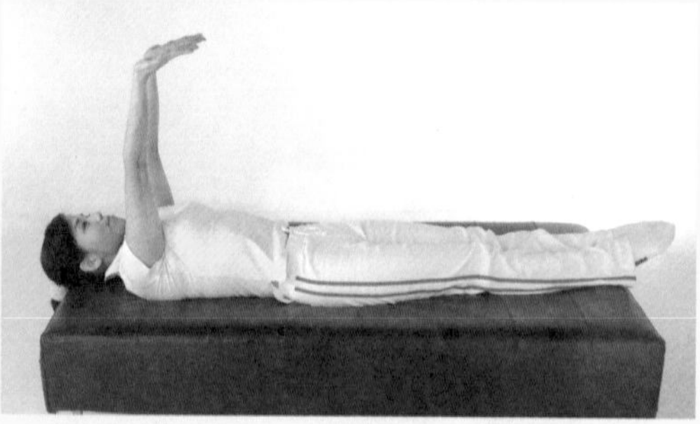
▲ 1-8

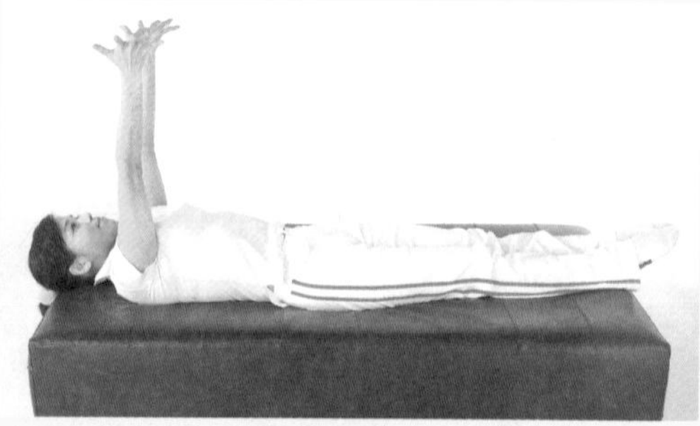
▲ 1-9

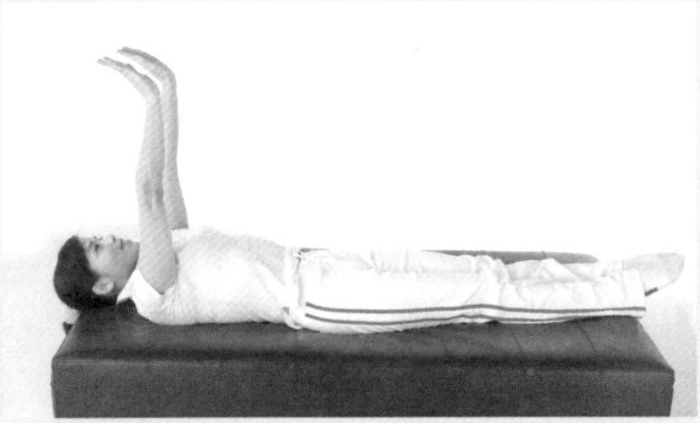
▲ 1-10

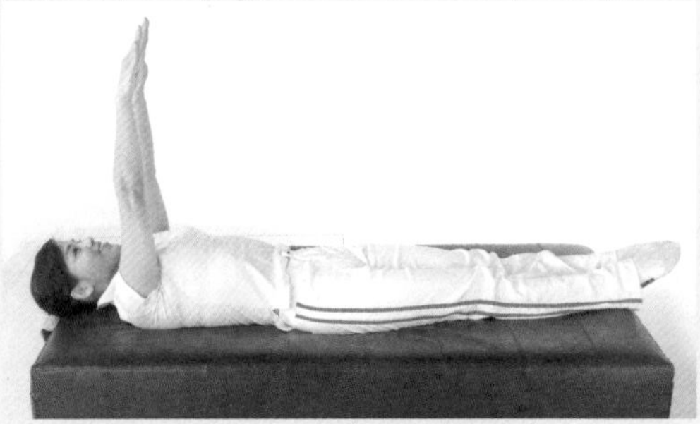
▲ 1-12

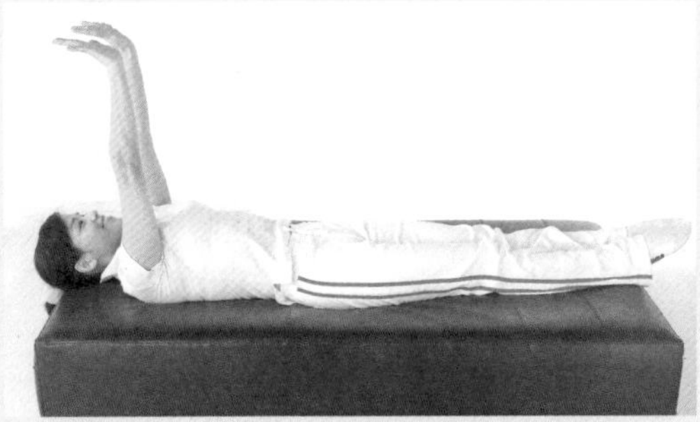
▲ 1-11

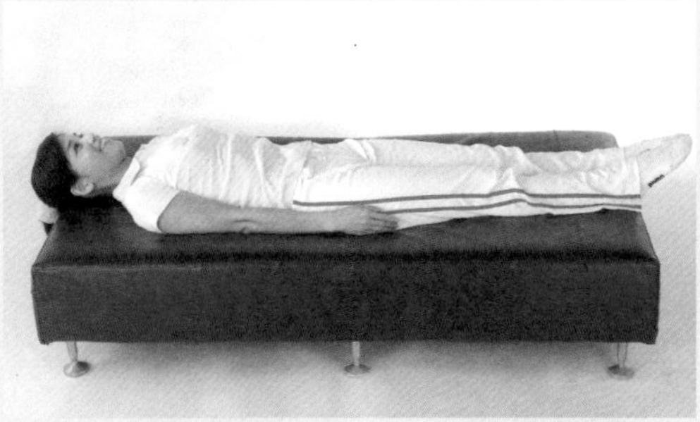
▲ 1-13

（六）合

雙人示範：

1. 雙手掌心在胸口正前方合十相互推壓（掌根併攏），手肘高度不低於肩膀（手肘用力向上抬），手指撐開至極限，再合併。（圖1-1～1-2）
2. 特寫：手指撐開至極限，再合併。（圖2-1～2-2）

1

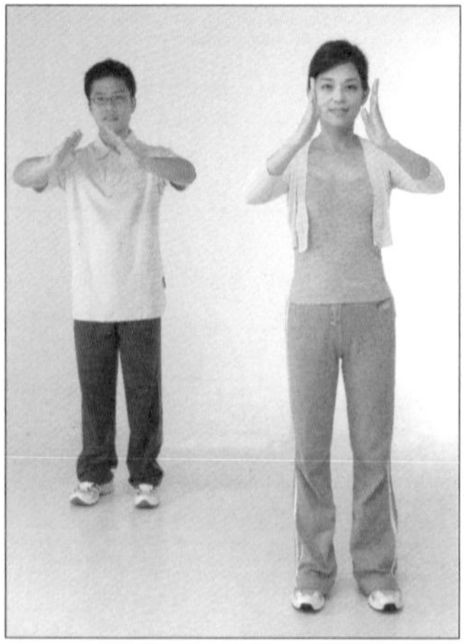

▲ 1-1

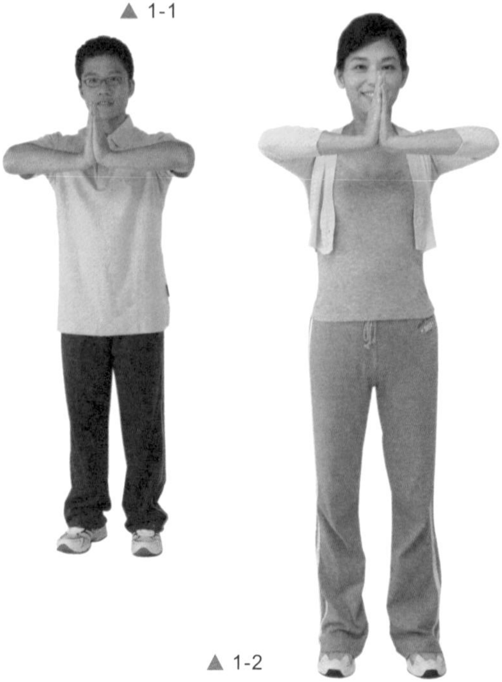

▲ 1-2

2

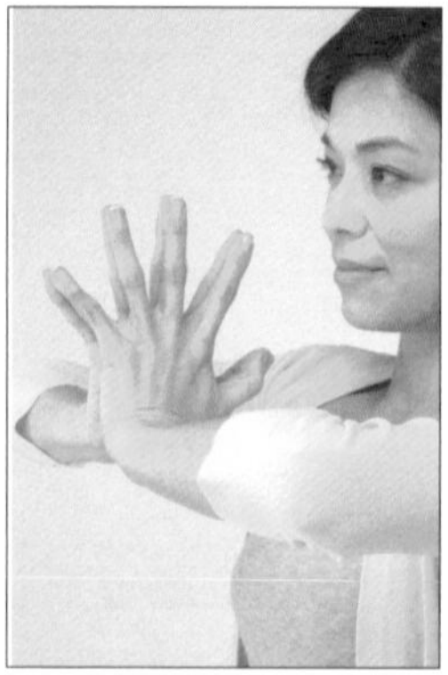

▲ 2-1

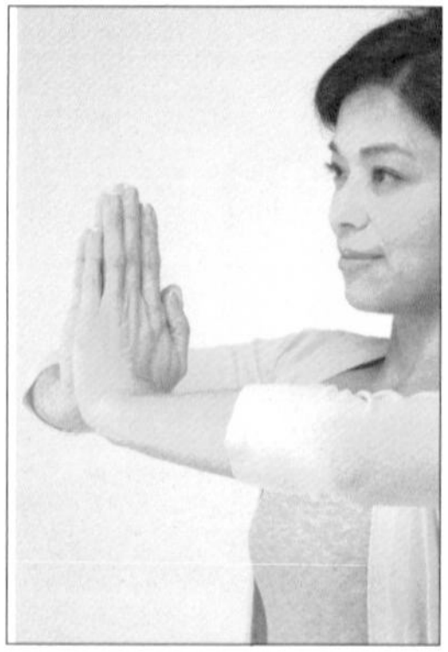

▲ 2-2

(六) 合：床的示範（圖1-1～1-7）

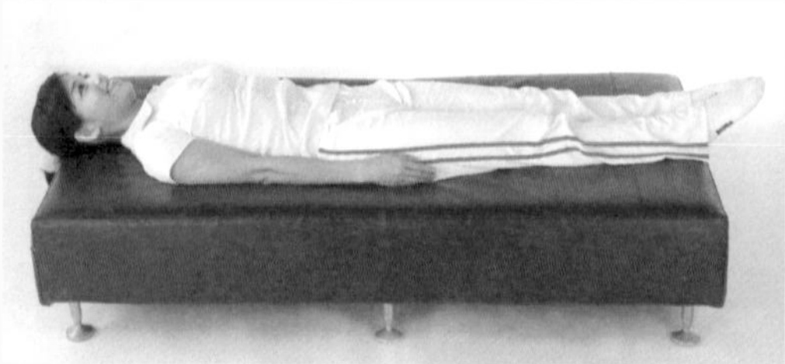

▲ 1-1

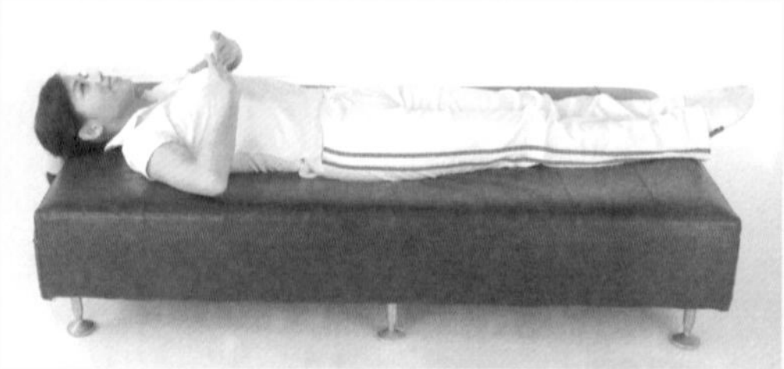

▲ 1-2

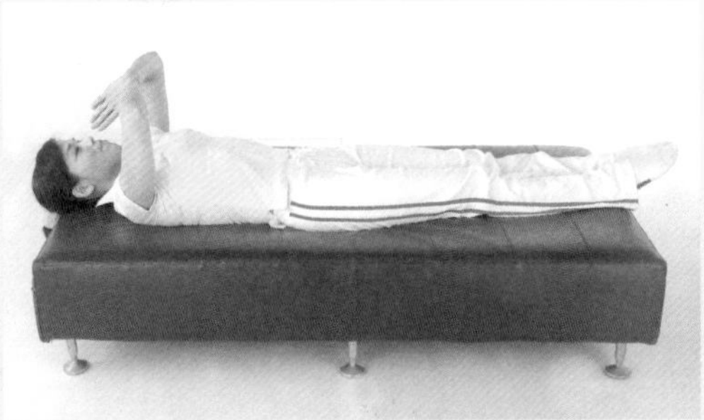

▲ 1-3

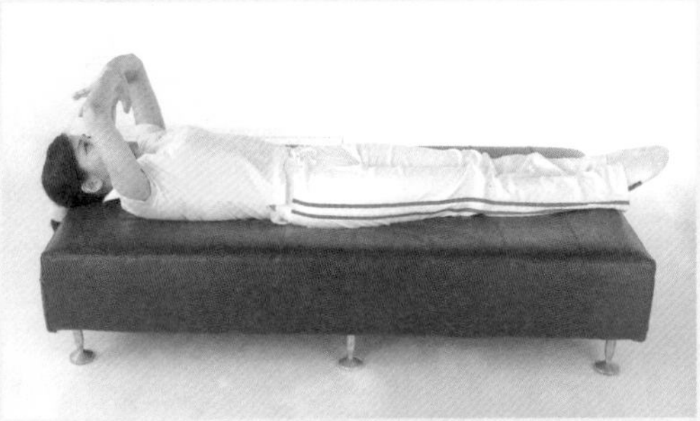

▲ 1-4

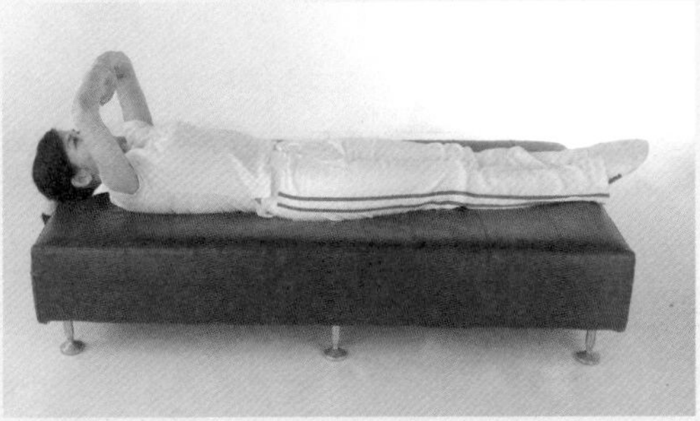

▲ 1-5

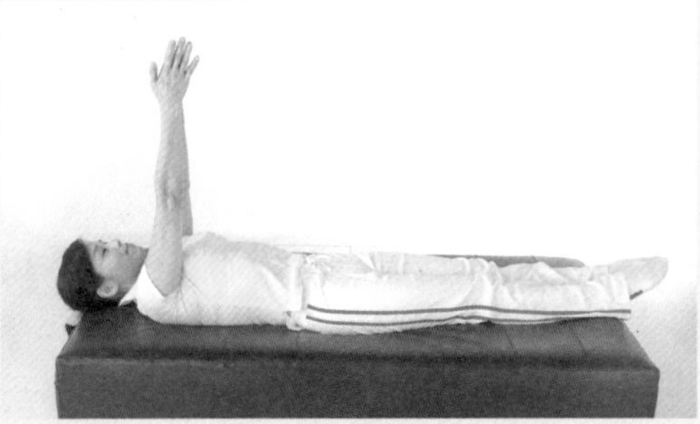

▲ 1-6

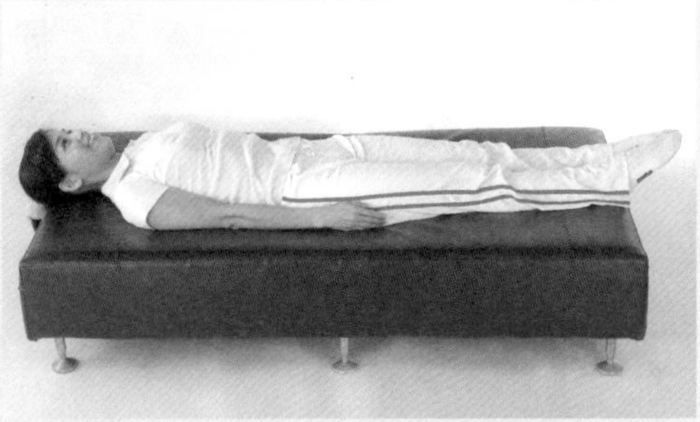

▲ 1-7

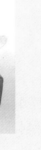

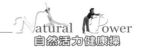

（七）展

雙人示範：

1. 雙手中指互碰（手心朝上）。
2. 由腹前緩慢抬起至胸前。（圖2-1～2-2）
3. 再向左、右兩旁立掌使力推出，肩膀與雙手臂膀成直線，此時旋轉手腕、手肘使其手指朝下，再慢慢旋轉回正，兩腳站的距離與肩同寬。（圖3-1～3-3）

1

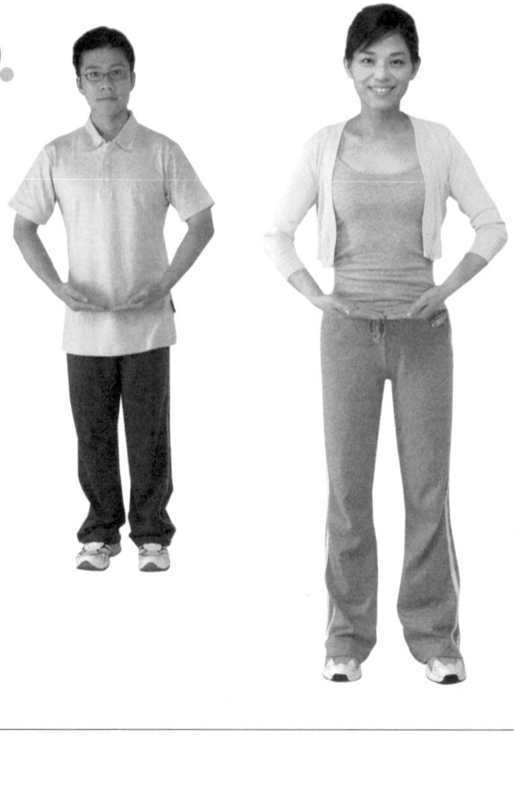

2

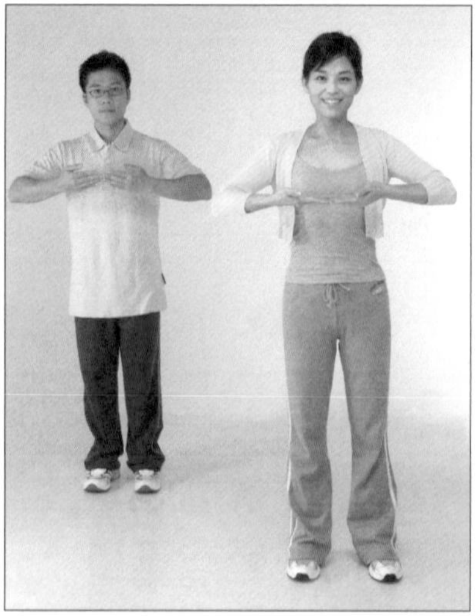

▲ 2-1

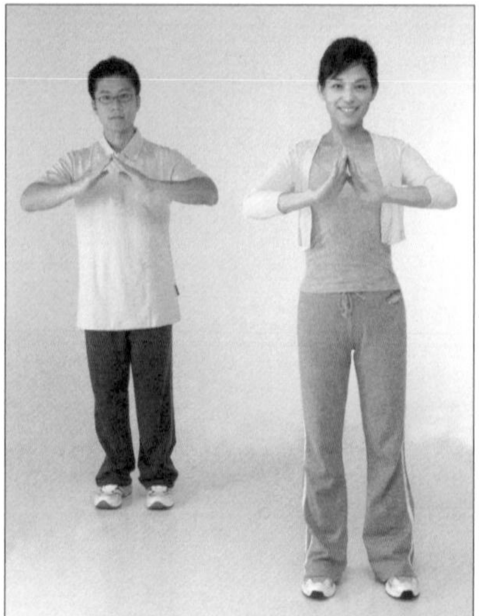

▲ 2-2

3

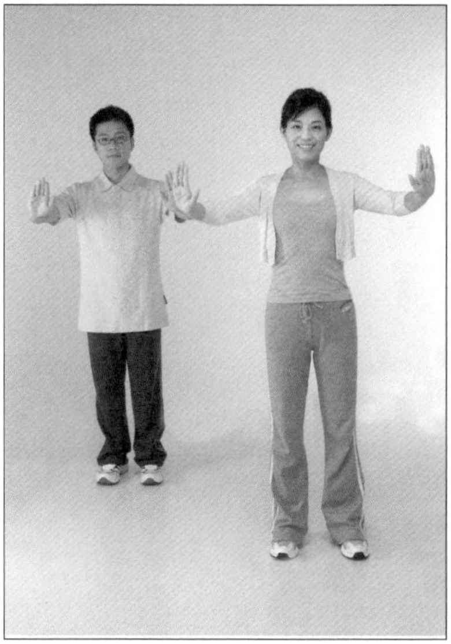

▲ 3-1

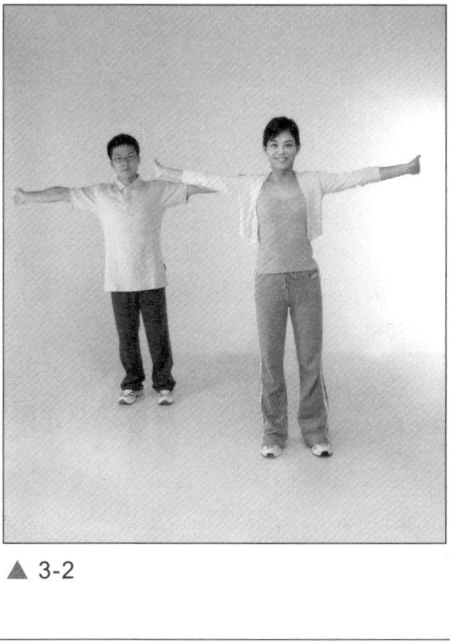

▲ 3-2

3-3 ▶

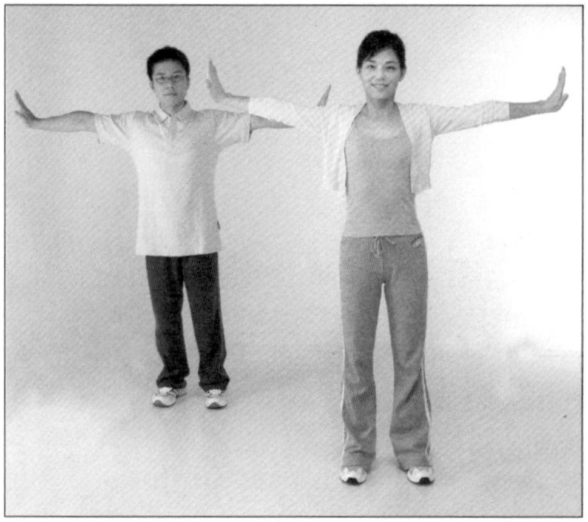

(七) 展：床的示範（圖1-1～1-8）

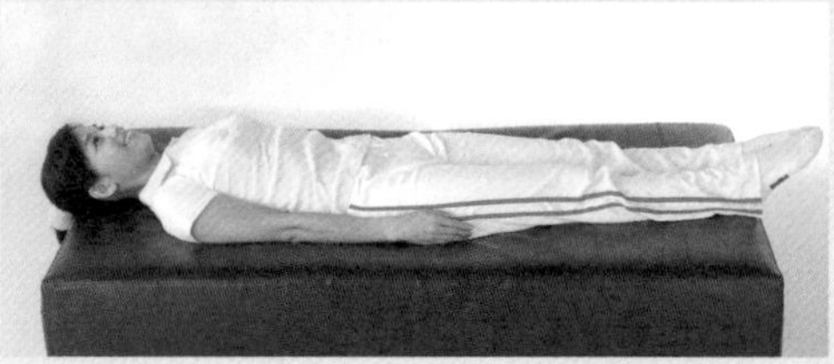

▲ 1-1

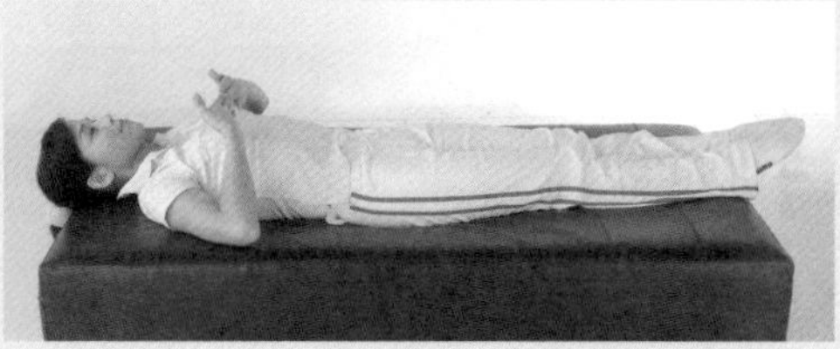

▲ 1-2

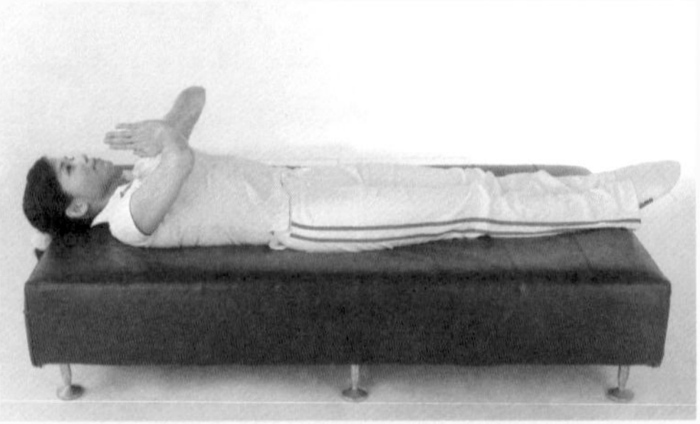

▲ 1-3

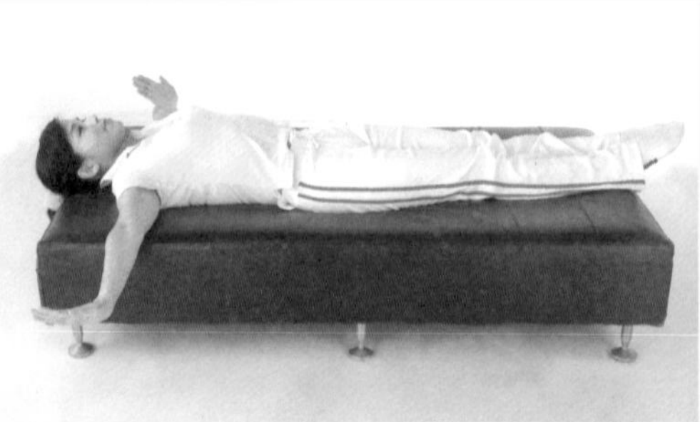

▲ 1-4

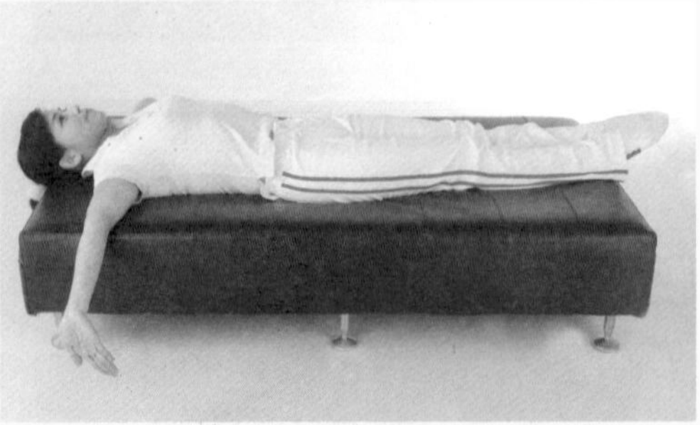

▲ 1-5

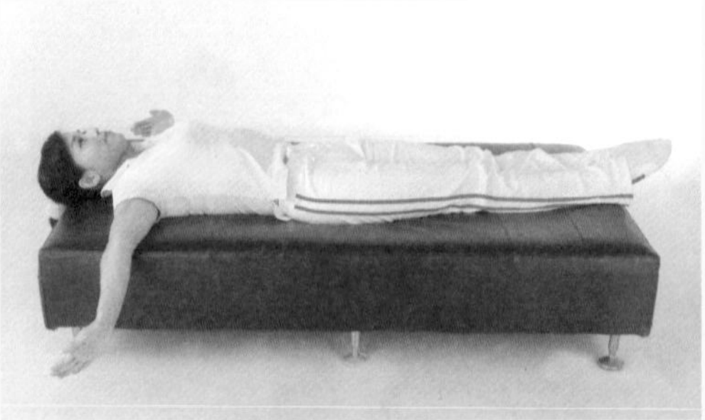

▲ 1-6

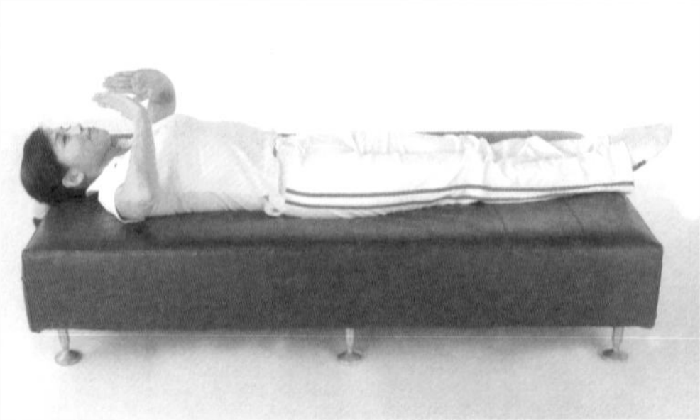

▲ 1-7

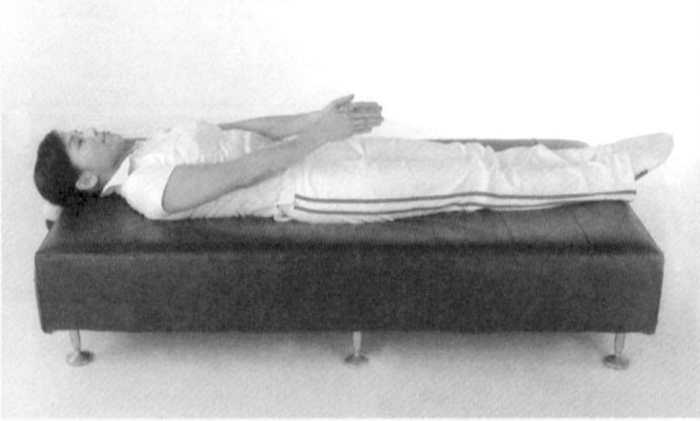

▲ 1-8

（八）貼

雙人示範：

1. 雙手臂膀內側緊靠胳肢窩前後擺放（手指併攏手心朝地，手指向外）。
2. 雙腳前後站立（右手前，左腳前）手的力量來自臂膀和手掌，肩膀不要刻意往下壓。回正，換邊換腳。（圖2-1～2-2）

1

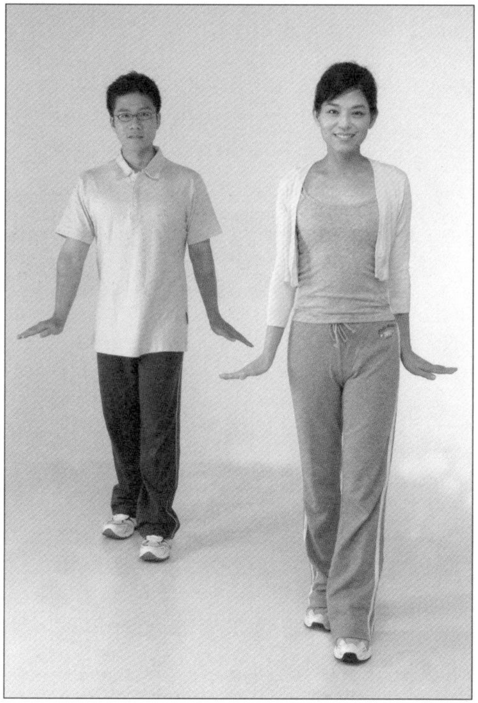

2

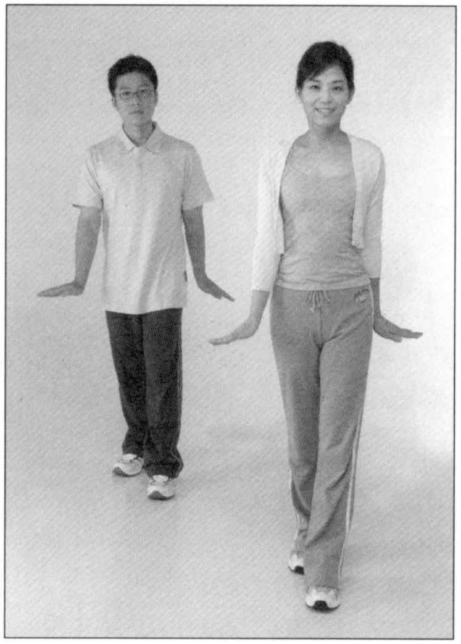

▲ 2-1

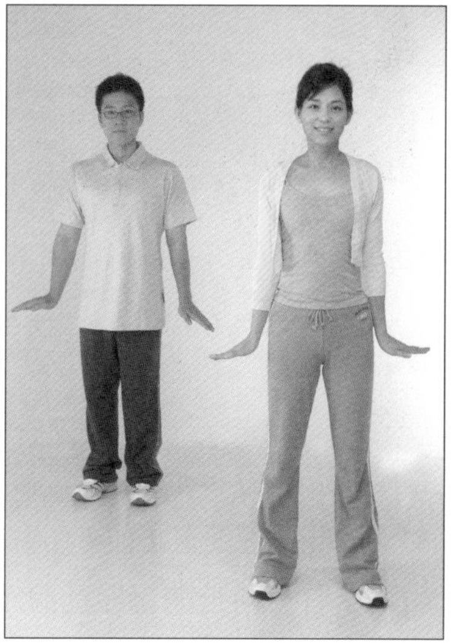

▲ 2-2

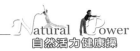

(八) 貼：床的示範（圖1-1～1-4）

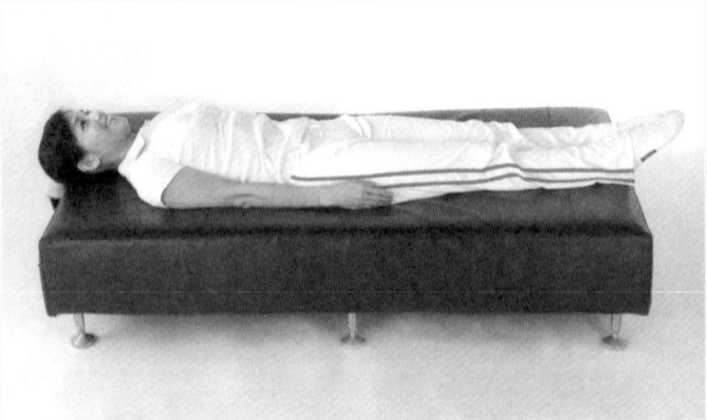

▲ 1-1

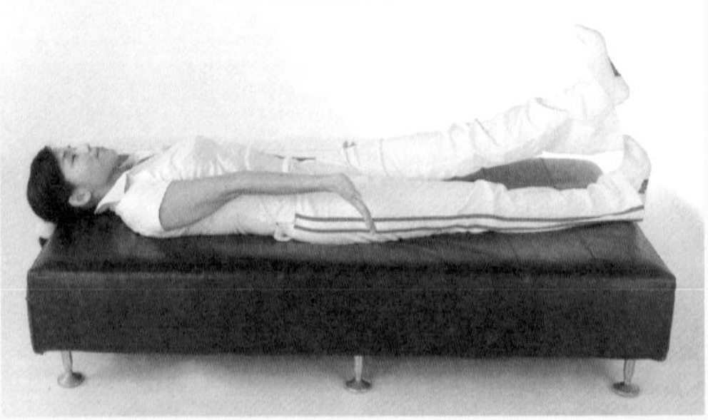

▲ 1-3

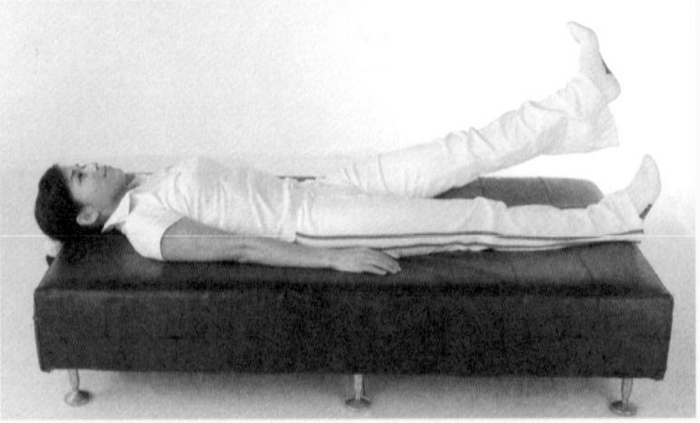

▲ 1-2

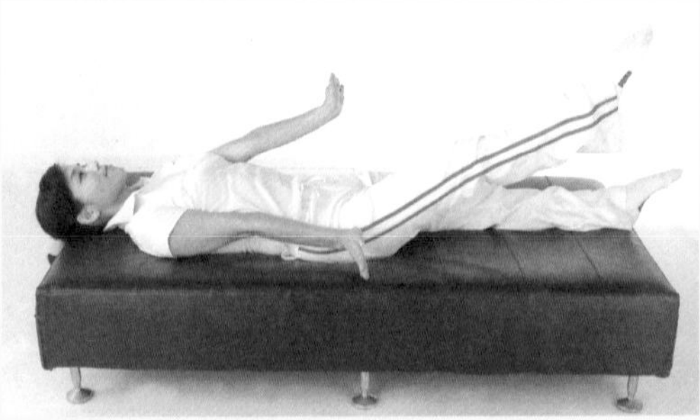

▲ 1-4

（九）射

雙人示範：

1. 雙手握拳在正前方。
2. 右手向正前方伸直握拳（拳眼朝上），注視正前方，左手如拉弓弦，盡量靠近耳朵邊，力量來自闊背肌和胸大肌，兩臂膀皆用力運氣。回正，換邊換手。（圖2-1～2-3）
3. 特寫：左手如拉弓弦，盡量靠近耳朵邊。

1

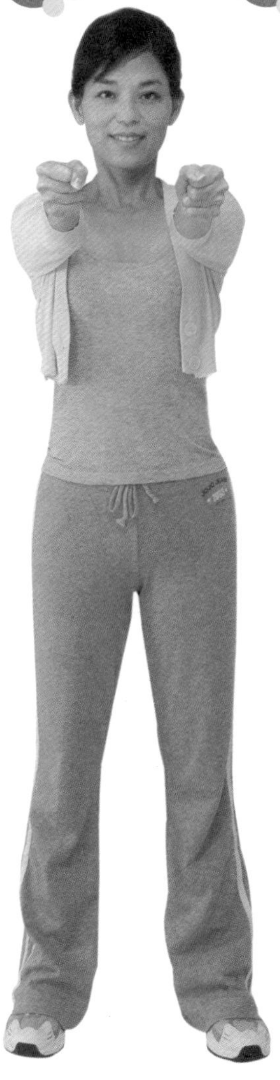

2

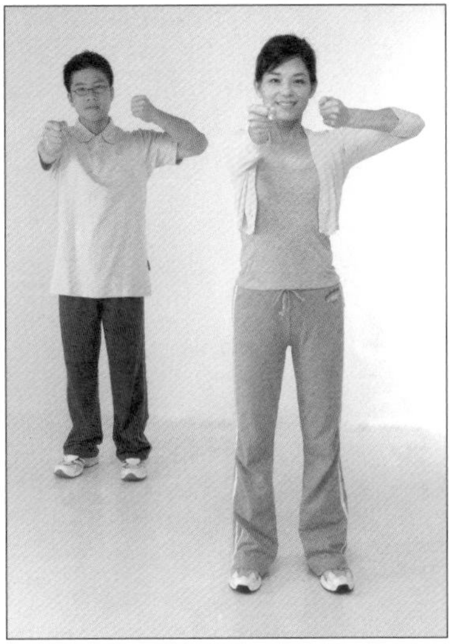

▲ 2-1

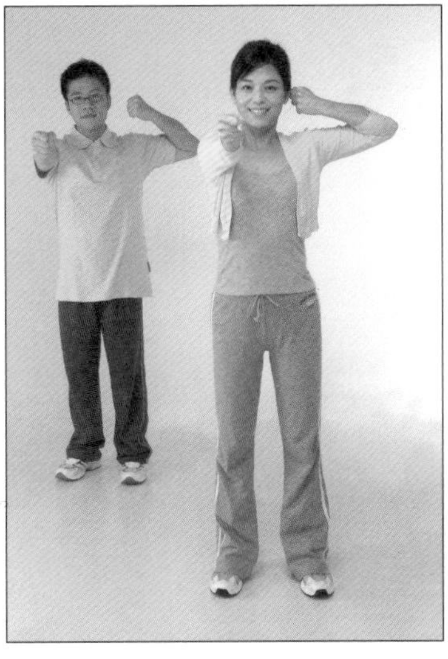

▲ 2-2

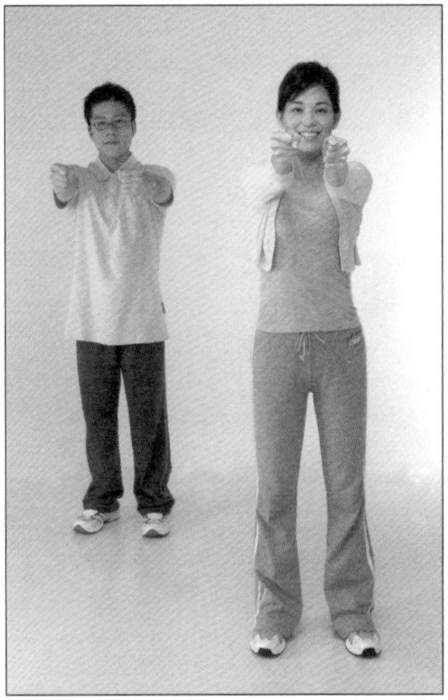

▲ 2-3

3

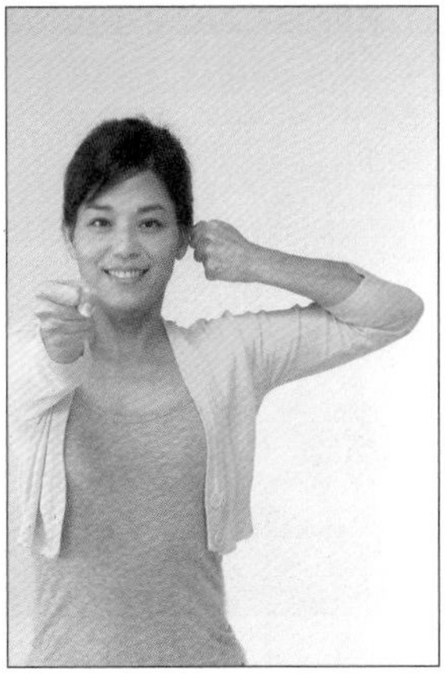

(九) 射：床的示範（圖1-1～1-5）

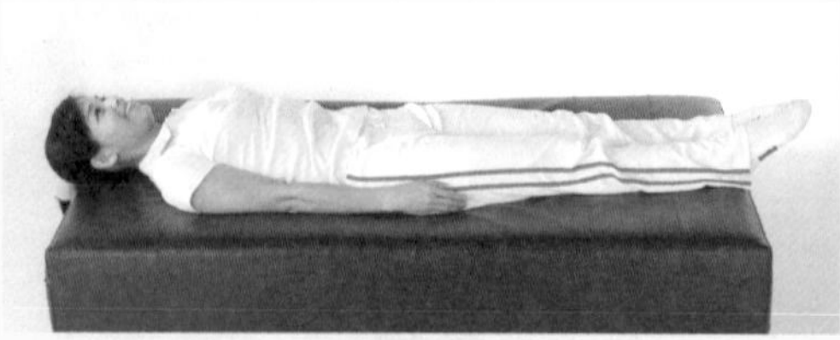

▲ 1-1

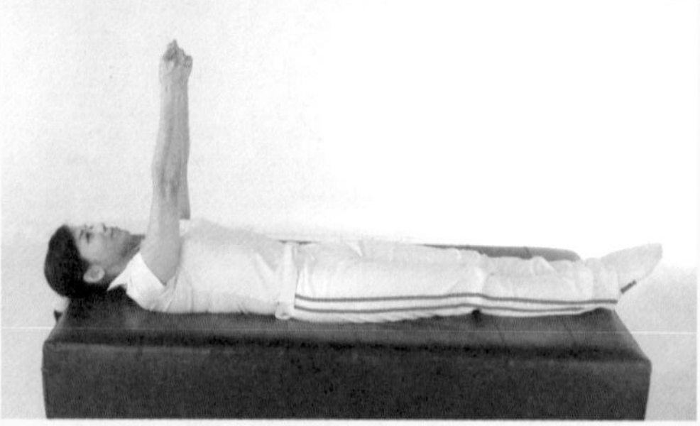

▲ 1-2

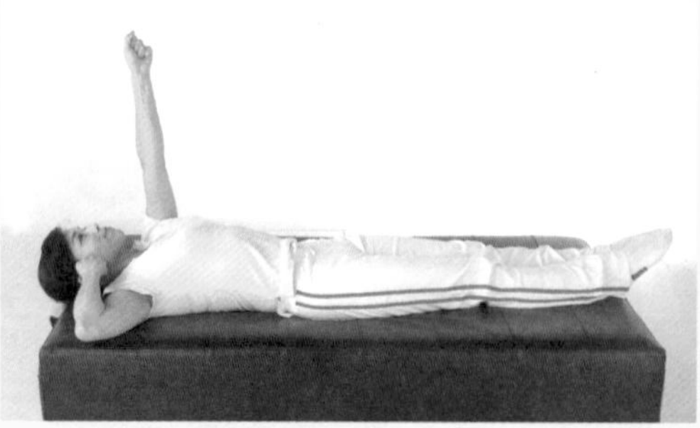

▲ 1-3

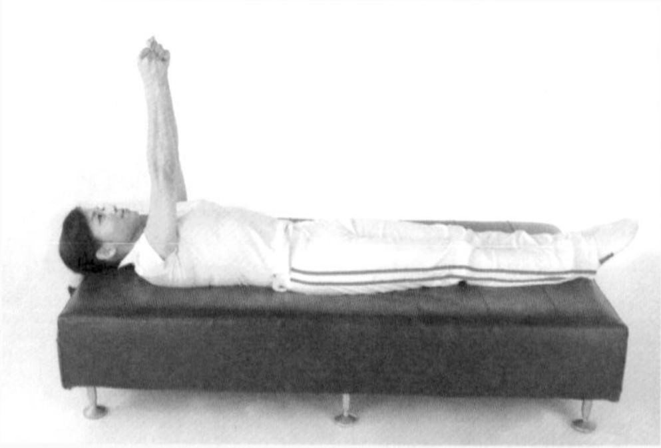

▲ 1-4

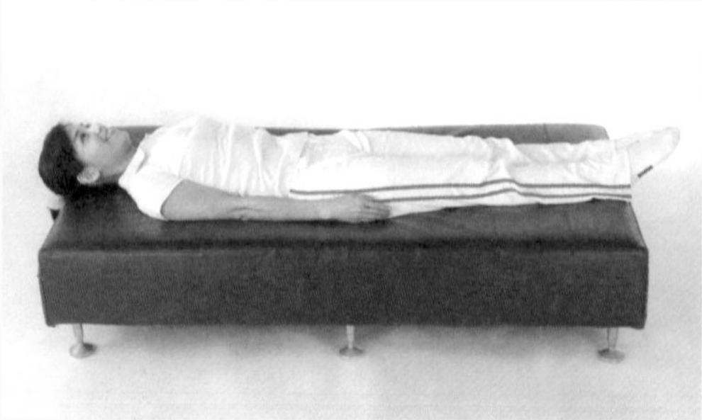

▲ 1-5

（十）踢

雙人示範：

1. 左腳蓋膝彎曲抬高（腳趾朝地），左腳大拇趾微靠左膝蓋旁（不是完全緊貼膝蓋），大腿與地面成水平。
2. 雙手手指互對（手心朝上）置於腹前，慢慢抬至胸前。
3. 雙手此時翻轉。
4. 雙手伸直（靠近耳朵）用力向上推出（手心朝天，手指撐開朝後，上身挺起），回正。換邊換腳。（圖4-1～4-4）
5. 特寫：左腳大拇趾微靠右膝蓋旁（不是完全緊貼膝蓋）。
6. 特寫：大腿與地面成水平。

1

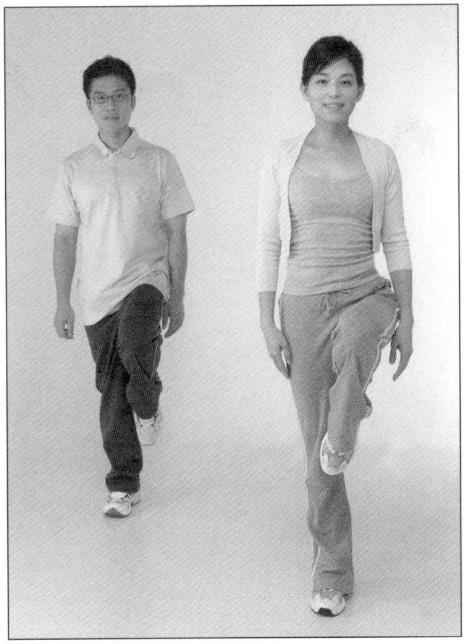

2

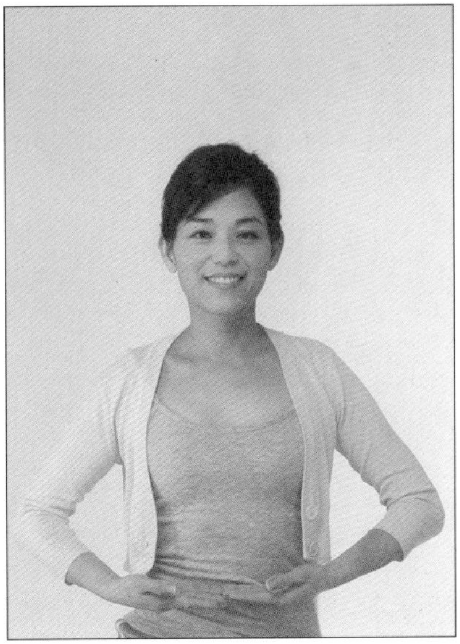

3

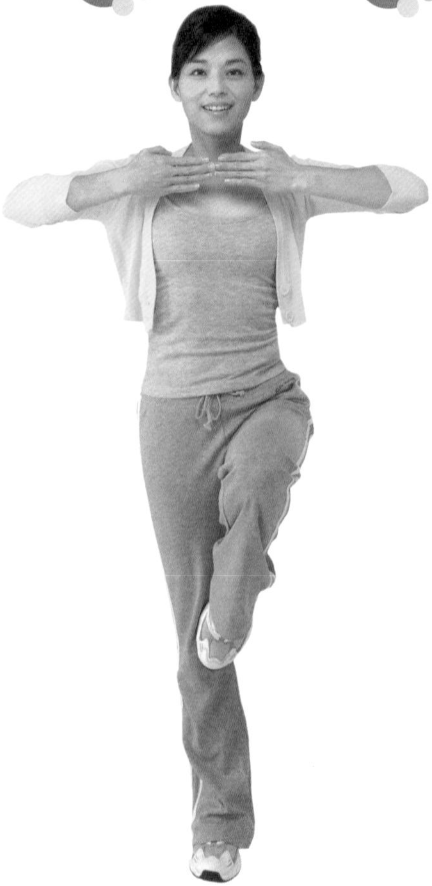

4

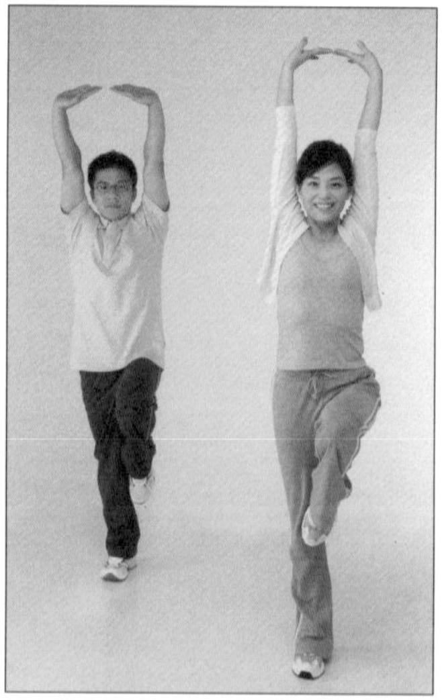

▲ 4-1

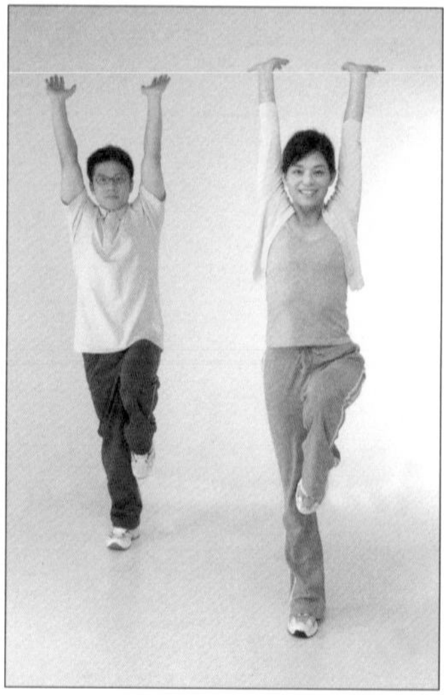

▲ 4-2

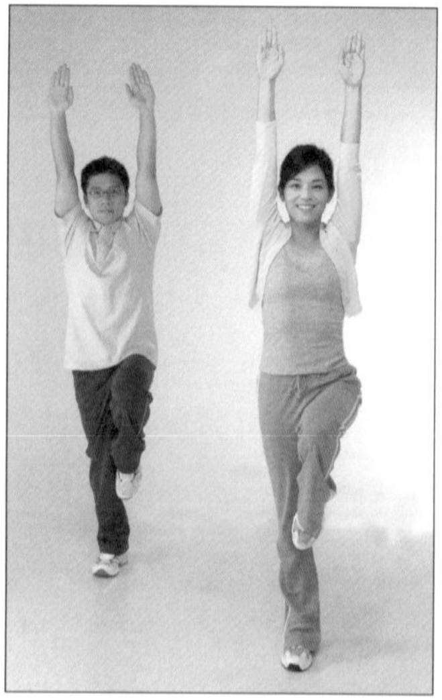

▲ 4-3

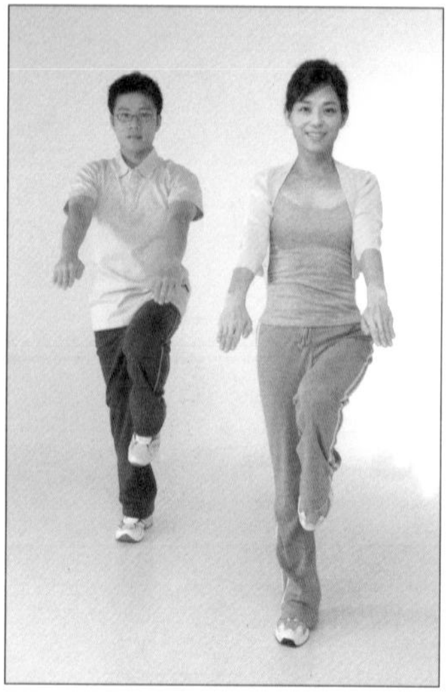

▲ 4-4

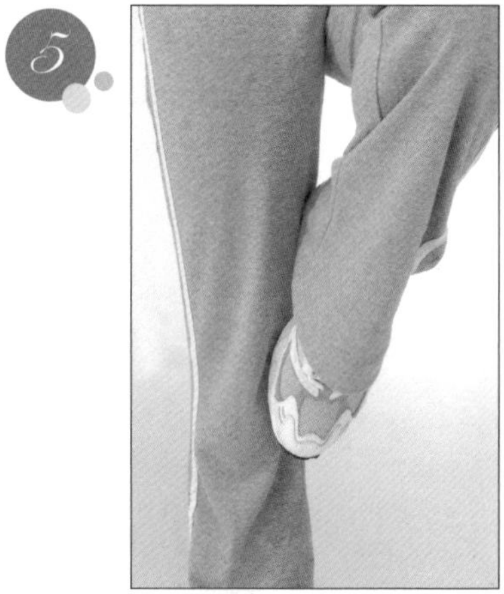

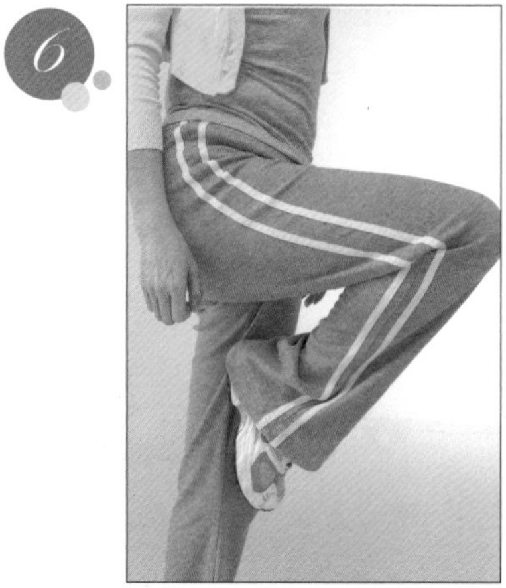

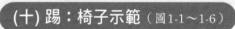

(十) 踢：椅子示範（圖1-1～1-6）

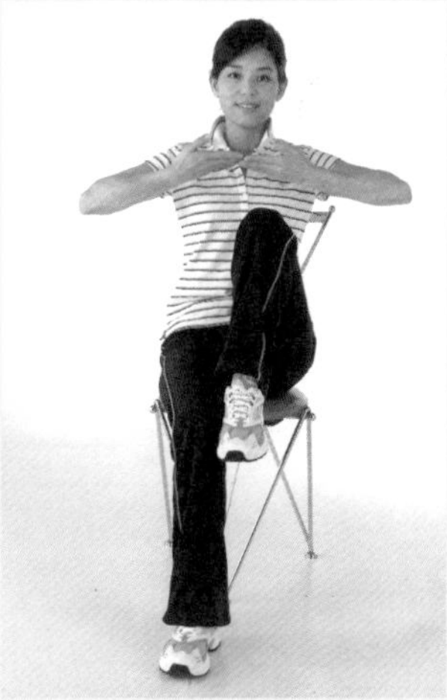

▲ 1-1

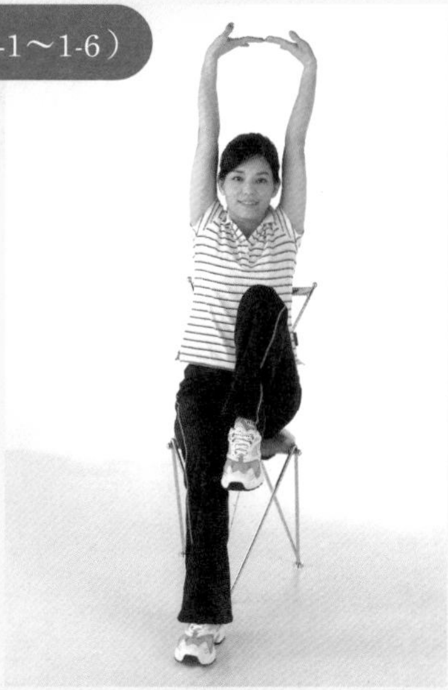

▲ 1-2

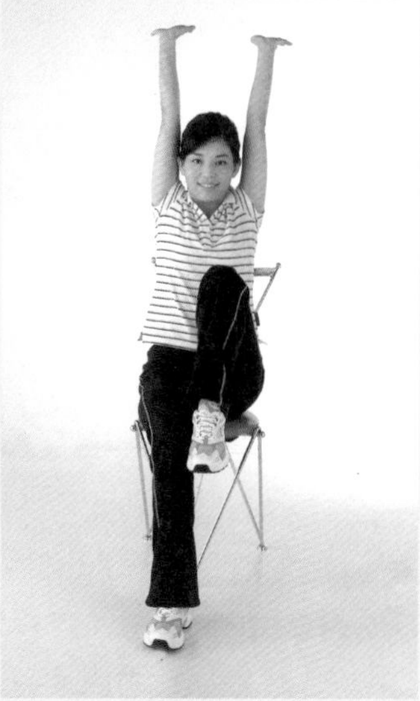

▲ 1-3

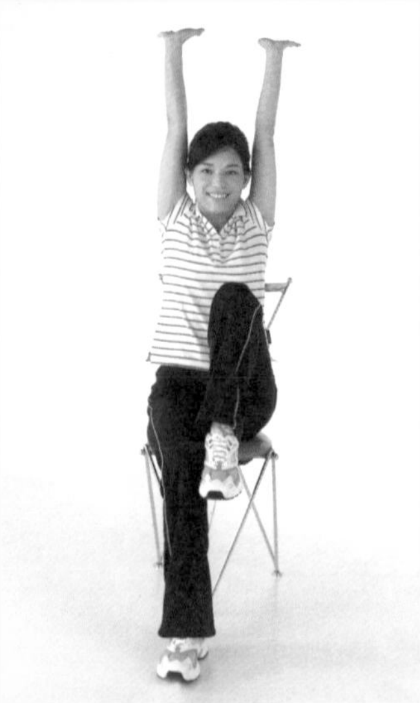

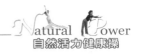

▲ 1-4

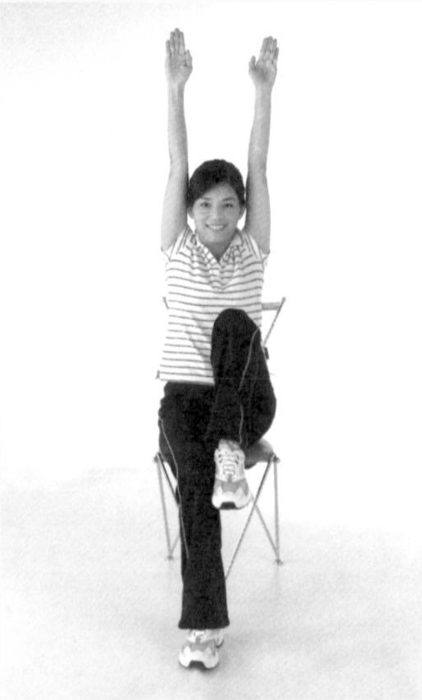

▲ 1-5

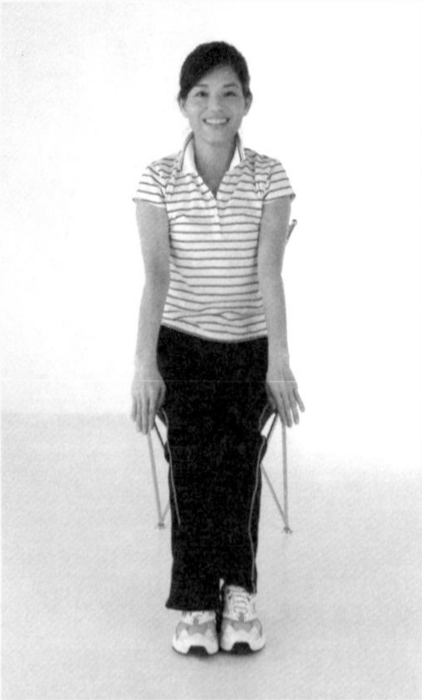

▲ 1-6

（十一）纏

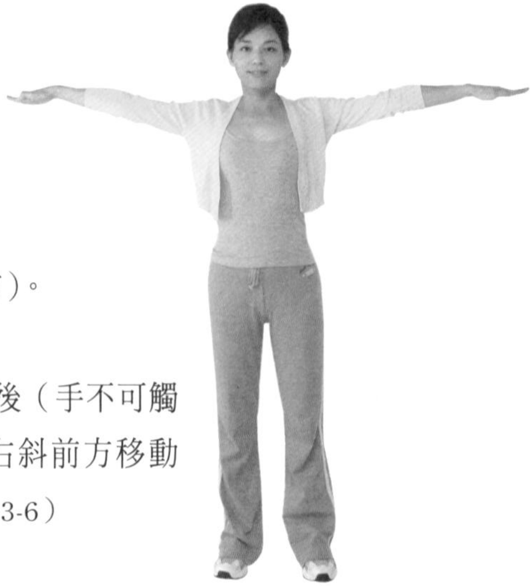

單人示範：

1. 雙手成一直線打開。
2. 右手肘彎曲置胸前（手心朝下，手指朝左方）。（圖2-1～2-3）
3. 手指慢慢向左後方移動，左手肘彎曲置背後（手不可觸貼腰部或背部）手心朝天，右手慢慢朝右斜前方移動（扭腰旋身）。回正，換邊換手。（圖3-1～3-6）

2

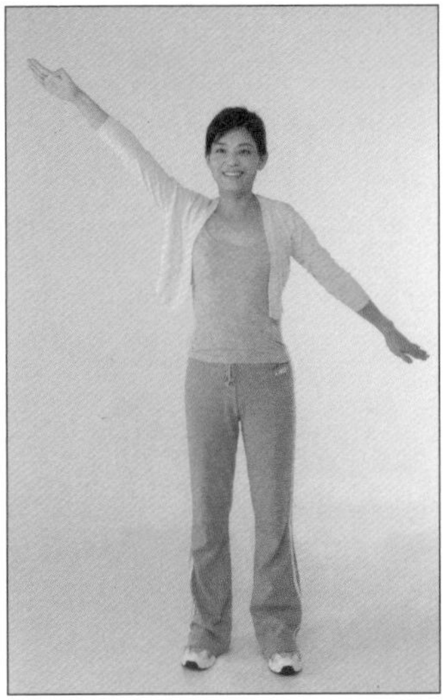

▲ 2-1

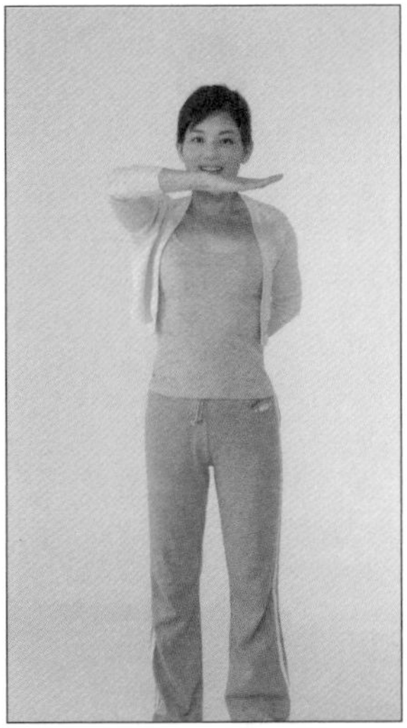

▲ 2-3

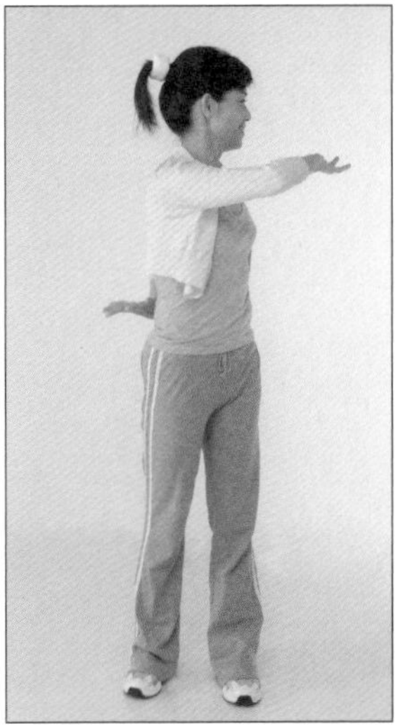

▲ 3-2

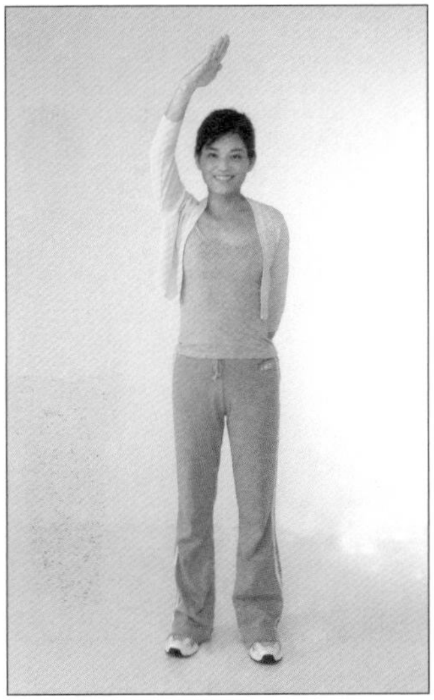

▲ 2-2

3

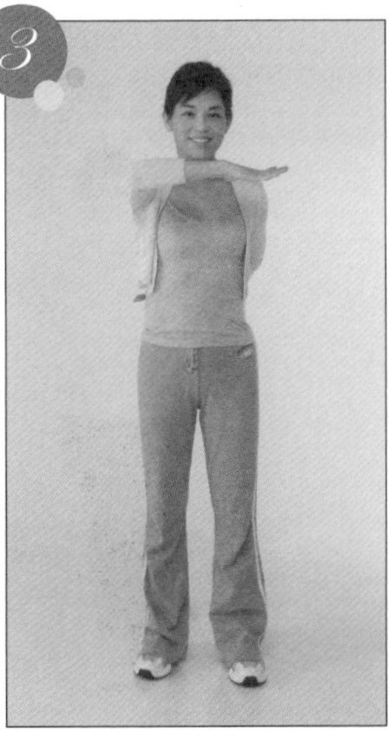

▲ 3-1

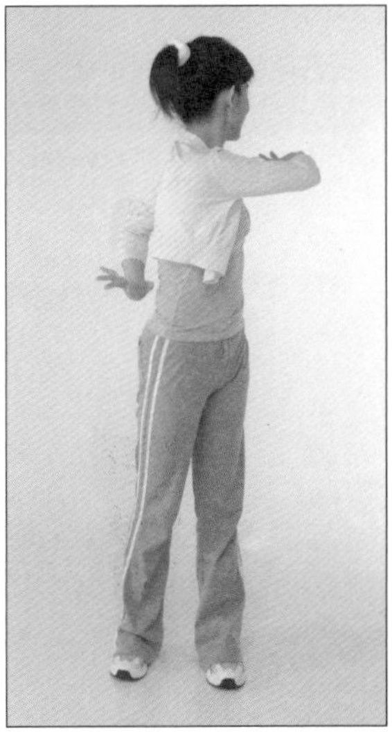

▲ 3-3

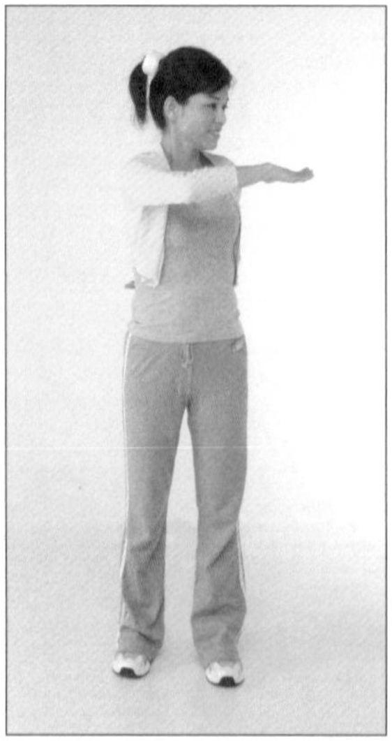

▲ 3-4

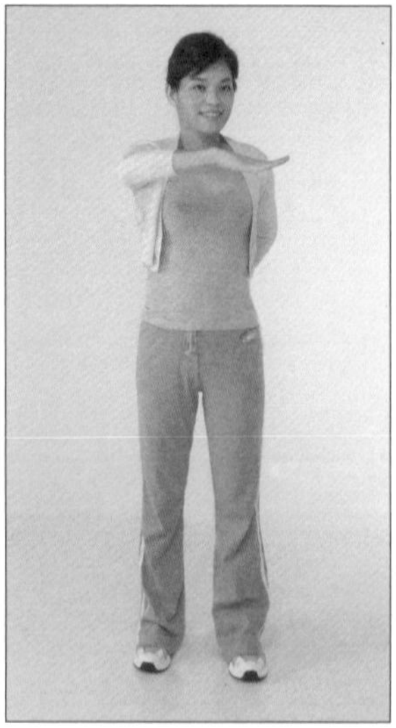

▲ 3-5

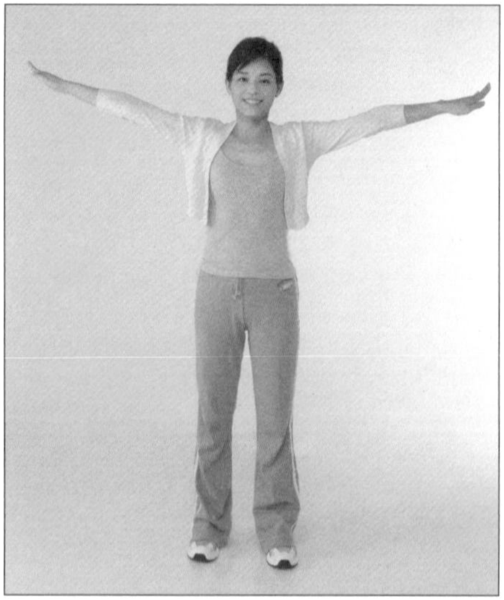

▲ 3-6

(十一) 纏：椅子示範（圖1-1～1-9）

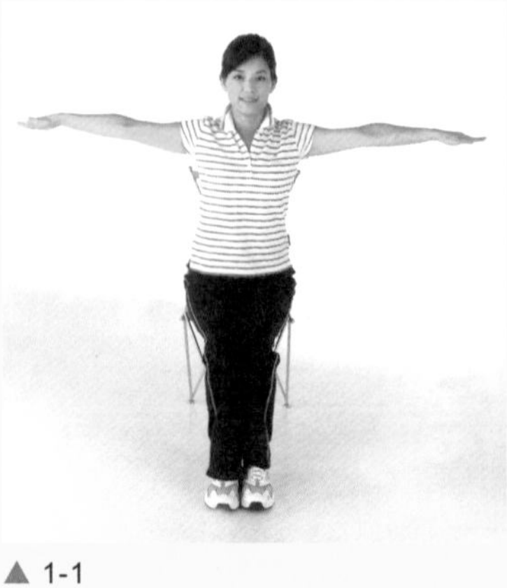

▲ 1-1

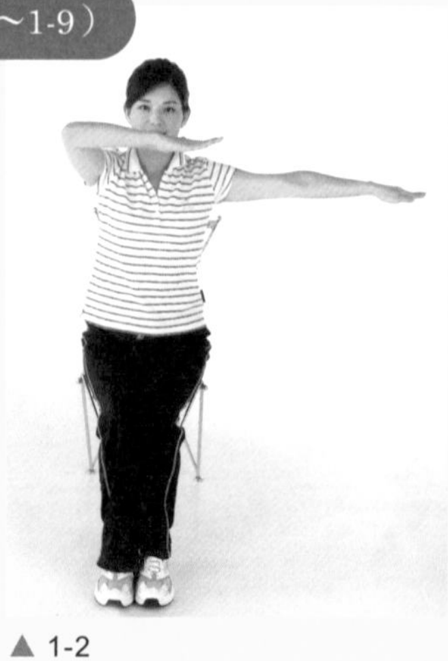

▲ 1-2

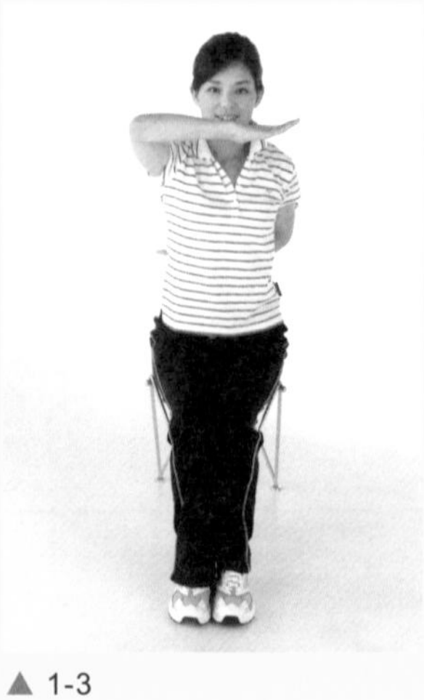

▲ 1-3

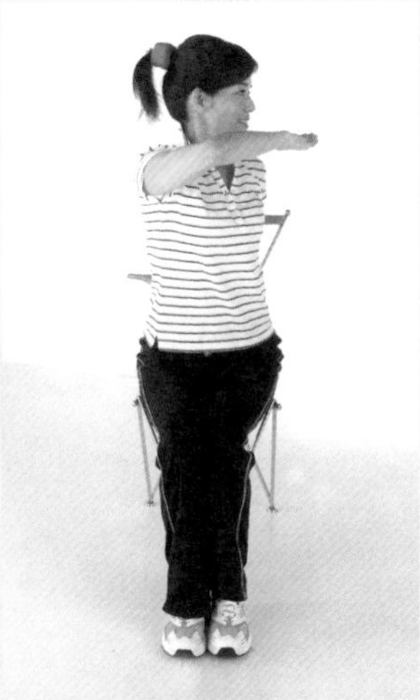

▲ 1-4

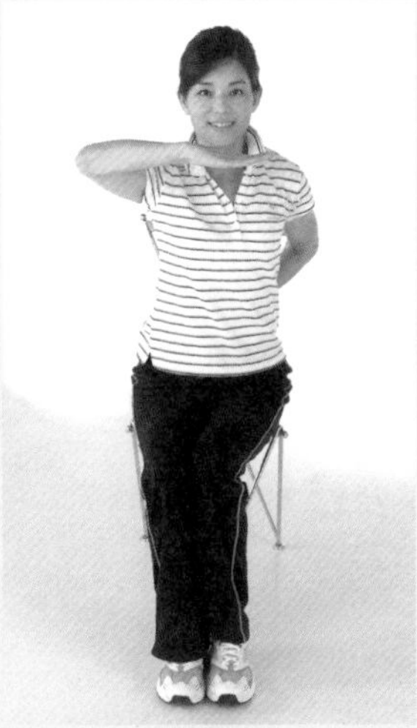

▲ 1-6

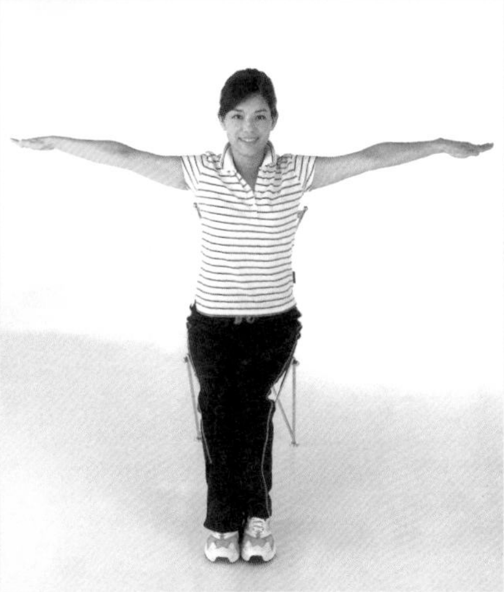

▲ 1-8

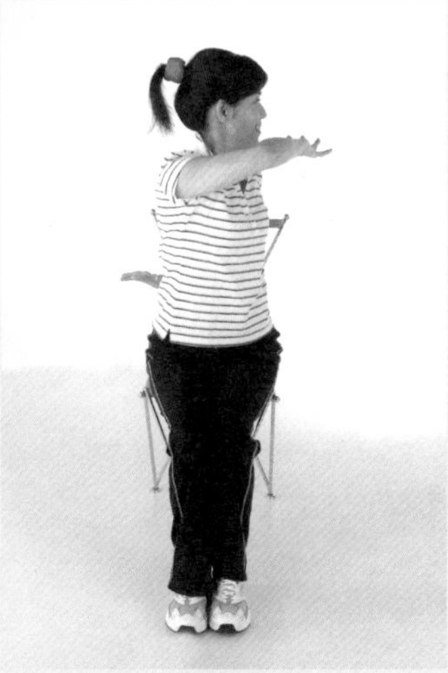

▲ 1-5

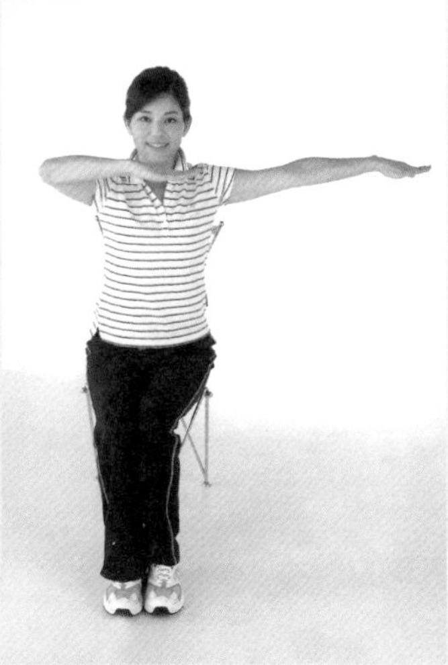

▲ 1-7

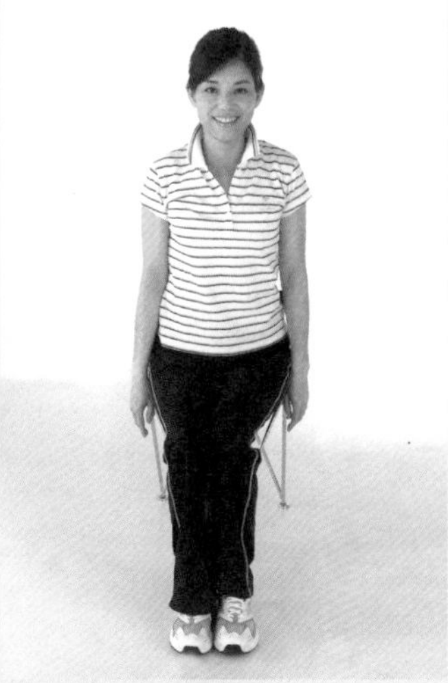

▲ 1-9

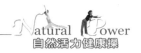

（十二）掛

雙人示範：

1. 雙腳與肩同寬站立，雙手伸直握拳，置於胸前。
2. 右手肘彎曲。
3. 拳眼朝下，貼近耳朵手肘朝天。
4. 左手握拳放置正後方。
5. 特寫（左手拳眼朝天，不可碰觸身體）。
6. 換邊換手。

2

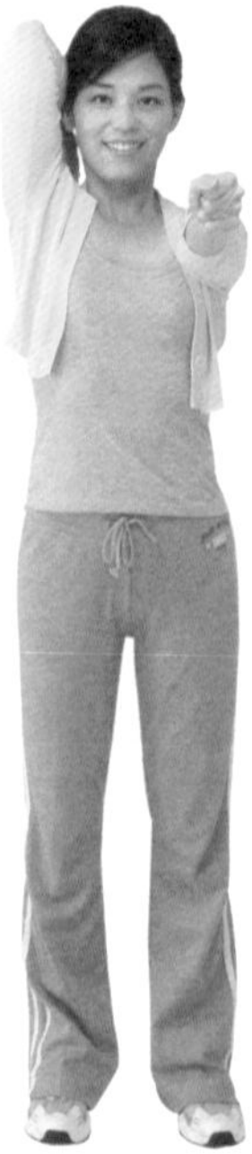

1

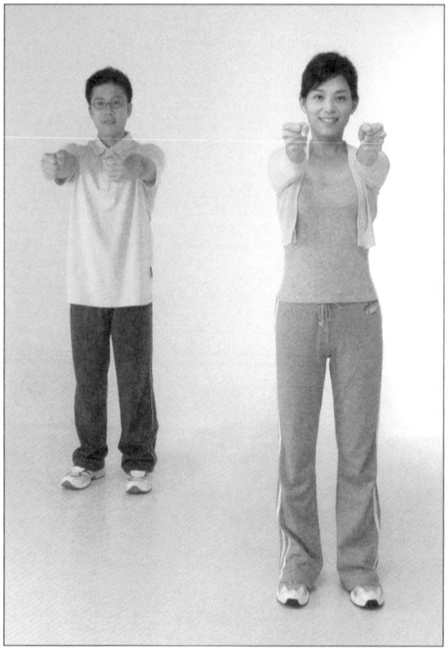

3

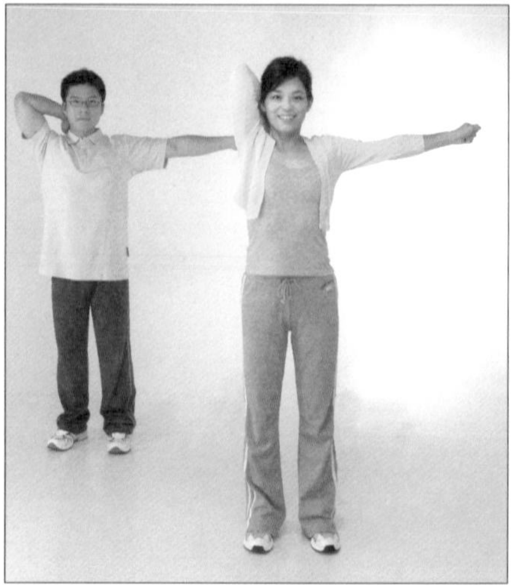

4

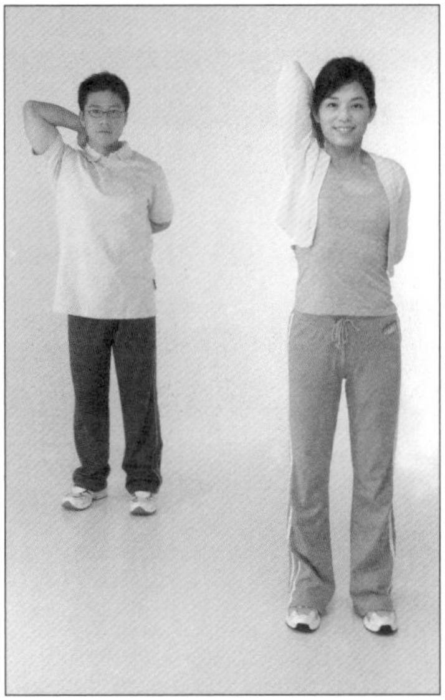

5

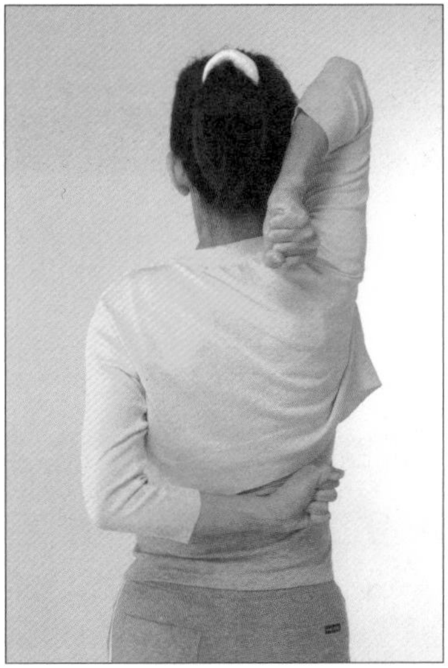

(十二) 掛：椅子示範（圖1-1～1-8）

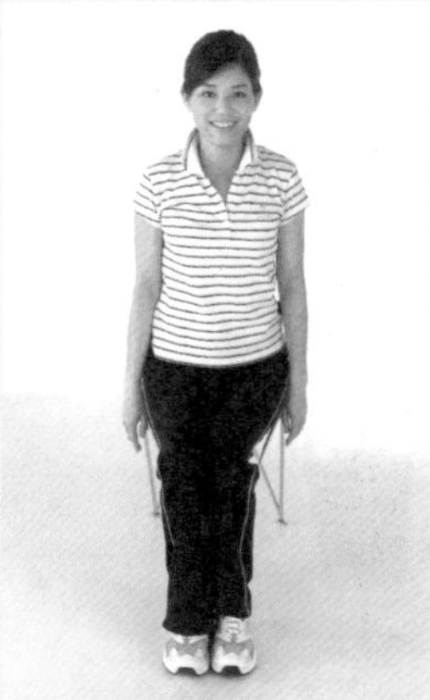

▲ 1-1

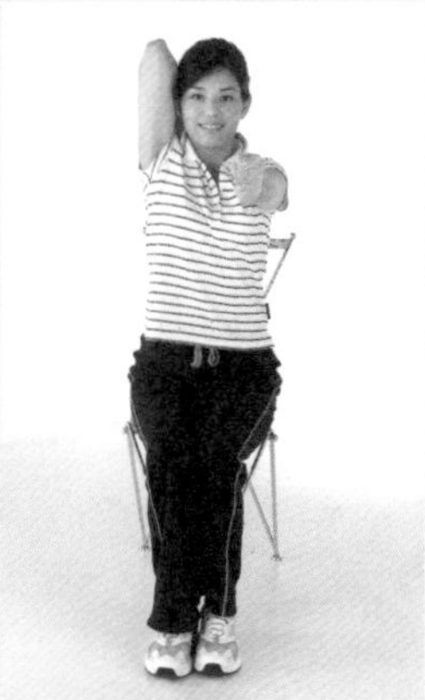

▲ 1-3

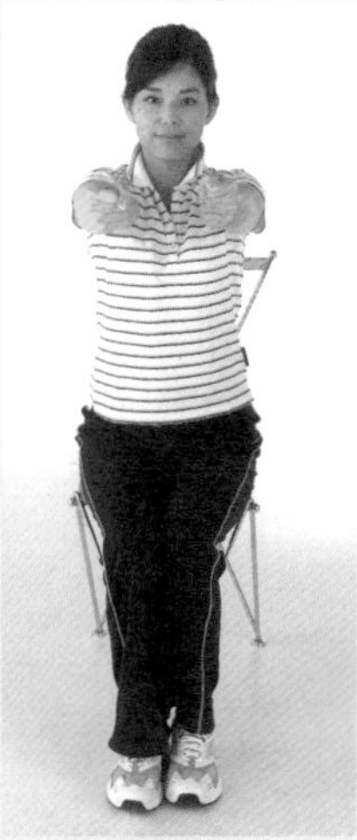

▲ 1-2

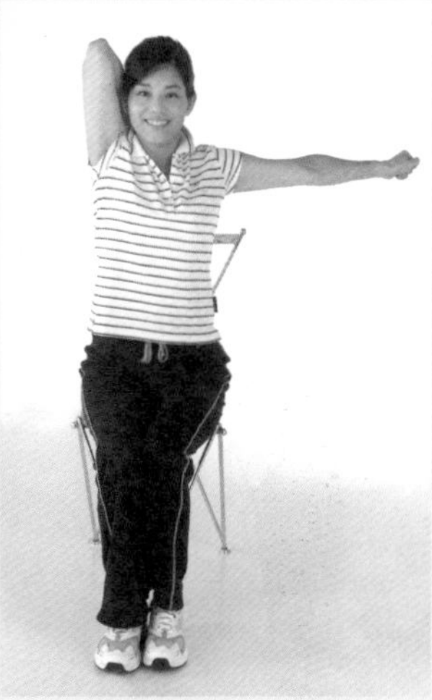

▲ 1-4

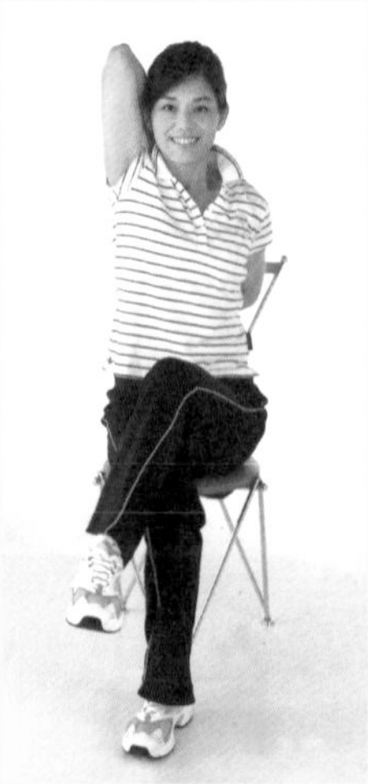

▲ 1-5（加強動作：翹腳可幫助動作持久）

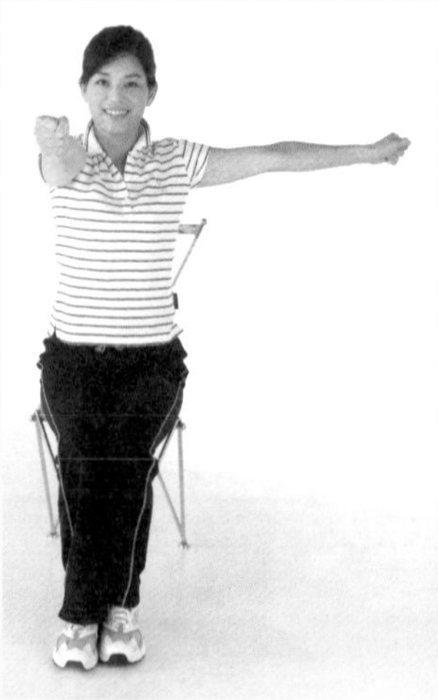

▲ 1-7

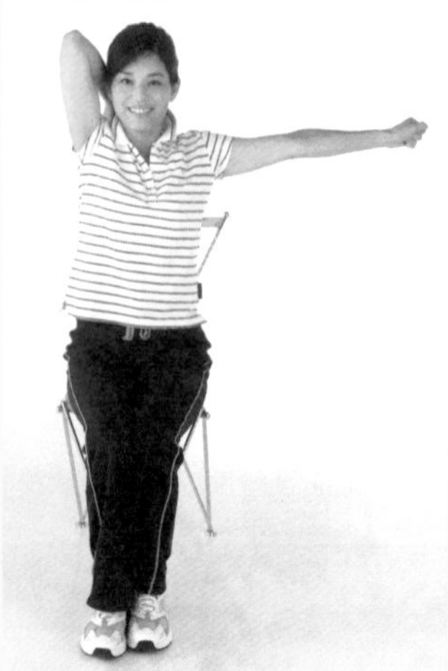

▲ 1-6

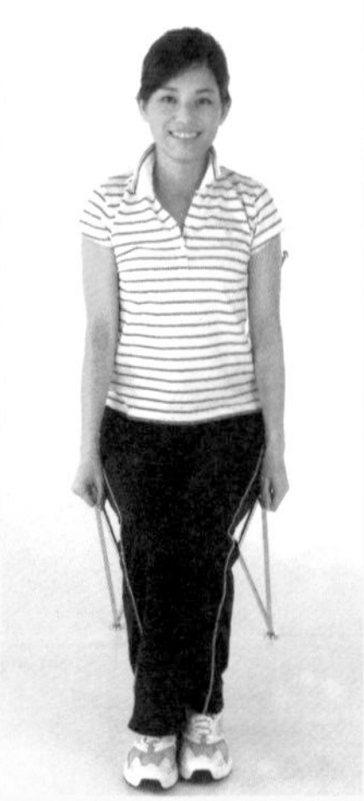

▲ 1-8

(十二) 掛：床的示範（圖1-1～1-7）

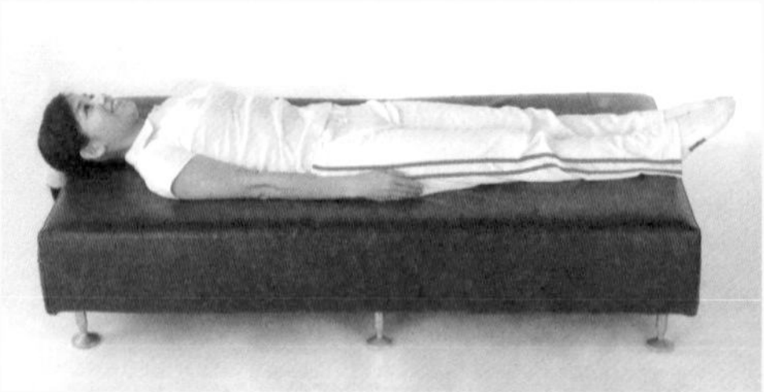

▲ 1-1

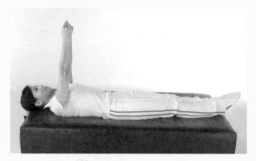

▲ 1-2

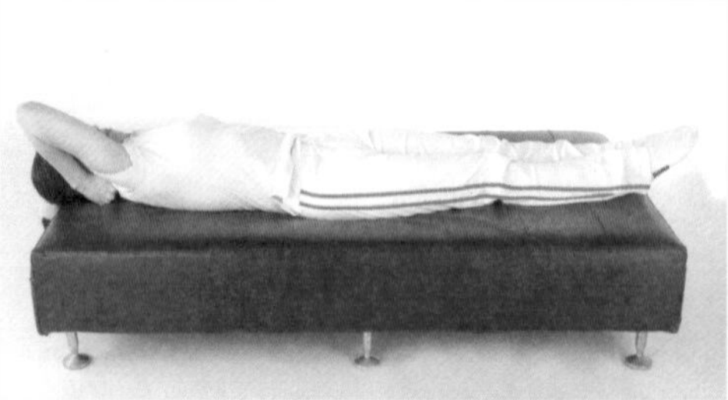

▲ 1-3

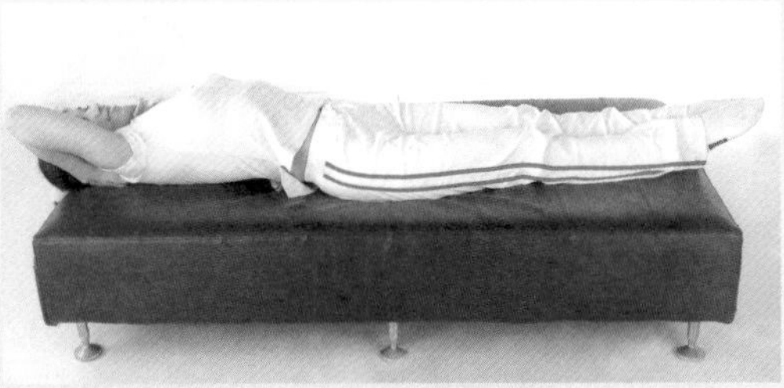
▲ 1-4

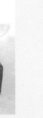

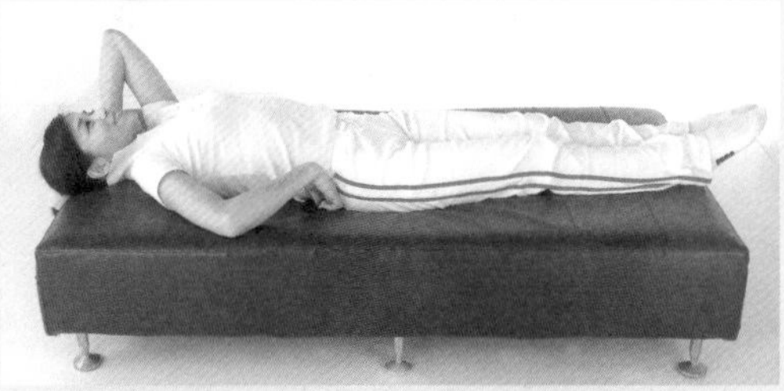
▲ 1-6

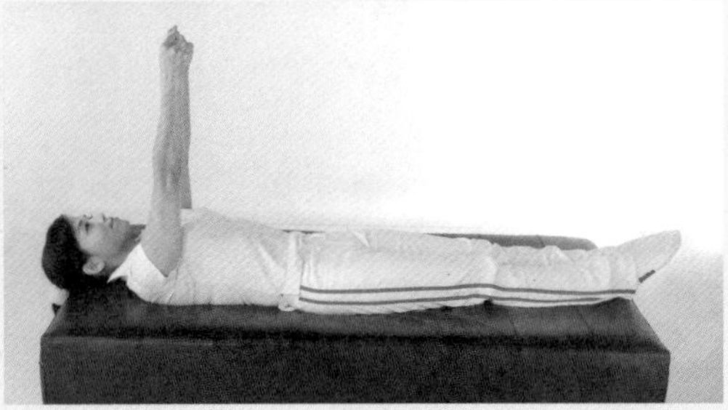
▲ 1-5

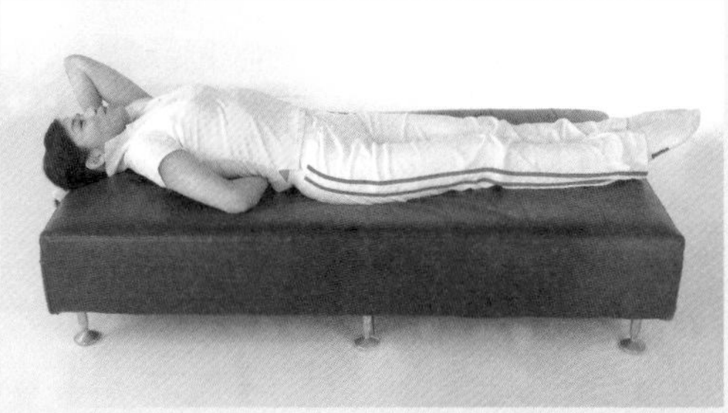
▲ 1-7

（十三）定

雙人示範：

1. 雙腿併攏。
2. 右腳向右邊跨一大步（雙腿伸直）。
3. 雙手伸直，虎口撐大，掌心朝下，向左右兩側伸直平舉。
4. 身軀緩緩向下沈（腰順勢彎下）。頭、頸、肩盡量向前延伸。（雙手伸直向後延伸）
5. 雙手伸直大拇指緊扣（緊抓）踝關節（內踝處）。
6. 特寫：雙手伸直大拇指緊扣（緊抓）踝關節（內踝處），放開回正。（圖6-1～6-2）

1

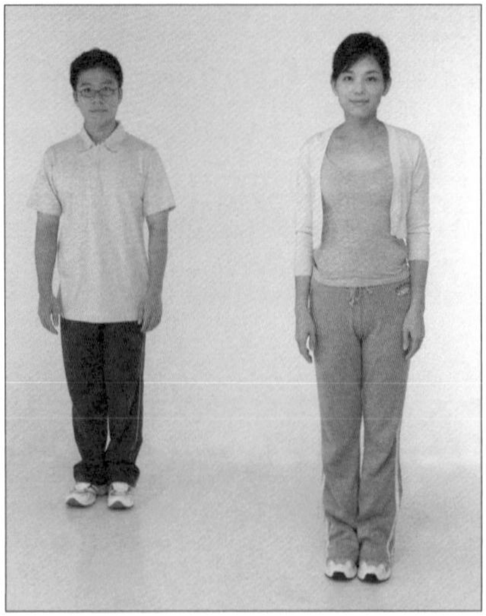

3

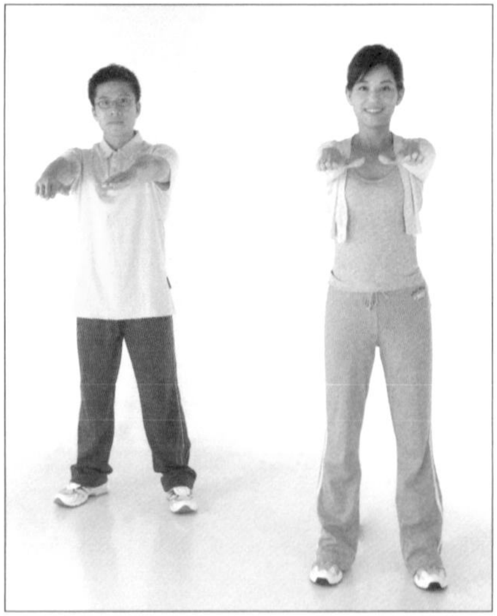

▲ 3-1

2

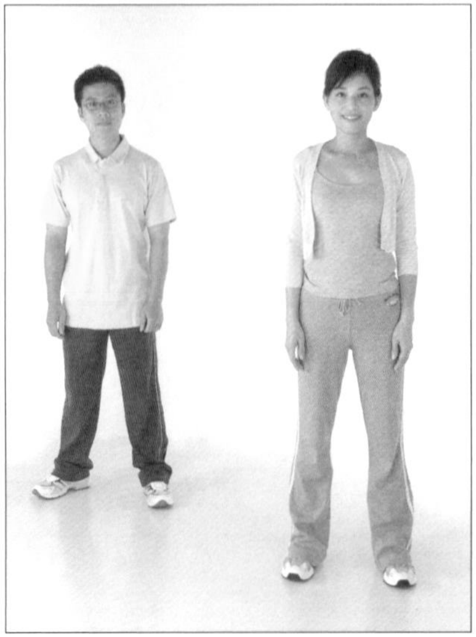

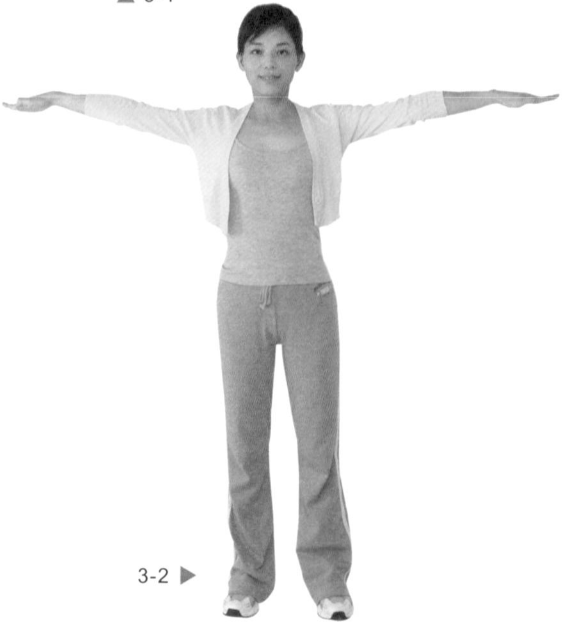

3-2 ▶

4

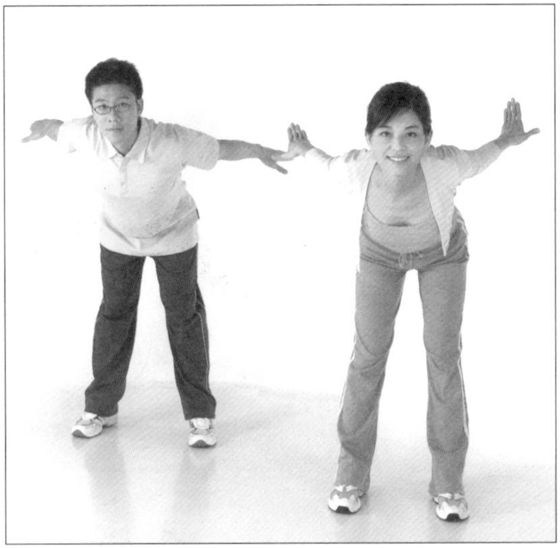

6

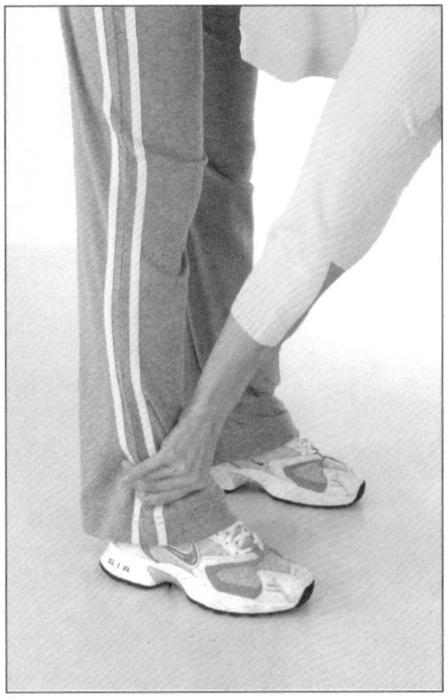

▲ 6-1

5

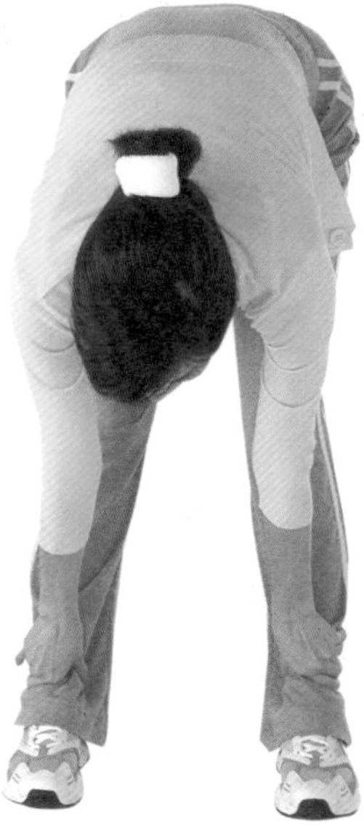

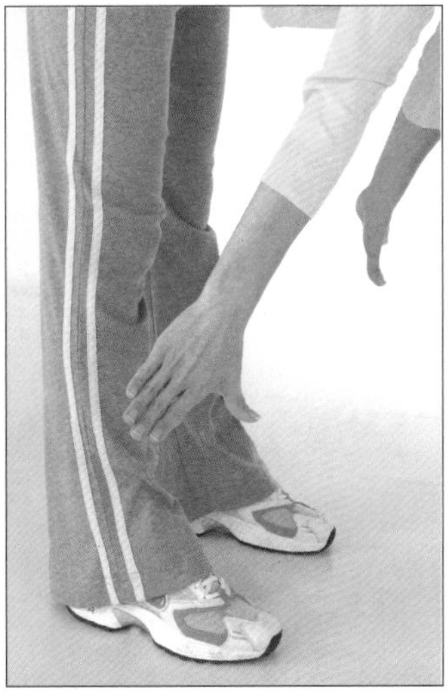

▲ 6-2

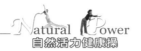

(十三) 定：椅子示範（圖1-1～1-5）

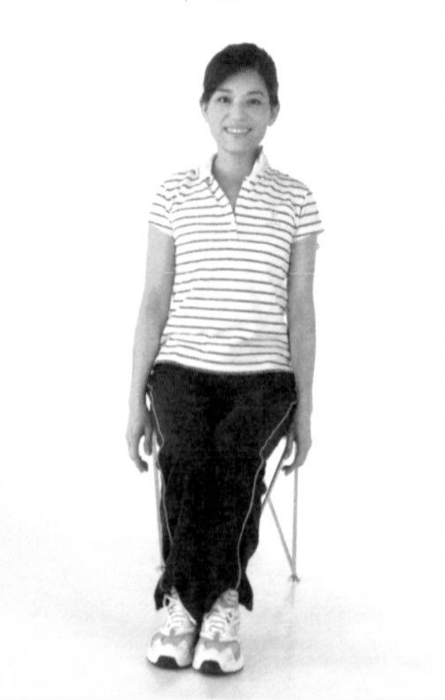

▲ 1-1

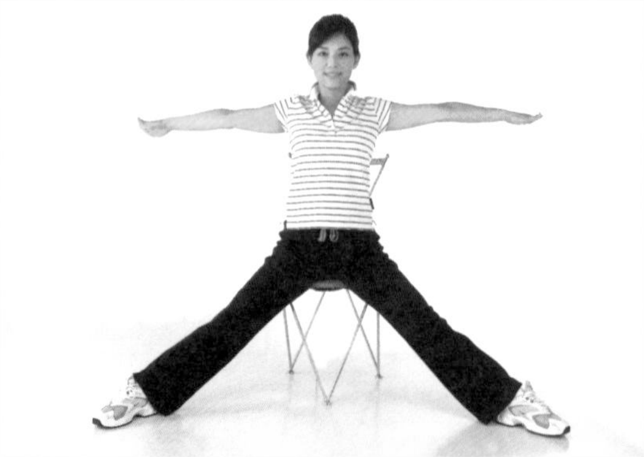

▲ 1-2

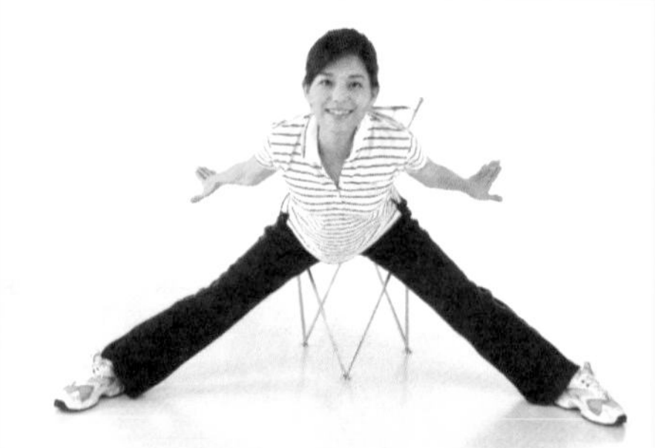

▲ 1-3

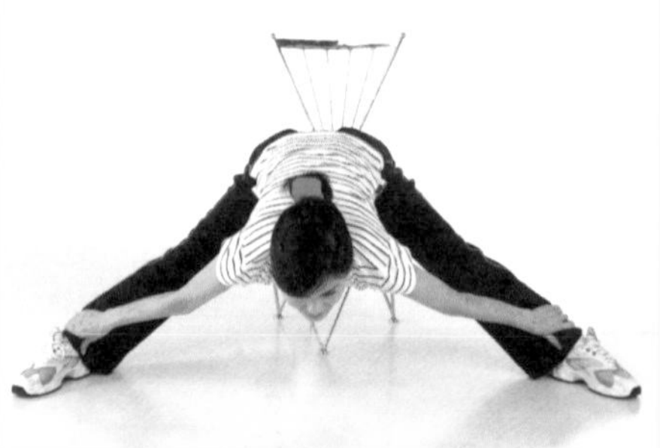

▲ 1-4

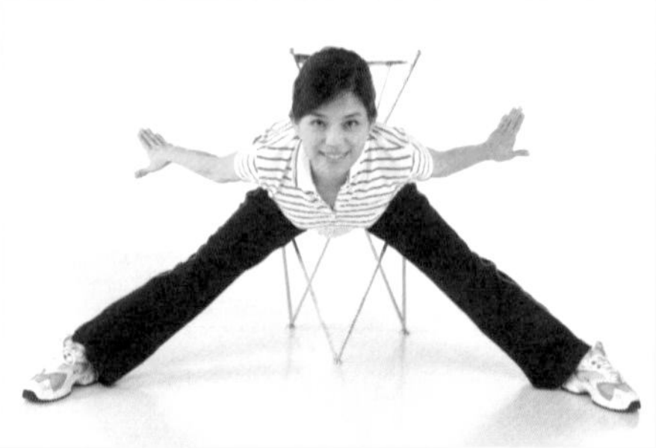

▲ 1-5

（十四）旋

雙人示範：

1. 雙腳分開站立（相距一個肩寬），重心在兩腳中間。
2. 雙手平舉（與肩同高），高舉雙手伸直。（圖2-1～2-2）
3. 雙手移至右方，翻轉手心朝上。（圖3-1～3-2）
4. 右手伸直左手彎曲，左手肘盡量對齊鼻子中心線。
5. 頭向右側旋轉看右手指尖（上身不動）。
6. 頭回正，換邊換手。

1

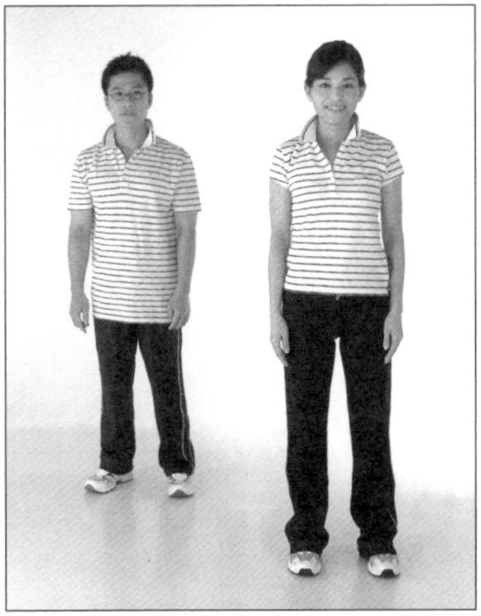

2

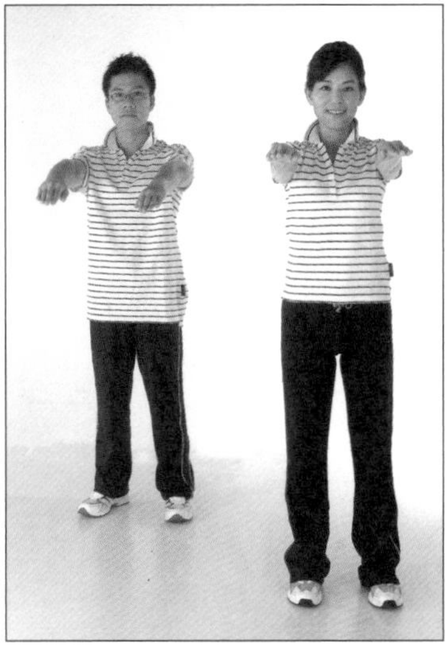

▲ 2-1

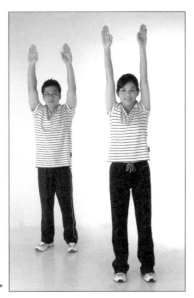

2-2 ▶

3

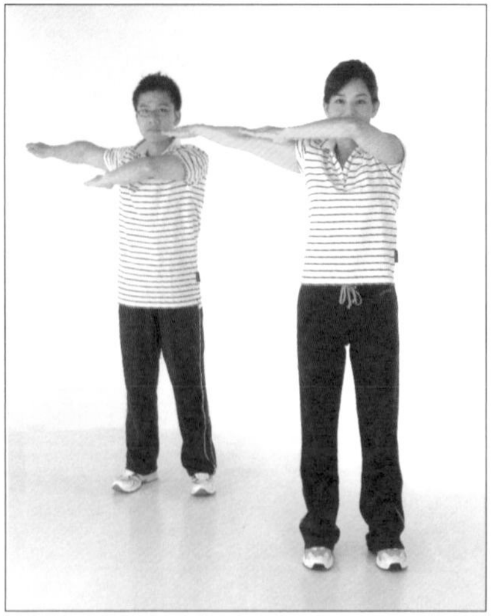

▲ 3-1

4

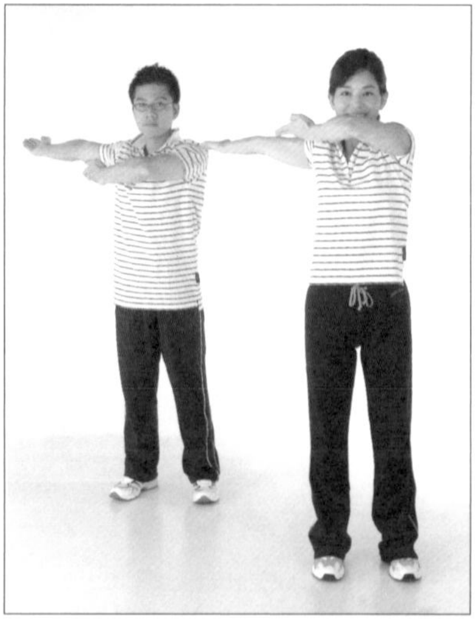

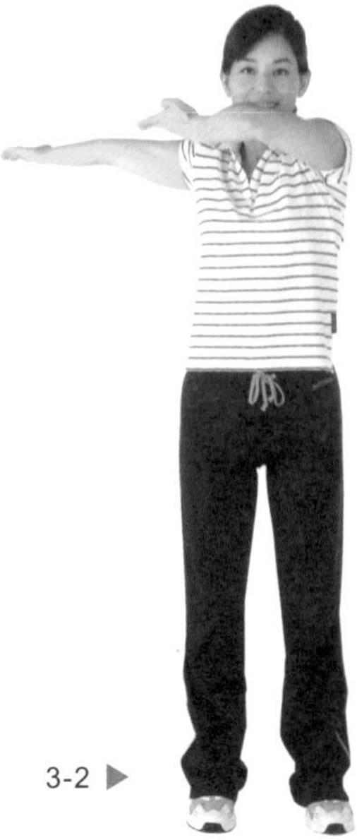

3-2 ▶

5

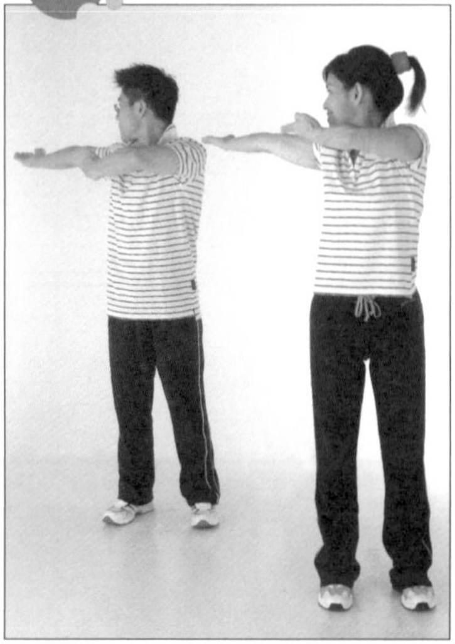

6

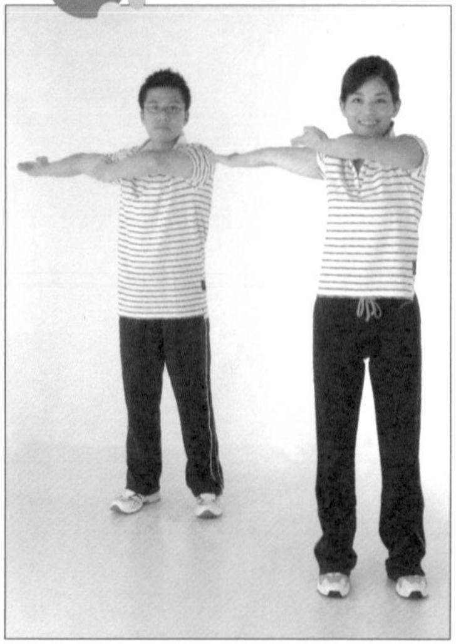

(十四) 旋：床的示範（圖1-1～1-8）

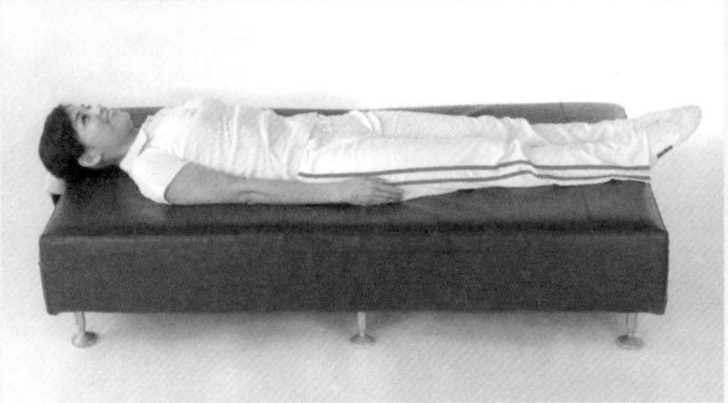

▲ 1-1

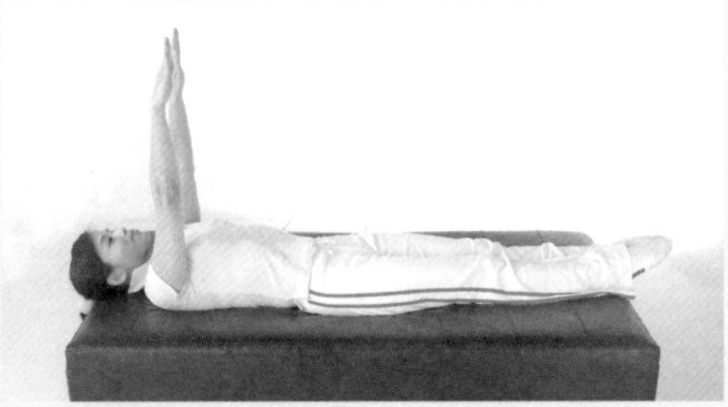

▲ 1-2

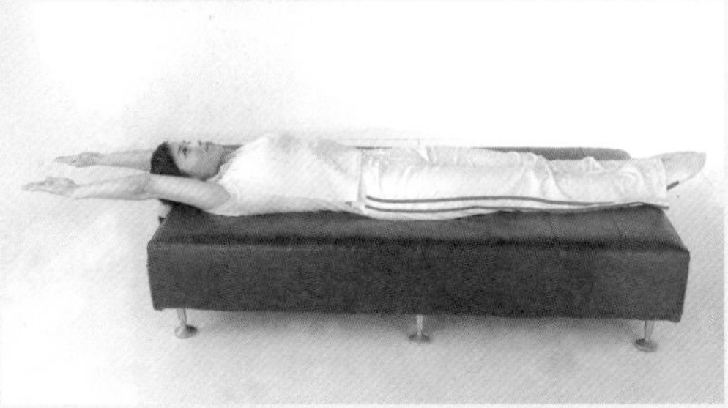

▲ 1-3

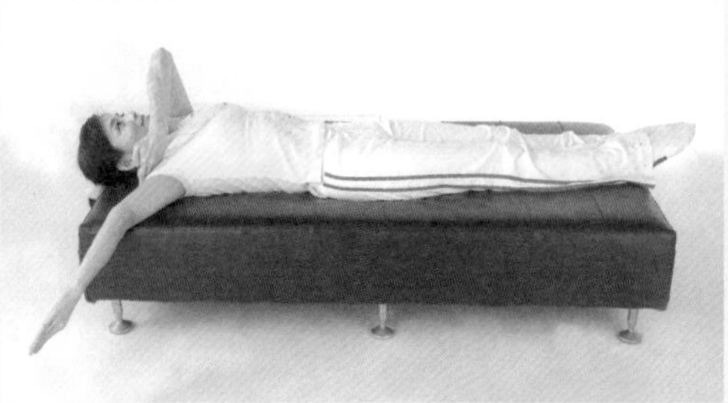

▲ 1-4

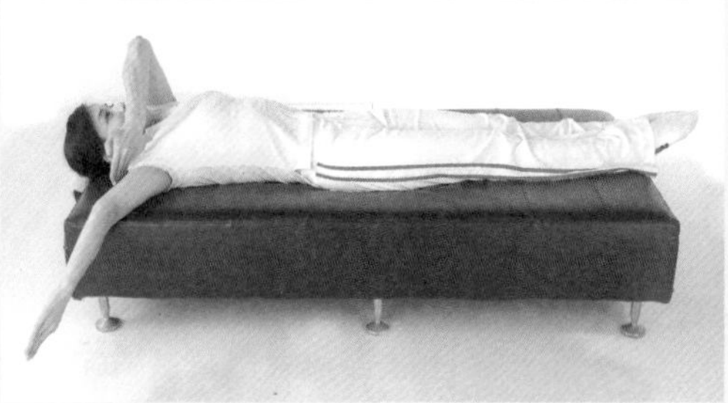

▲ 1-5

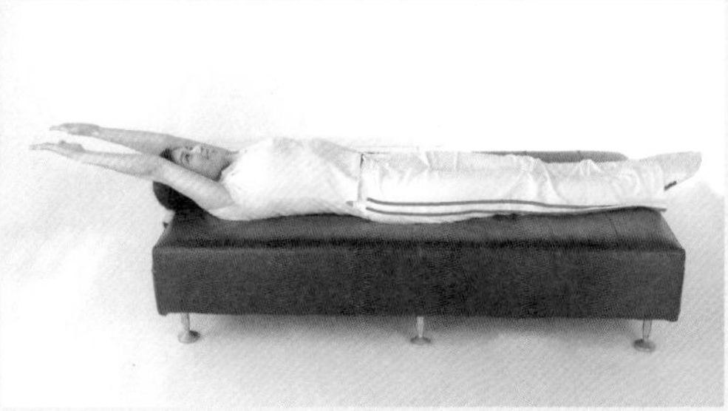

▲ 1-6

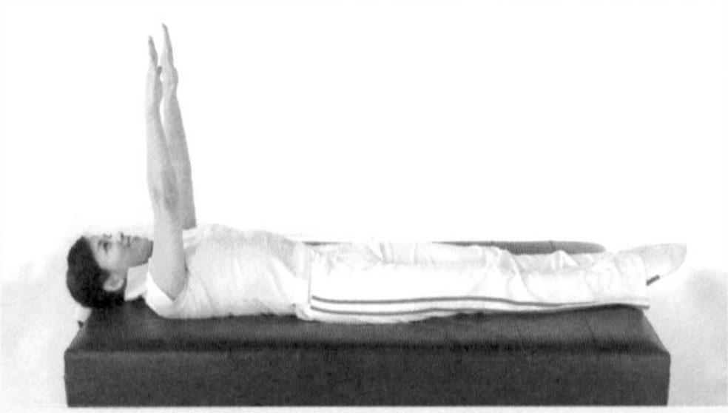

▲ 1-7

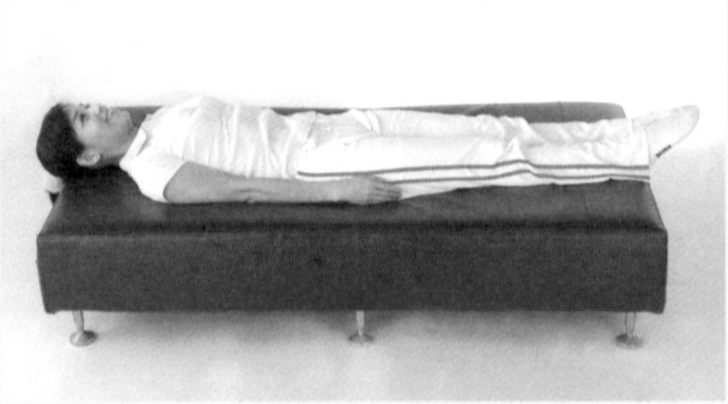

▲ 1-8

（十五）飛

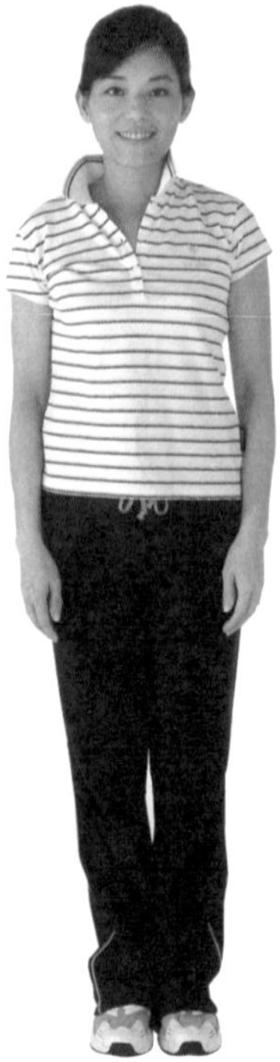

雙人示範：

1. 雙腳合併站立。
2. 左手肘彎曲抬高。
3. 左手伸直掌心朝天高舉（手臂伸直盡量貼近耳朵）。
4. 左腳單腳站立（腳趾用力抓地），右腳向後彎曲抬高。
5. 右手手心服貼靠近右腳腳底，兩腳膝蓋靠攏不分開，眼睛正視前方或向上仰望（量力而為），特寫（側面動作）。（圖5-1～5-4）
6. 放下回正，換邊換腳。（圖6-1～6-3）

2

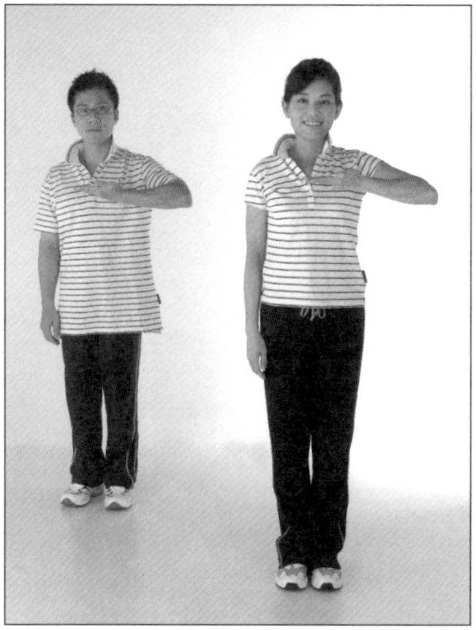

4

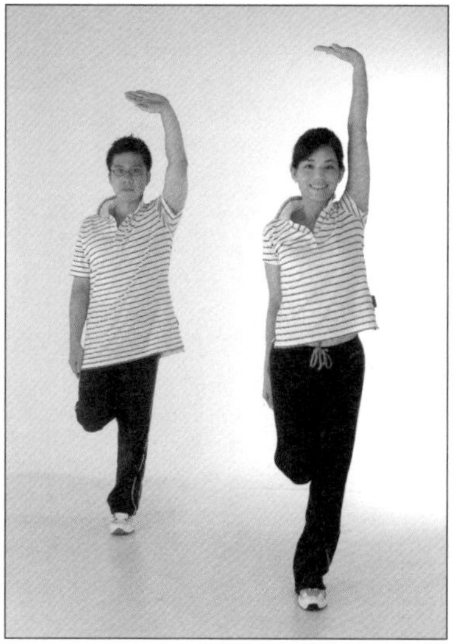

3

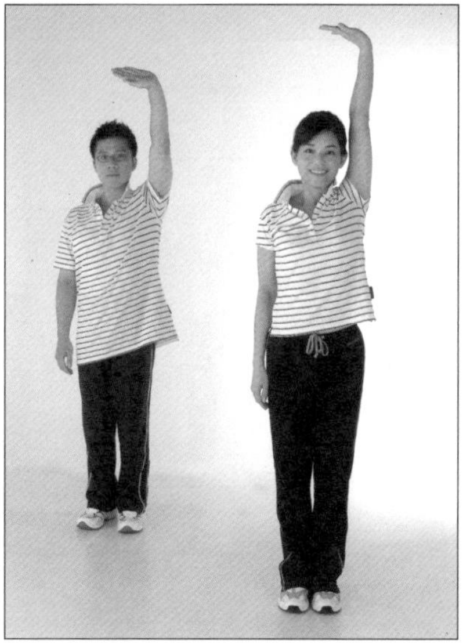

5

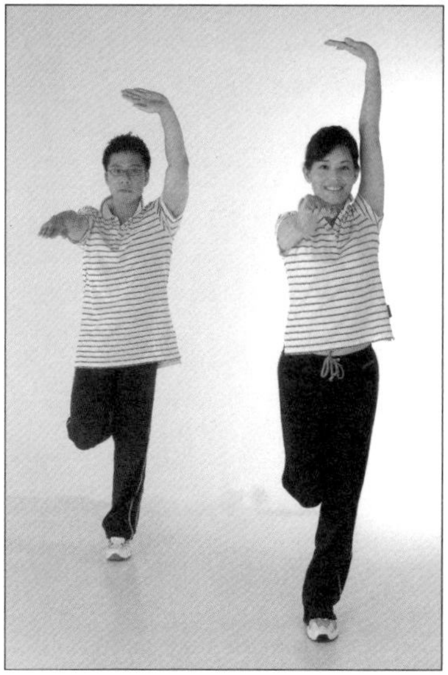

5-1 ▶

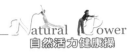

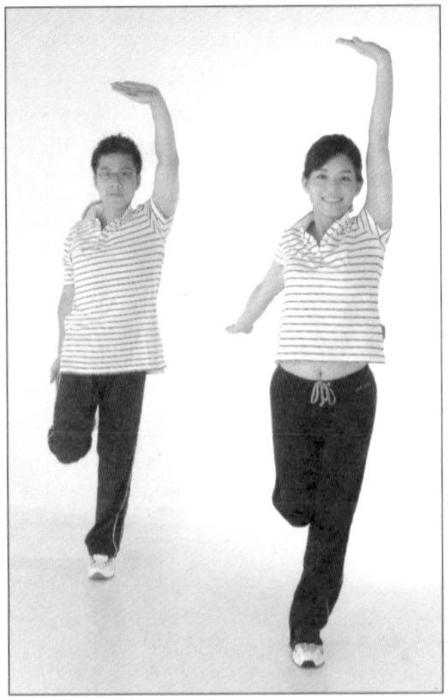

▲ 5-2

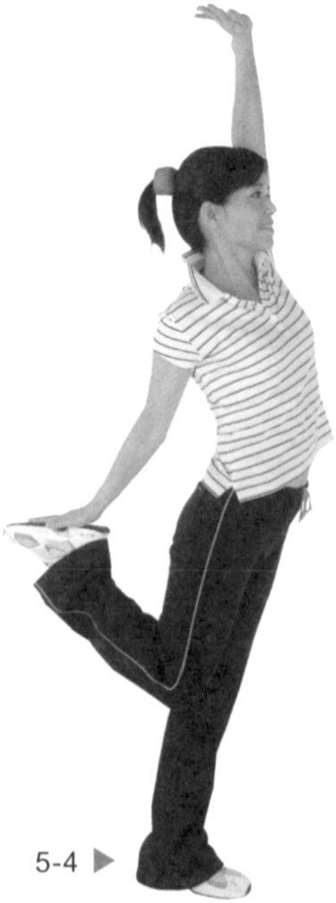

5-4 ▶

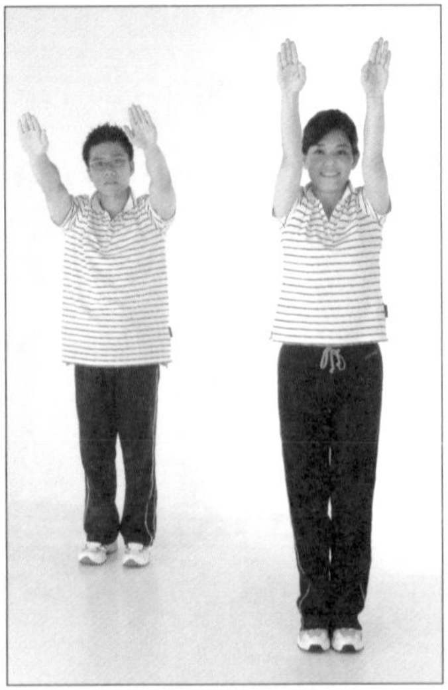

▲ 6-2

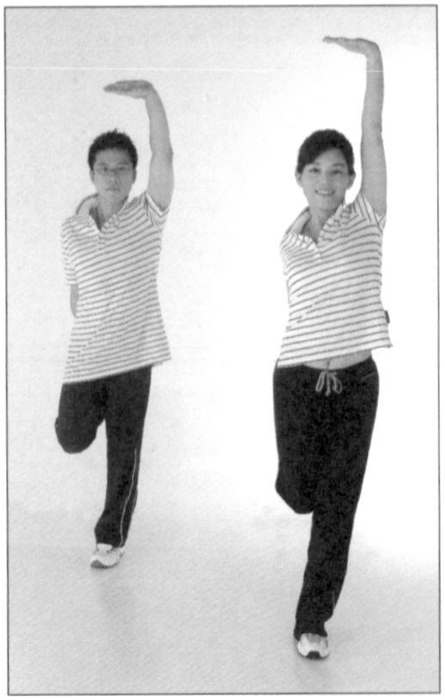

▲ 5-3

6

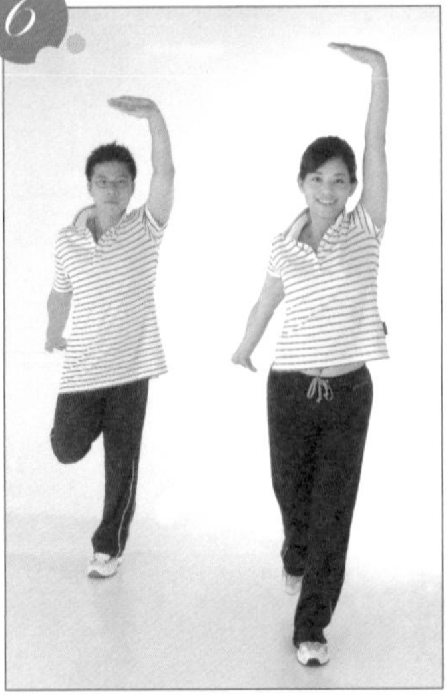

▲ 6-1

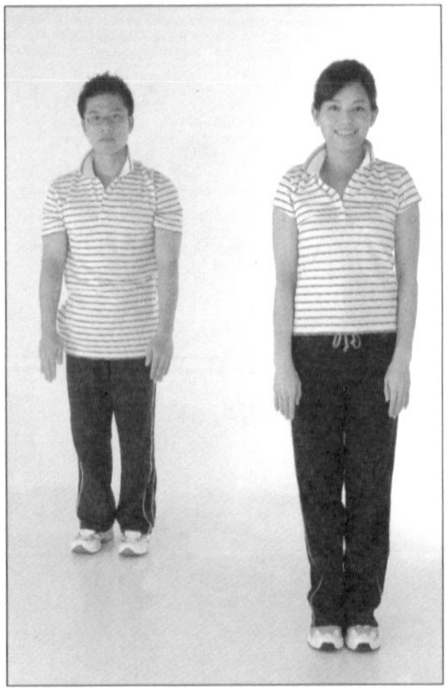

▲ 6-3

(十五) 飛：椅子示範（圖1-1～1-9）

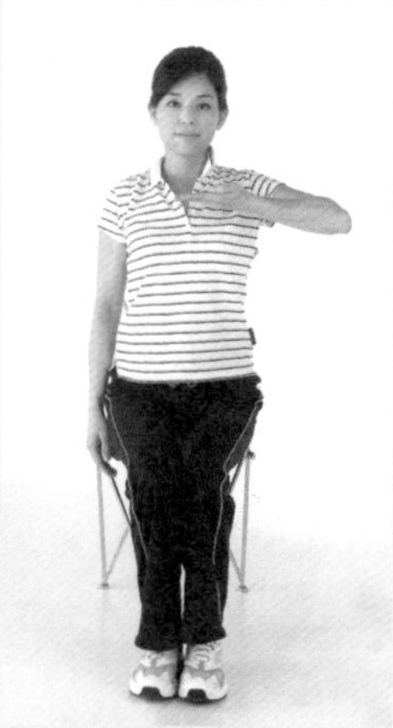

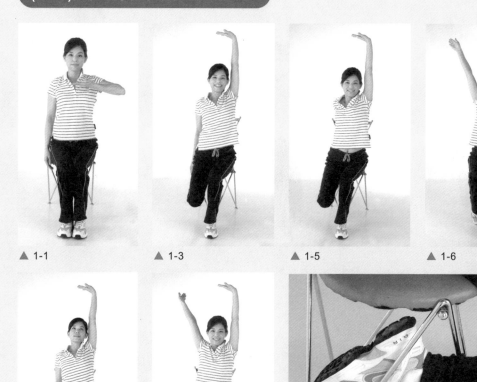

▲ 1-1

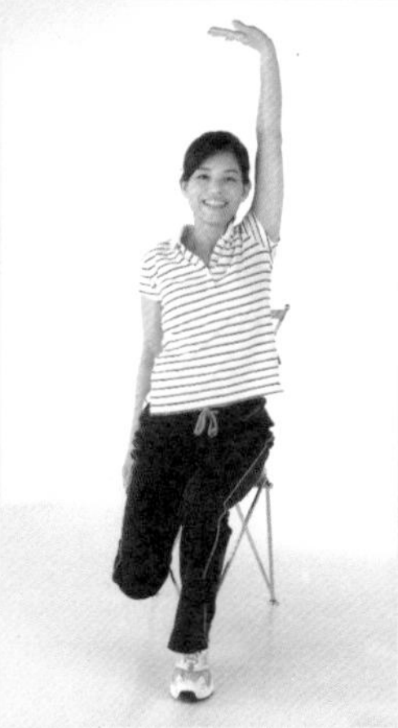

▲ 1-3

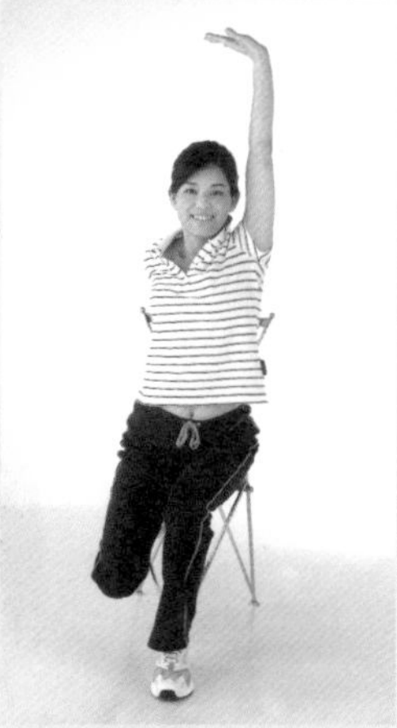

▲ 1-5

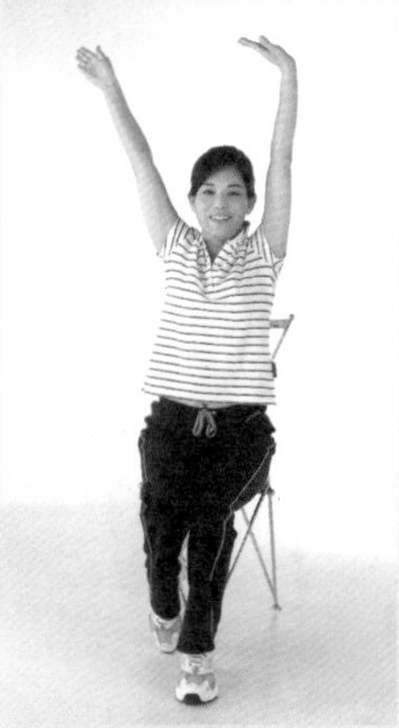

▲ 1-6

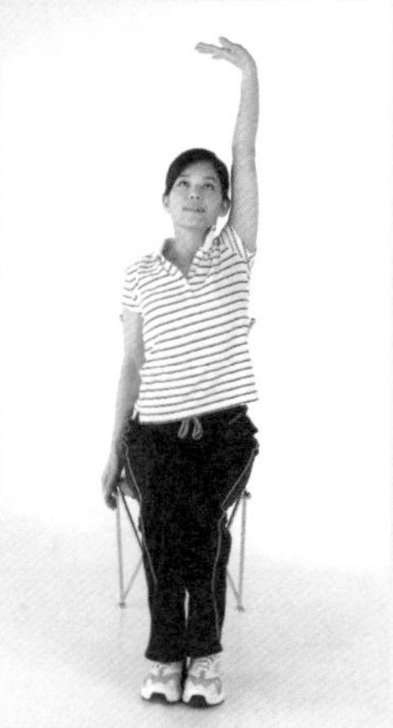

▲ 1-2

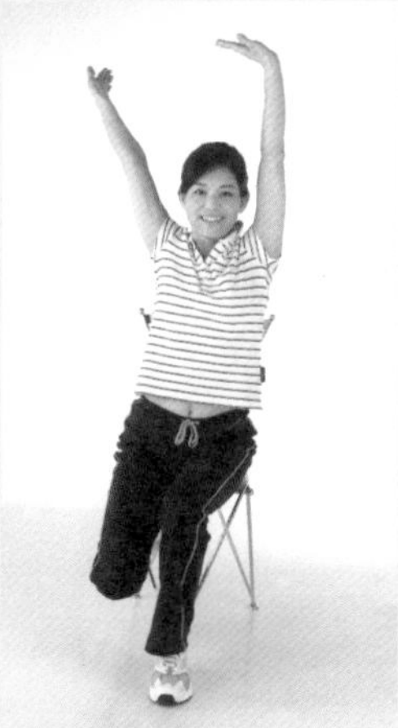

▲ 1-4

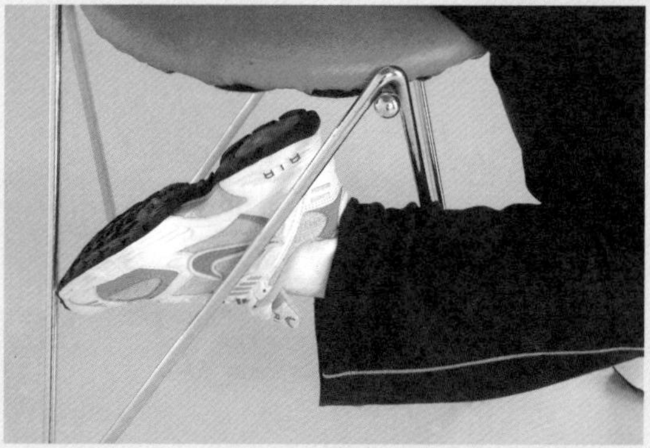

▲ 1-5的特寫（右腳彎曲盡量在後方抬高）

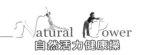

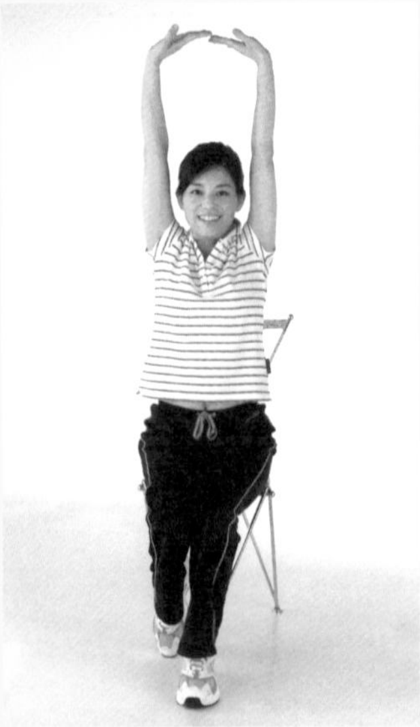

▲ 1-7

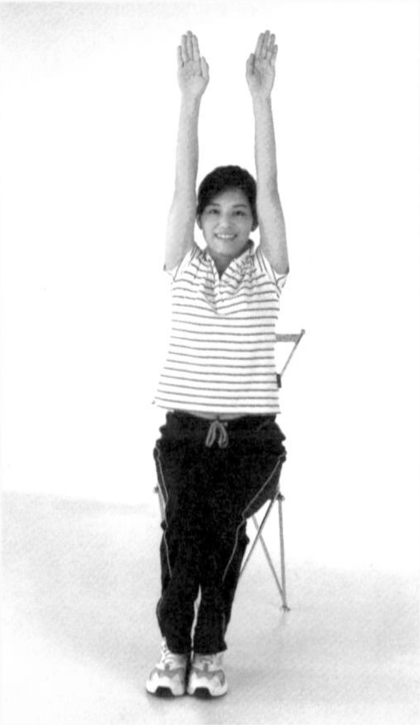

▲ 1-8

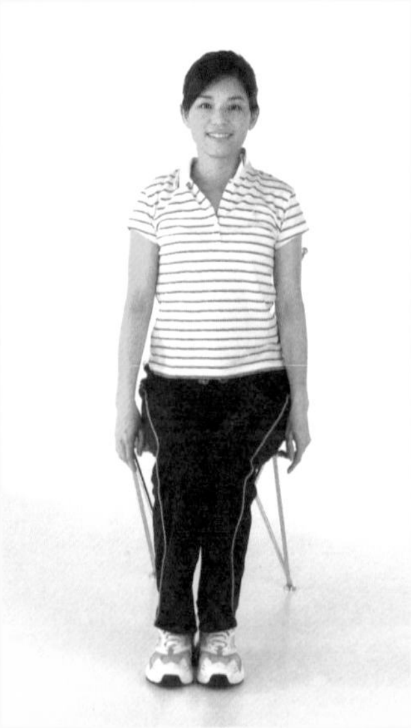

▲ 1-9

（十六）抬

雙人示範：

1. 雙腳合併站立。
2. 右腳向前跨大一步（距離一個肩寬），雙腳內緣成一直線（兩腳伸直非弓箭步）。
3. 雙手伸直大拇指盡量撐開（虎口處）臂膀延伸至正後方。
4. 向前緩慢彎腰延伸脊背（頭抬高向前看）。特寫（正面），特寫（側面）。（圖4-1～4-3）
5. 放下回正，換邊換腳。（圖5-1～5-3）

1

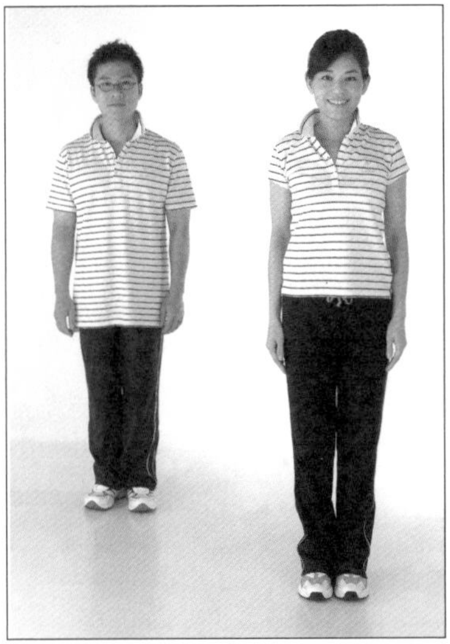

2

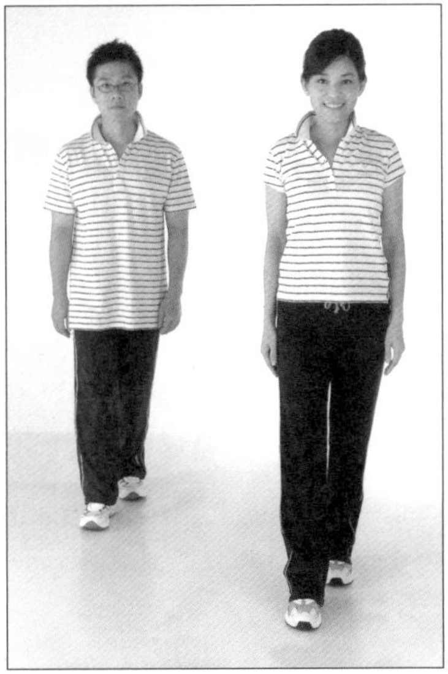

3

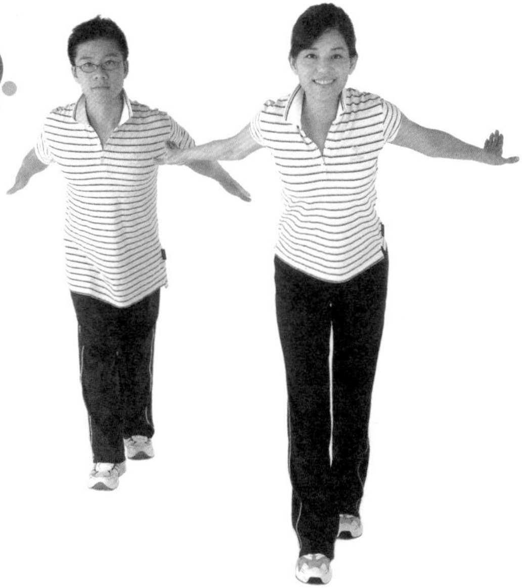

4

4-1 ▶

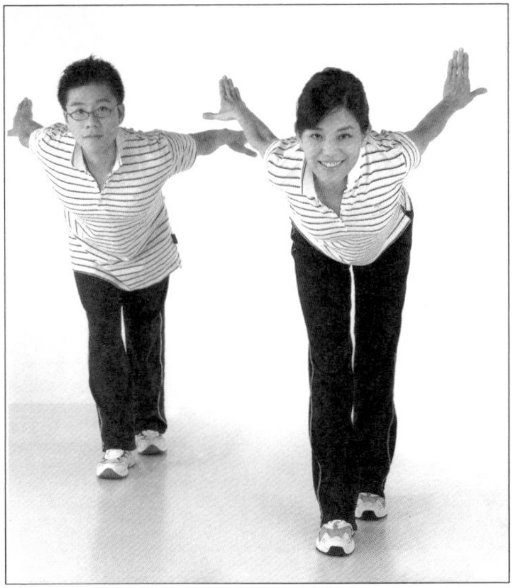

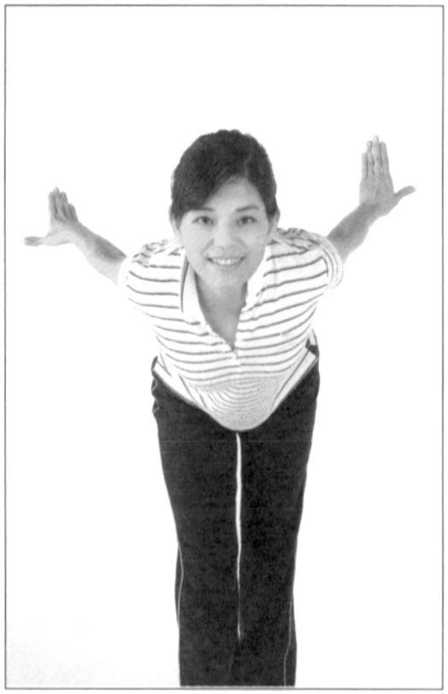
▲ 4-2

5

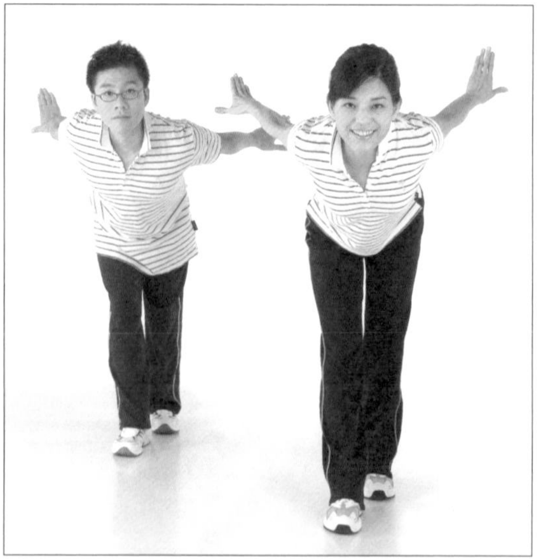
5-1 ▶

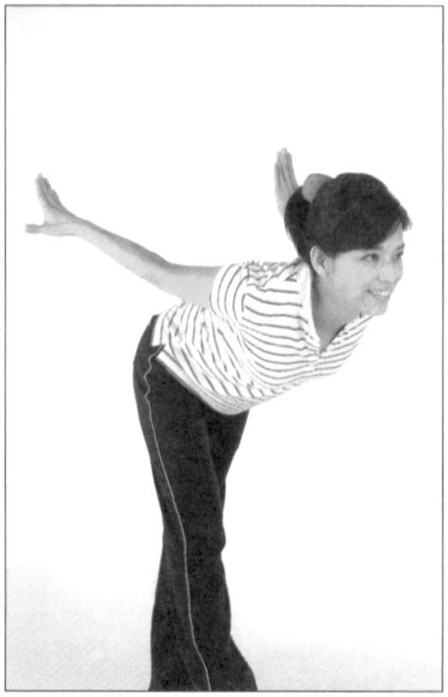
▲ 4-3

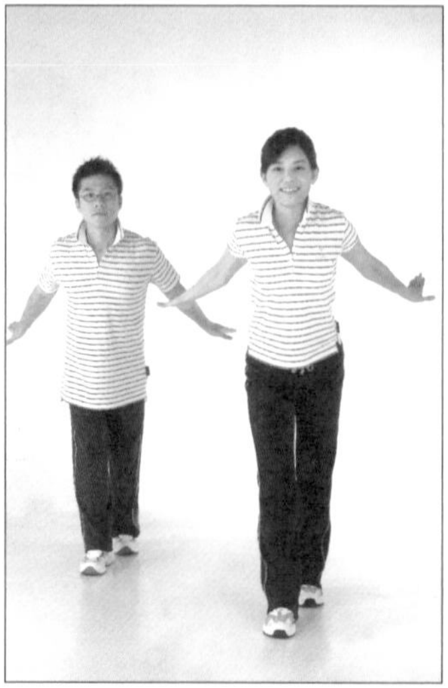
▲ 5-2

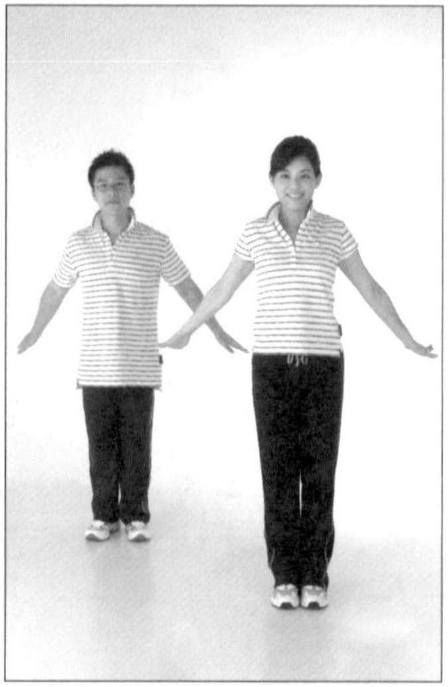
▲ 5-3

(十六) 抬：床的示範（圖1-1～1-10）

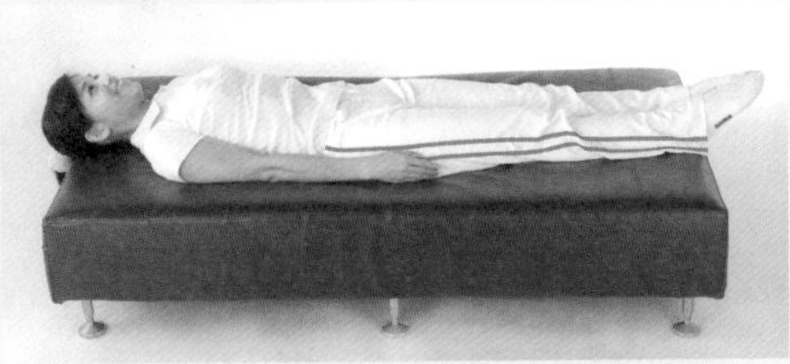

▲ 1-1

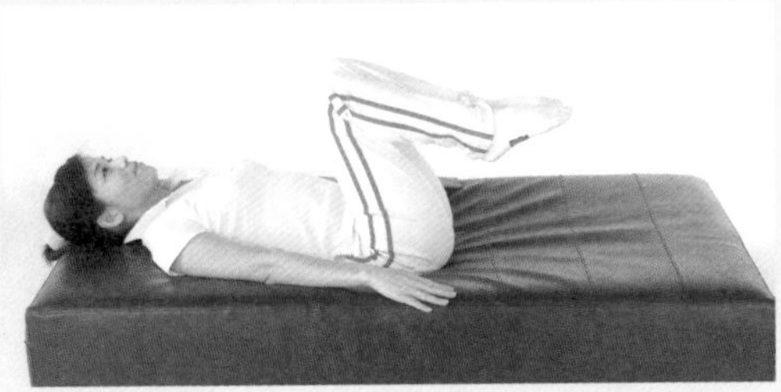

▲ 1-2

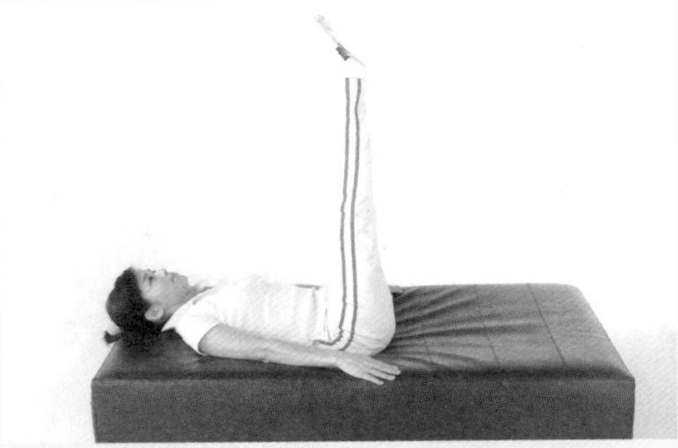

▲ 1-3

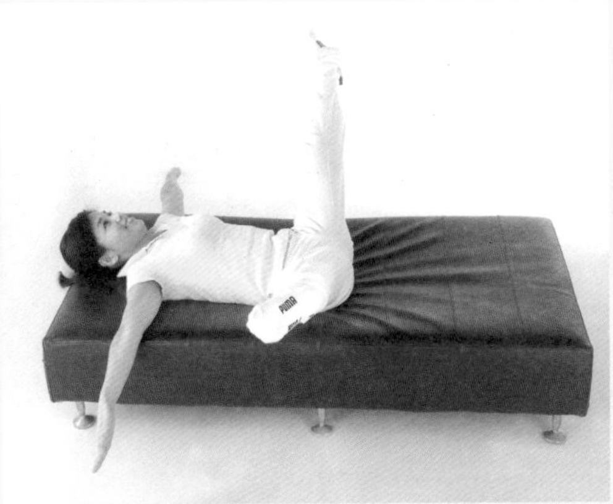

▲ 1-4

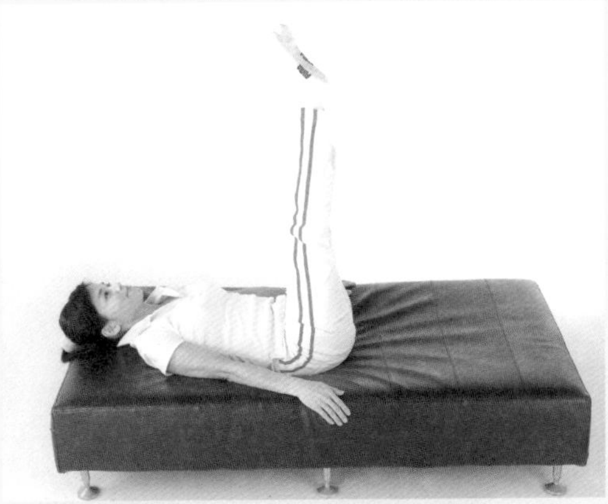

▲ 1-5

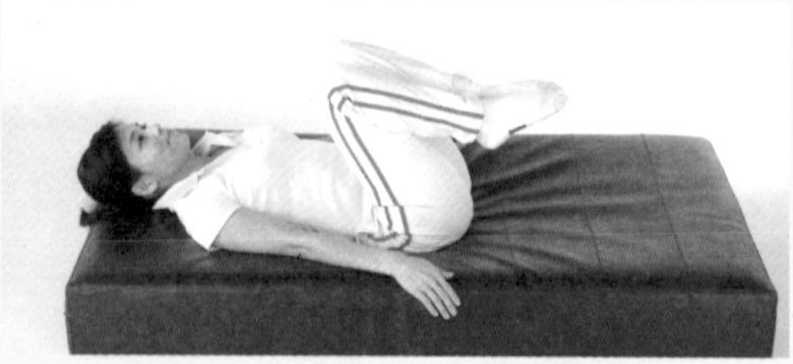

▲ 1-6

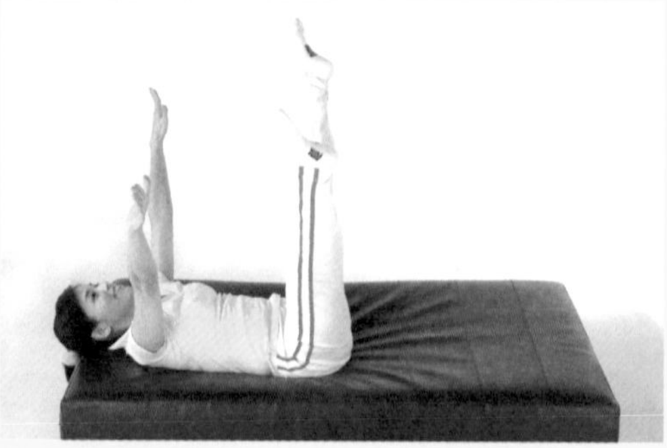

▲ 1-7

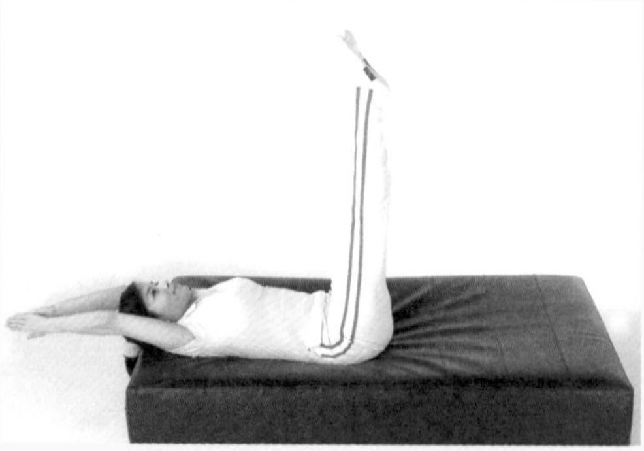

▲ 1-8

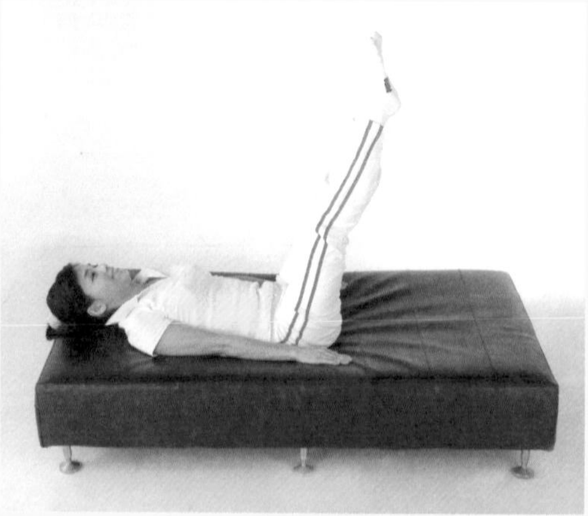

▲ 1-9

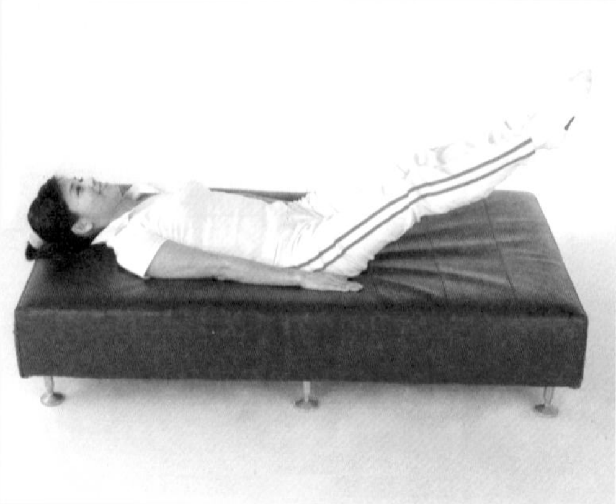

▲ 1-10

（十七）壓

雙人示範：

1. 雙腳合併站立。
2. 站立著，右腳緩緩下沈（蹲）。
3. 左腳伸直慢慢向左方伸出。
4. 左腳掌要盡量踩滿貼地，特寫。（圖4-1～4-2）
5. 右腳跟抬起與右臀貼近（雙膝皆朝正前方），雙手同時握拳（拳眼朝前），特寫。（圖5-1～5-2）
6. 雙手握拳在頭頂正上方（手臂要伸直）。
7. 眼睛正視前方或向左看。
8. 收腳回正。
9. 雙手手心朝下。
10. 起身回正。
11. 換邊換腳。

1

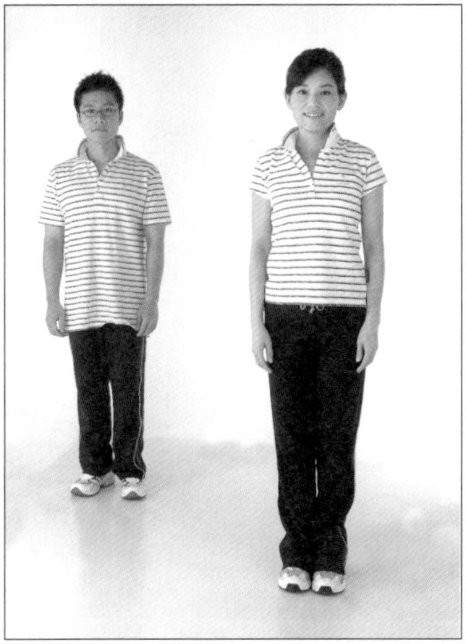

2

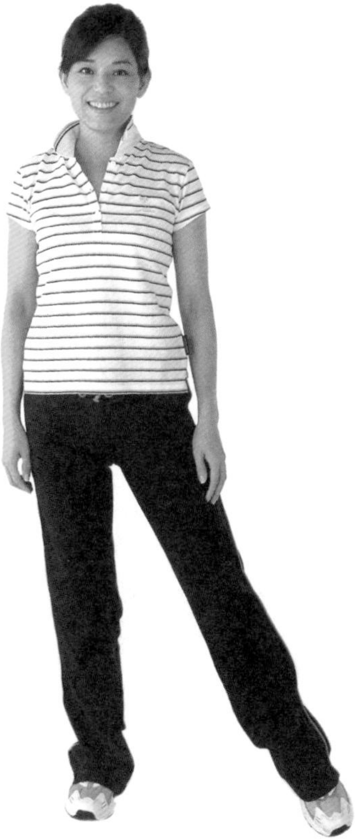

3

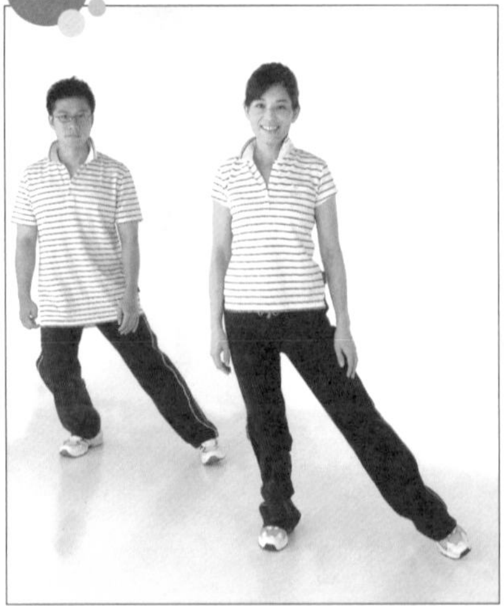

5

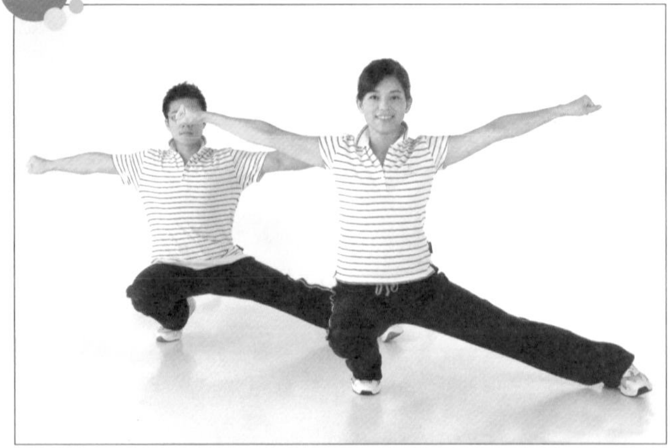

▲ 5-1

4

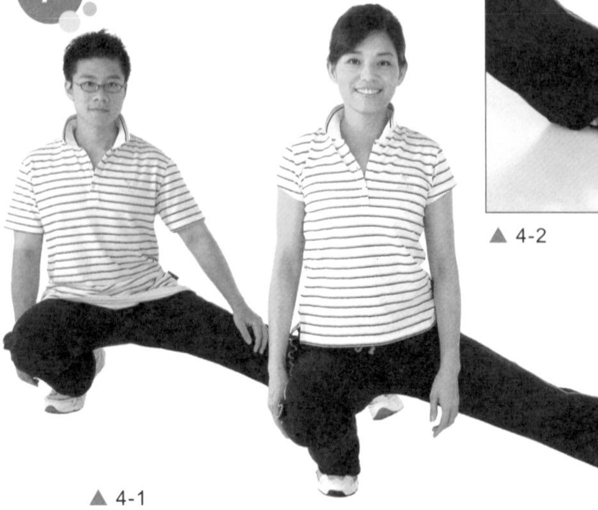

▲ 4-1

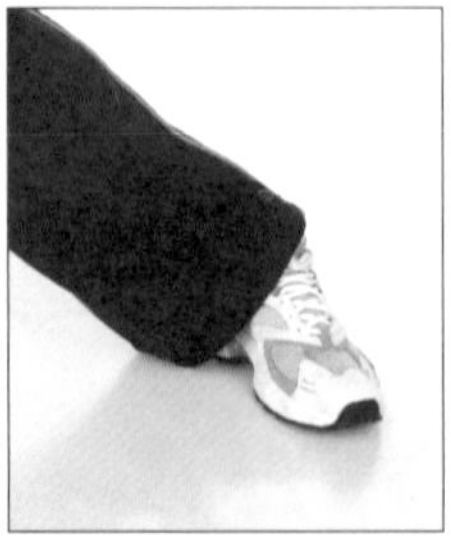

▲ 4-2

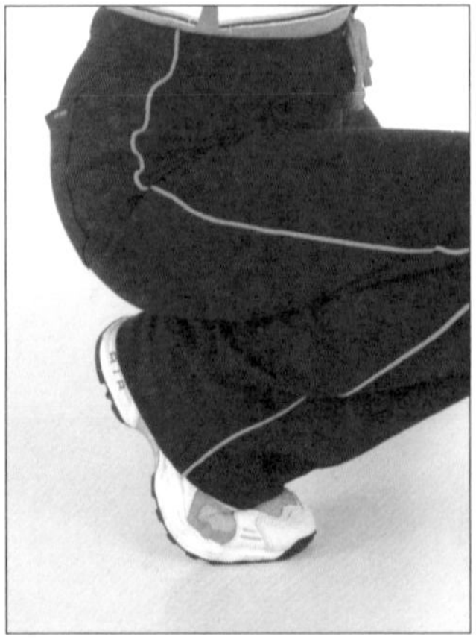

▲ 5-2

6

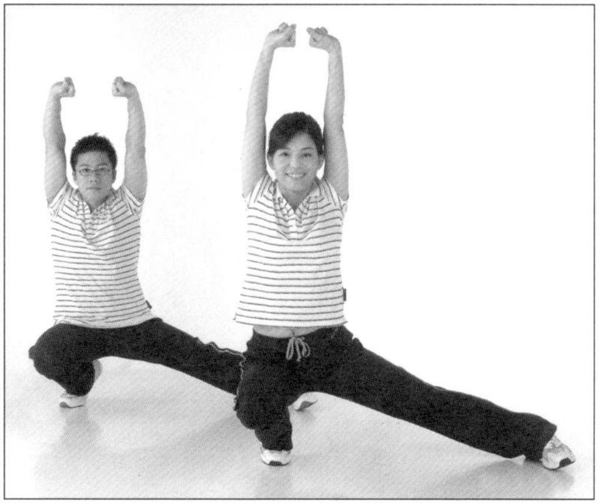

7

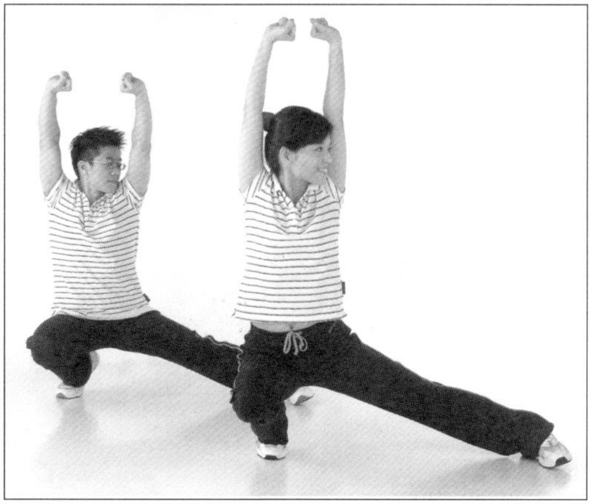

8

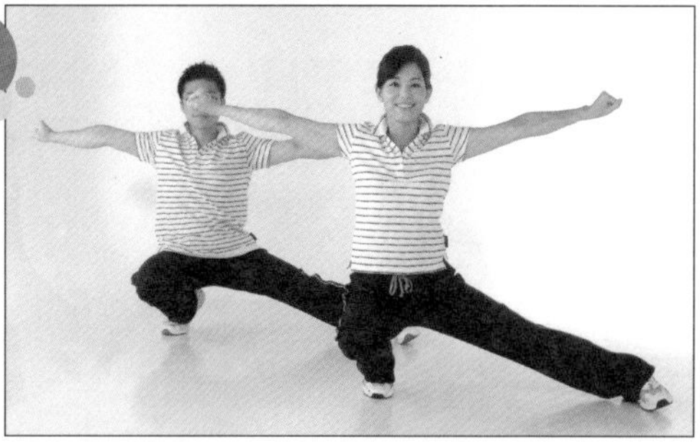

9

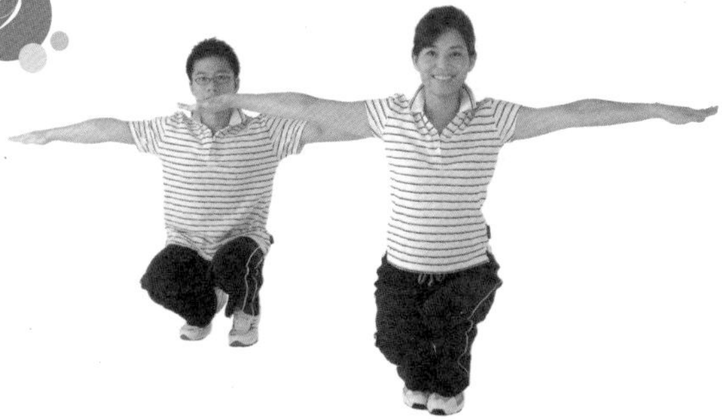

10

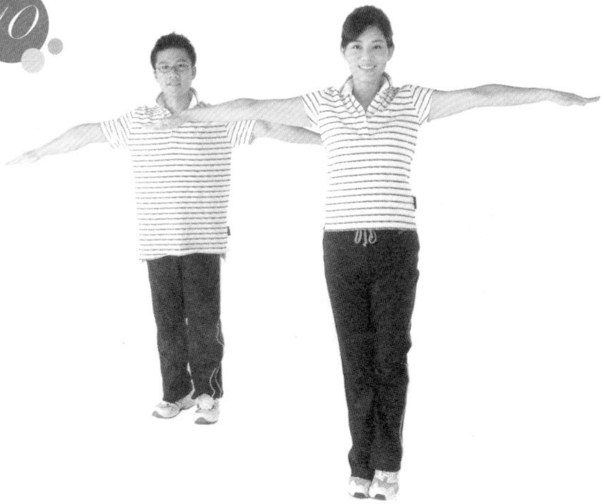

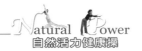

(十七) 壓：椅子示範（圖1-1～1-8）

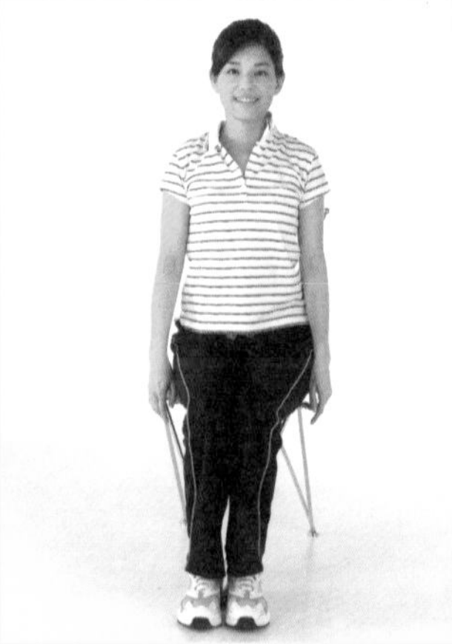

▲ 1-1

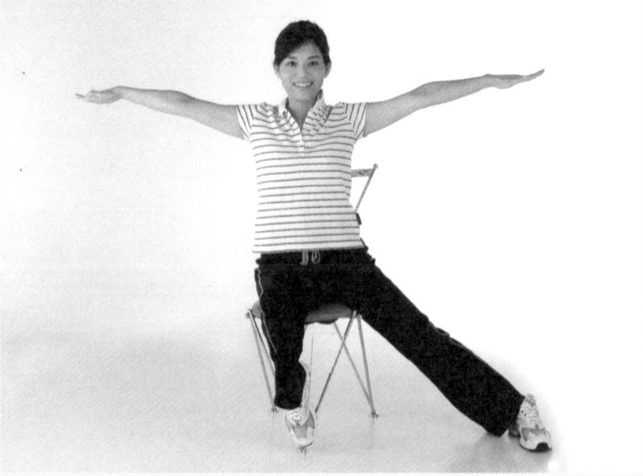

▲ 1-3

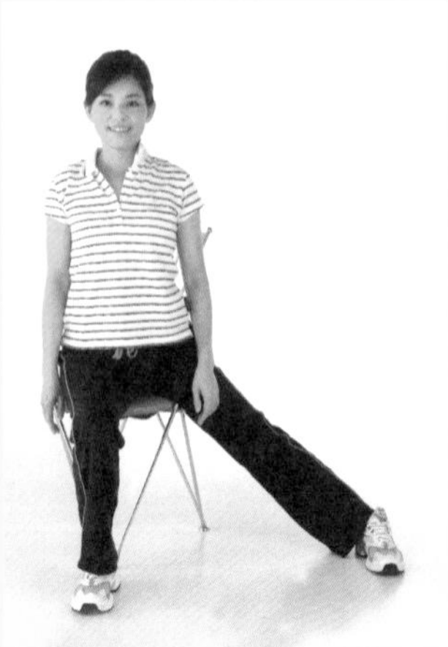

▲ 1-2

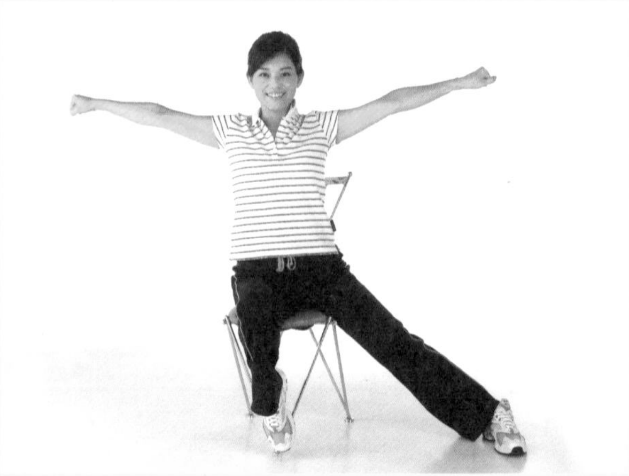

▲ 1-4

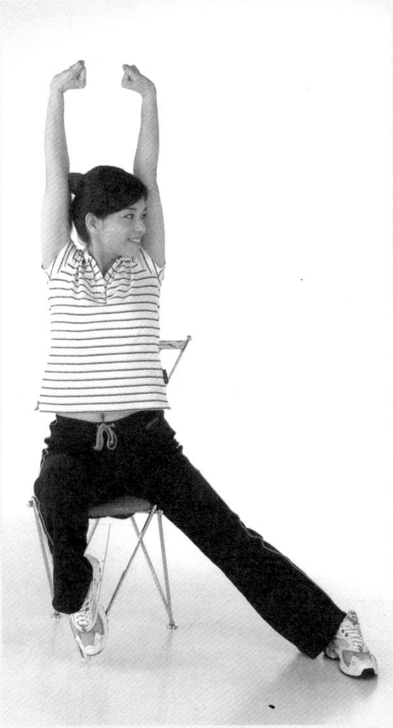

▲ 1-5

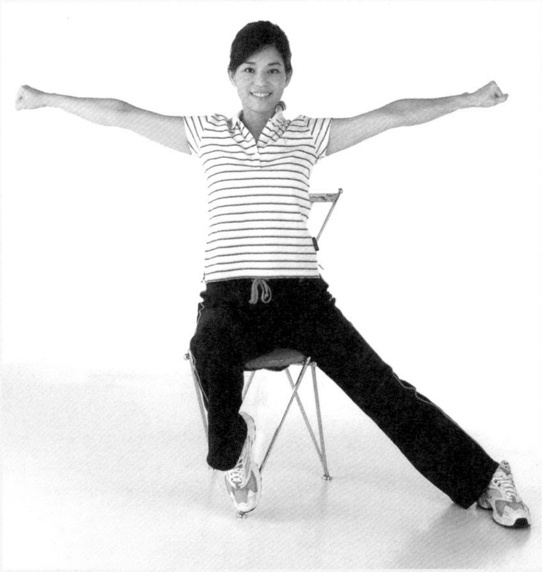

1-6 ▶

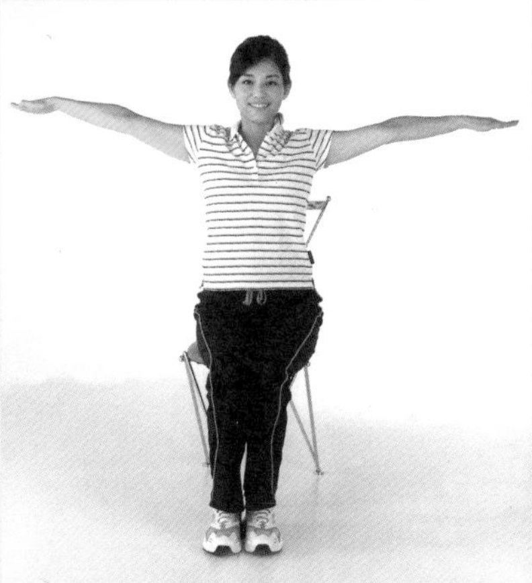

▲ 1-7

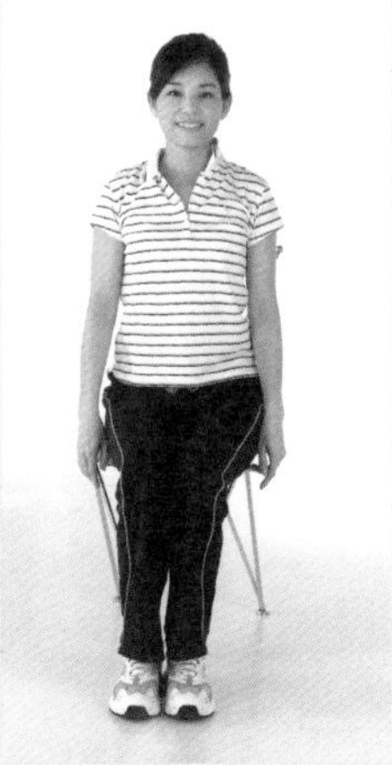

▲ 1-8

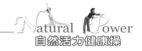

（十八）甩

雙人示範：

1. 雙腳分開站立。
2. 右腳置於左腳後方（交叉站立、縮腹提臀）。
3. 右手肘彎曲握拳置於鼻子中間線，肘臂垂直抬高（拳眼朝臉，距離約10公分）。
4. 左手握拳置於胸前（拳眼朝前），兩手相距一個拳頭。
5. 頭向上迎頸抬高，特寫。（圖5-1～5-2）
6. 回正，換邊換腳。（圖6-1～6-3）

2

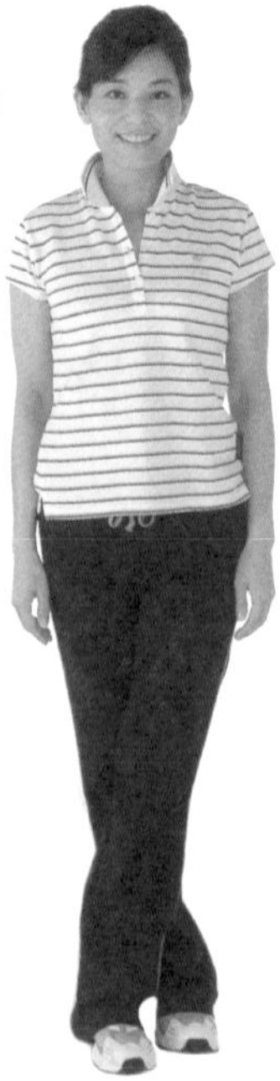

3

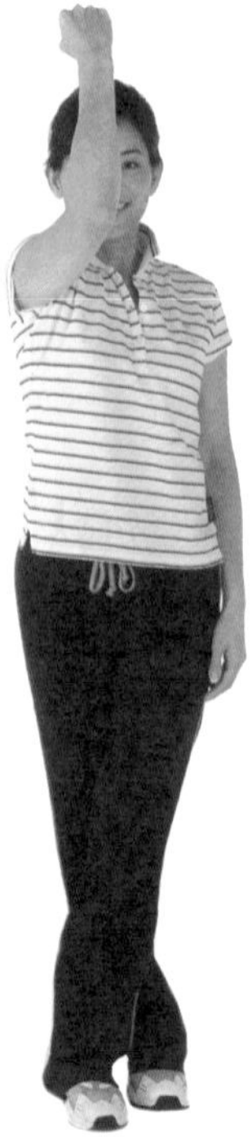

1

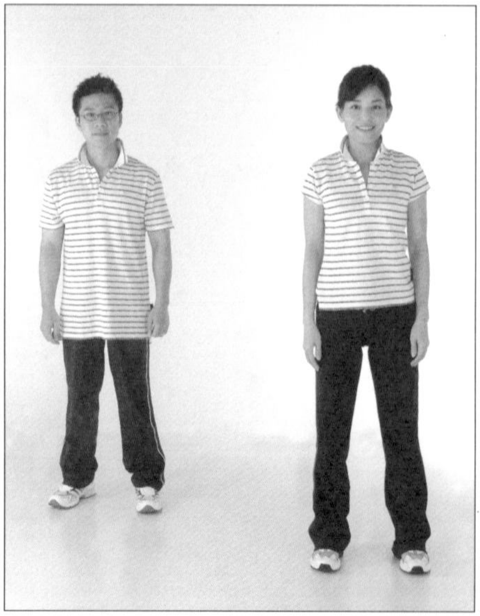

4

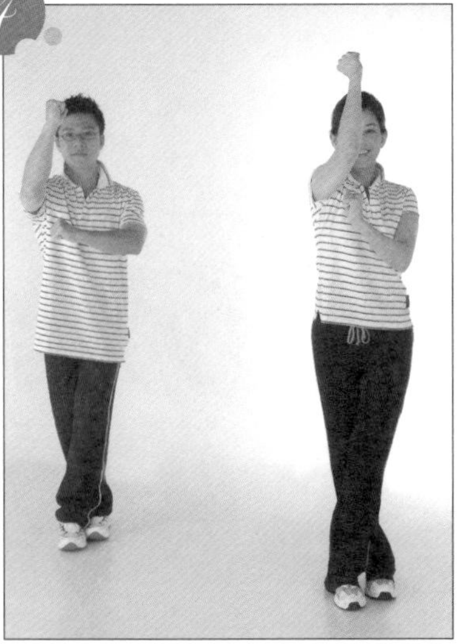

5

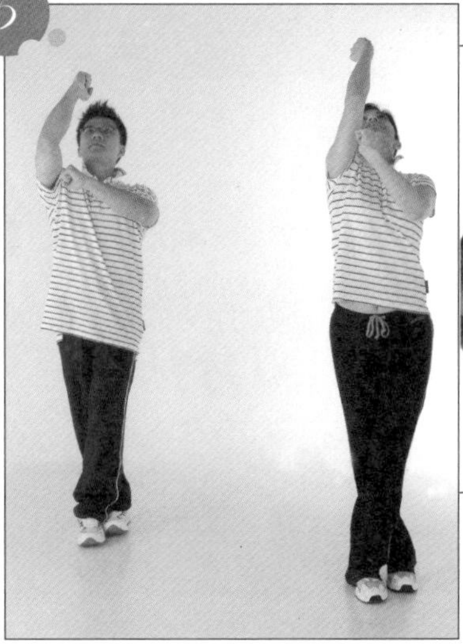

◀ 5-1

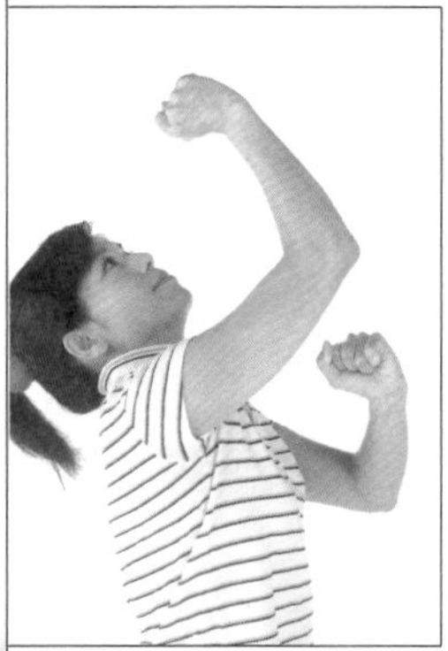

▲ 5-2

6

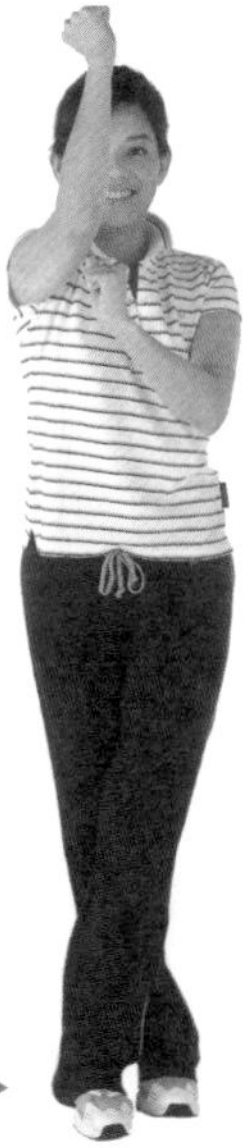

6-1 ▶

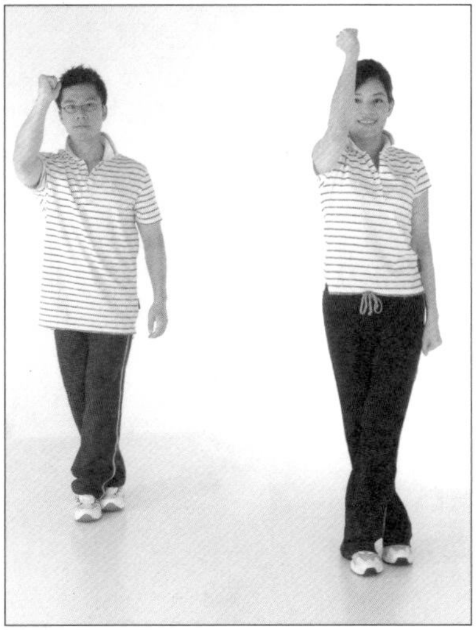

▲ 6-2

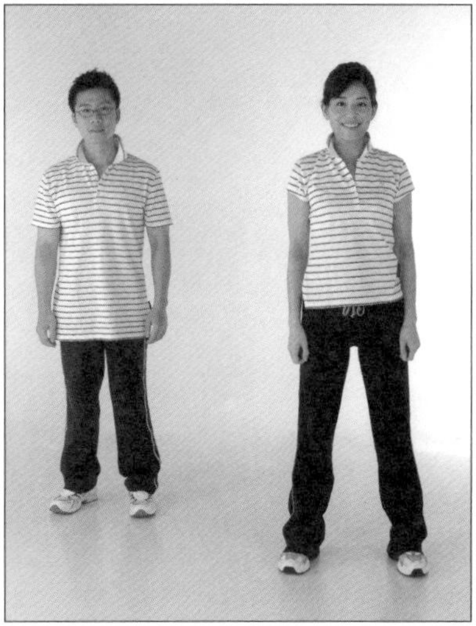

▲ 6-3

(十八) 甩：床的示範（圖1-1～1-5）

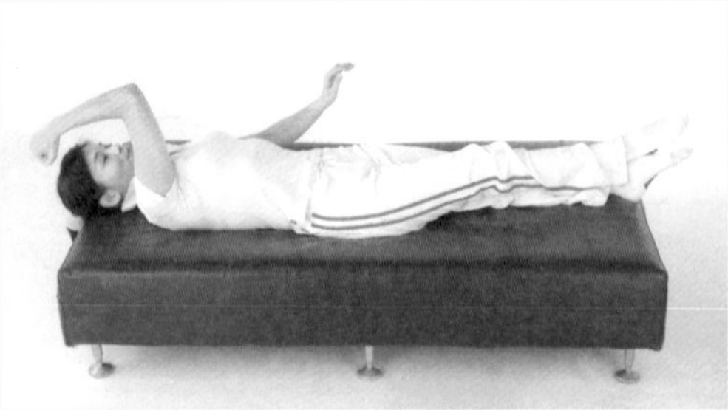

▲ 1-1

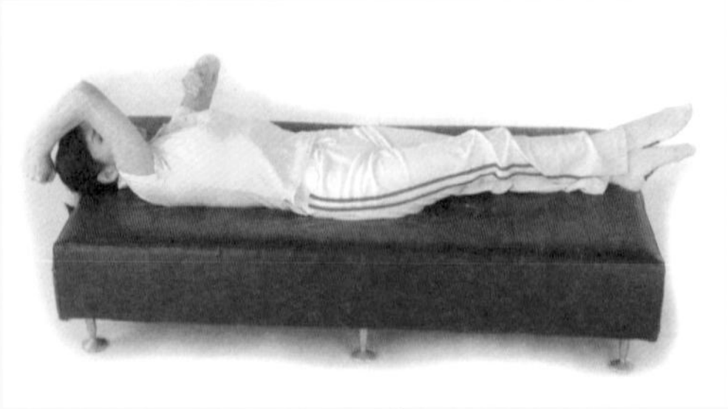

▲ 1-2

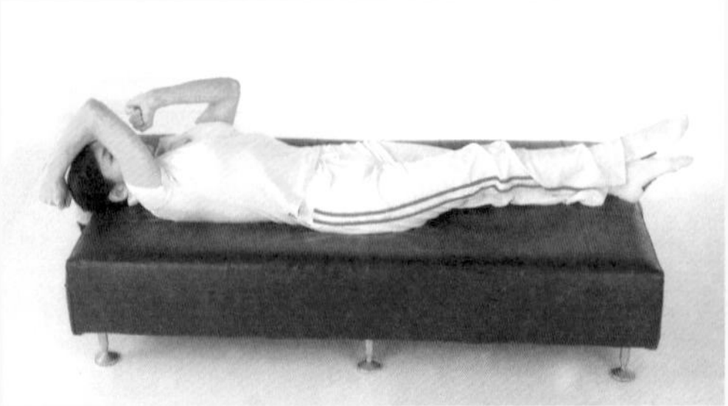

▲ 1-3

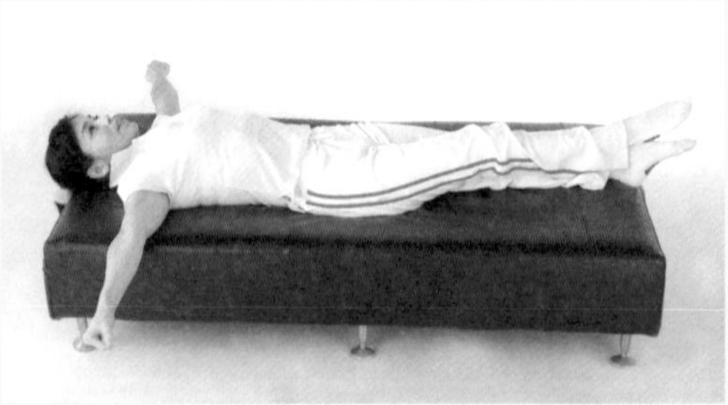

▲ 1-4

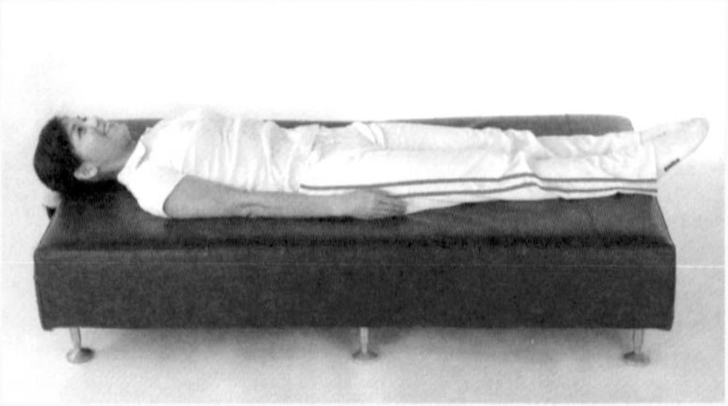

▲ 1-5

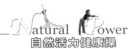

（十九）抓

雙人示範：

1. 兩腳分開站立（距離與肩同寬）。
2. 雙手肘彎曲，雙手十指緊貼後腦勺。
3. 手掌心貼住耳朵。
4. 雙手肘向中間靠近（肘眼朝前）。
5. 緩緩向前彎腰。
6. 將手肘碰觸膝蓋（調氣、調身），特寫。（圖6-1～6-2）
7. 雙手肘用力向外撐開極限，特寫。（圖7-1～7-2）
8. 將身軀慢慢抬起（利用雙手肘力量帶動身體）。
9. 頭盡可能抬高看遠方。
10. 回正。（圖10-1～10-2）

1

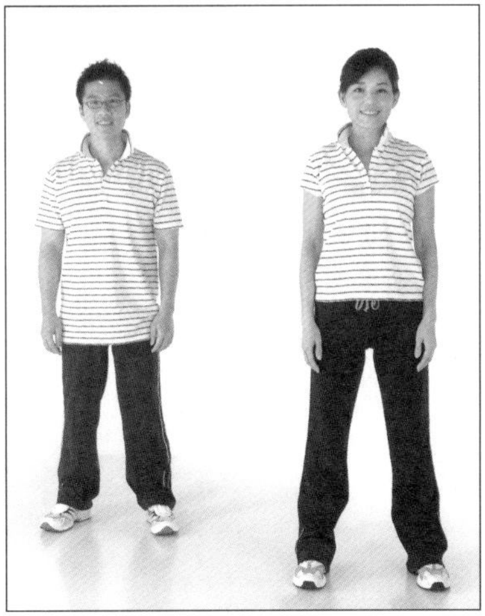

2

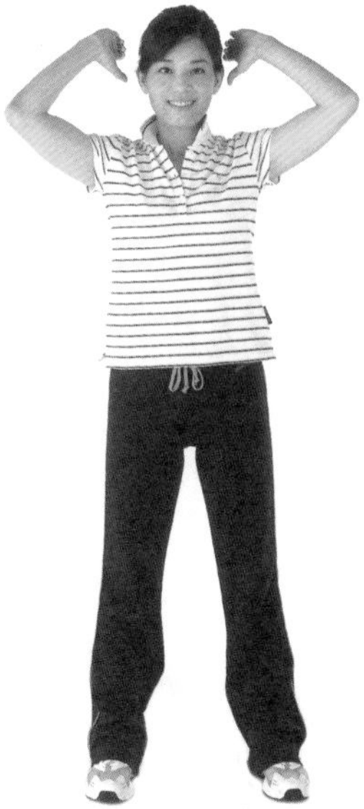

3

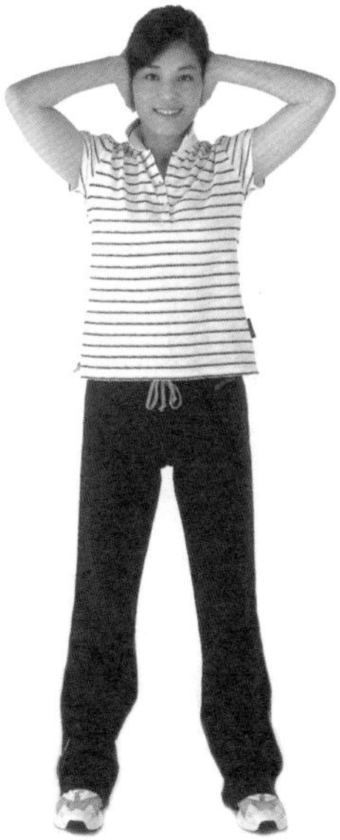

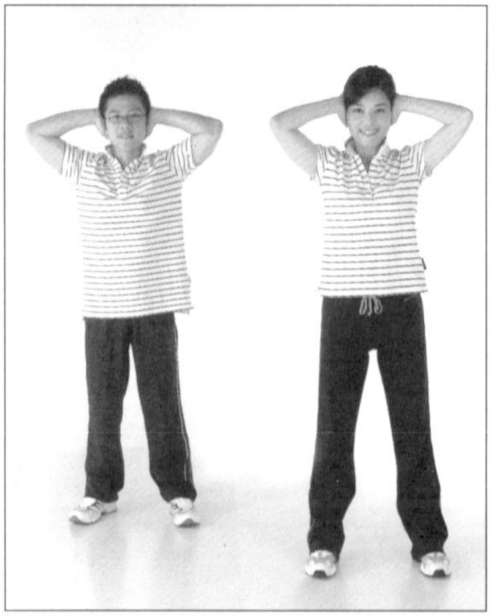

▲ 3-2

4

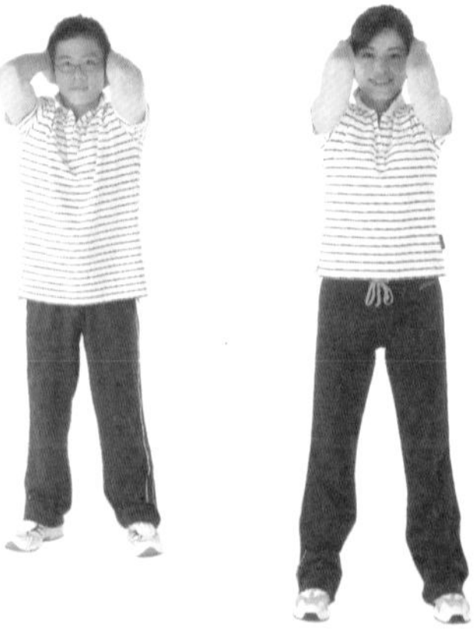

5

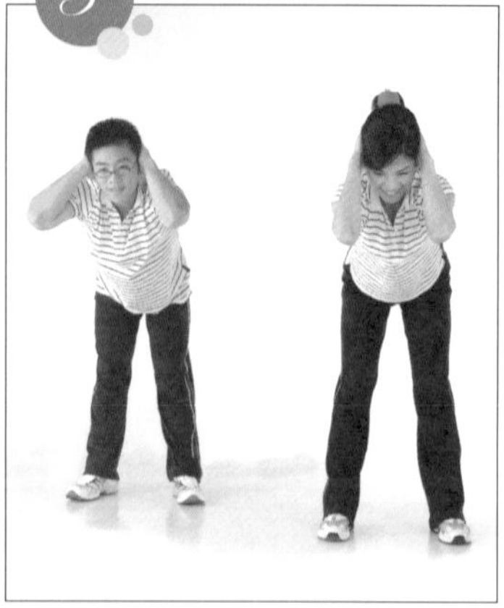

6

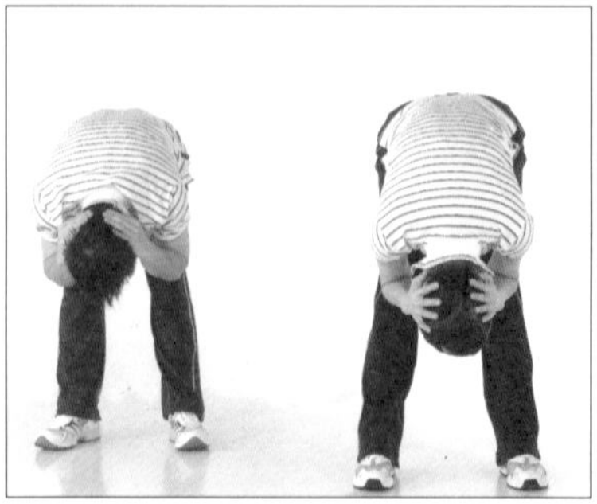

▲ 6-1

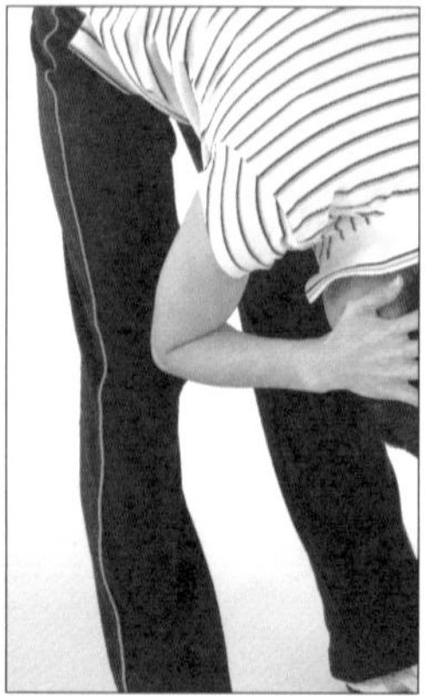

▲ 6-2

7

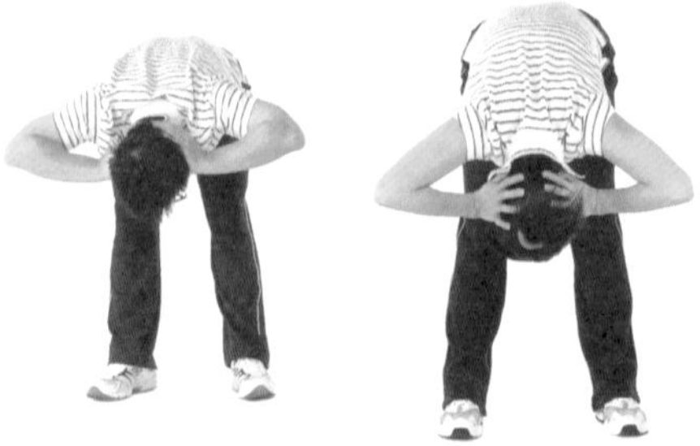

▲ 7-1

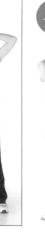

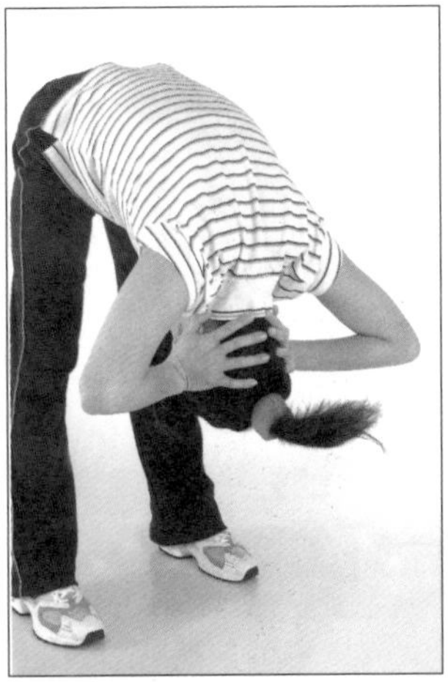

▲ 7-2

8

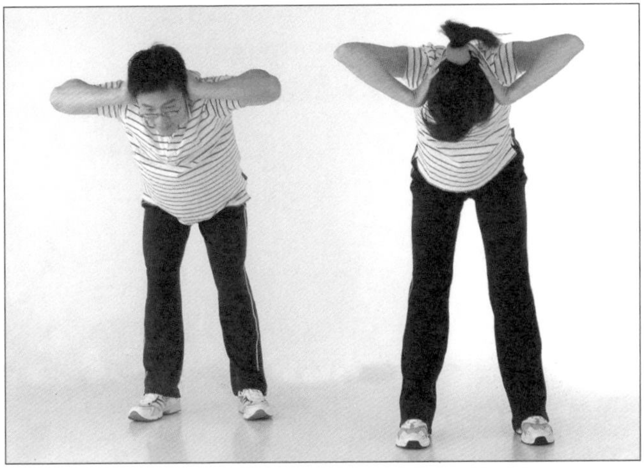

9

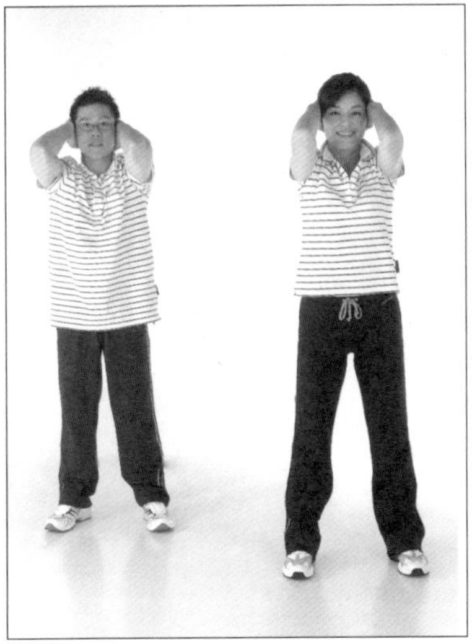

10

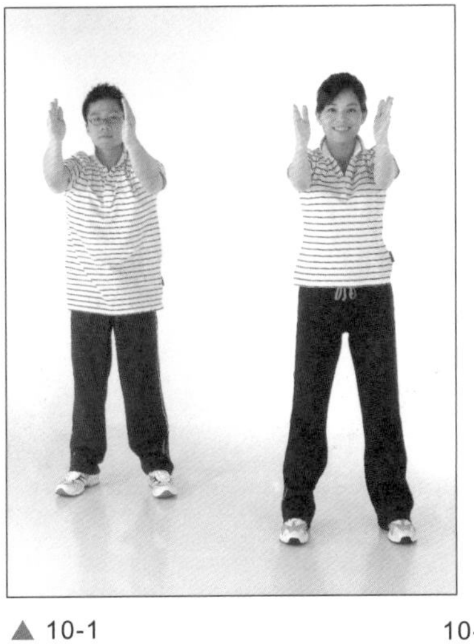

▲ 10-1

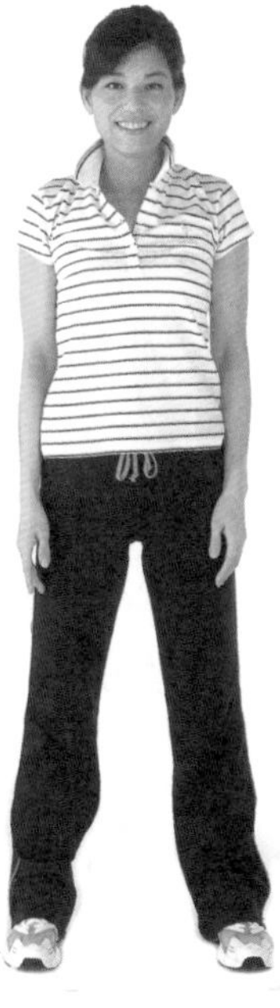

10-2 ▶

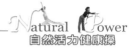

(十九) 抓：椅子示範（圖1-1～1-6）

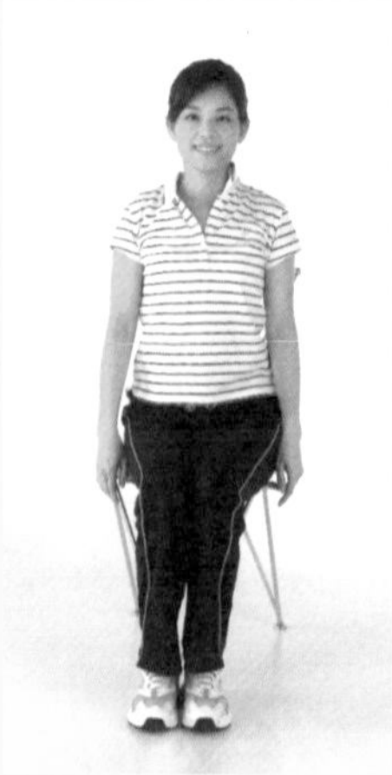

▲ 1-1

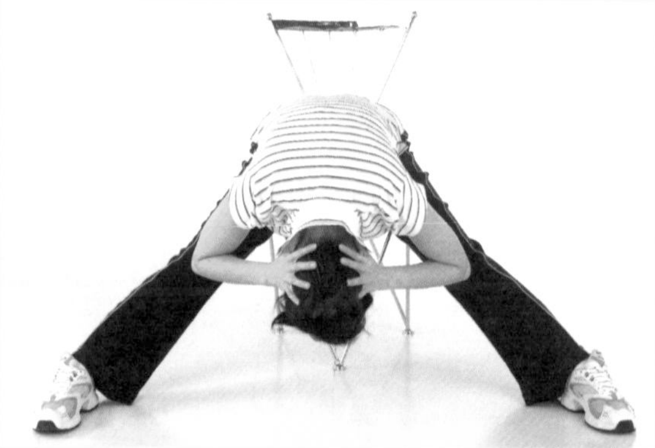

▲ 1-3

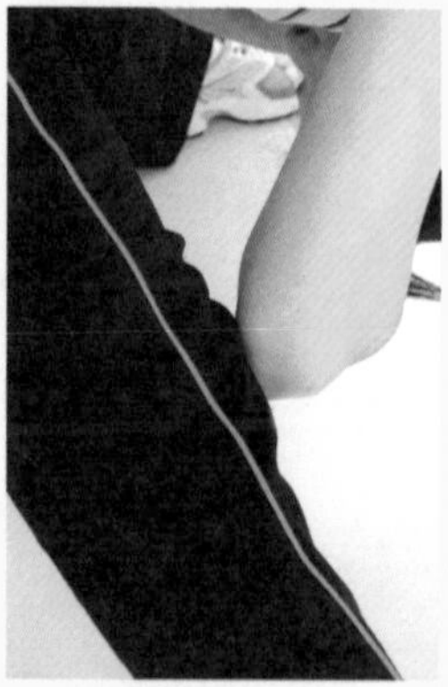

▲ 1-3的特寫

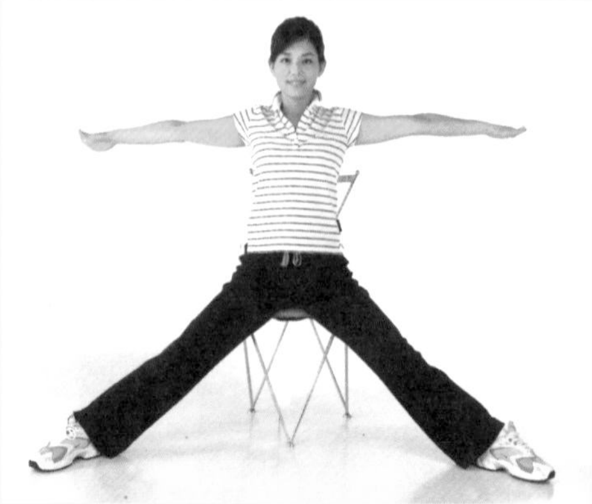

▲ 1-2

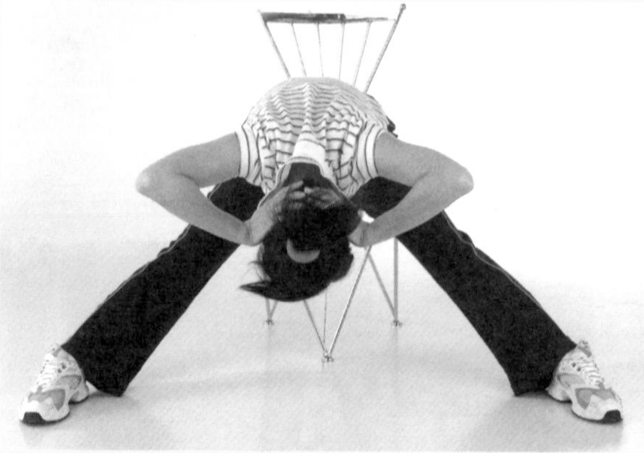

▲ 1-4

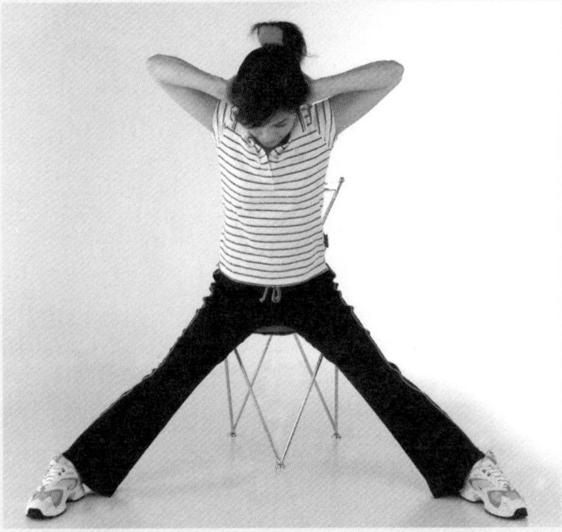

▲ 1-5

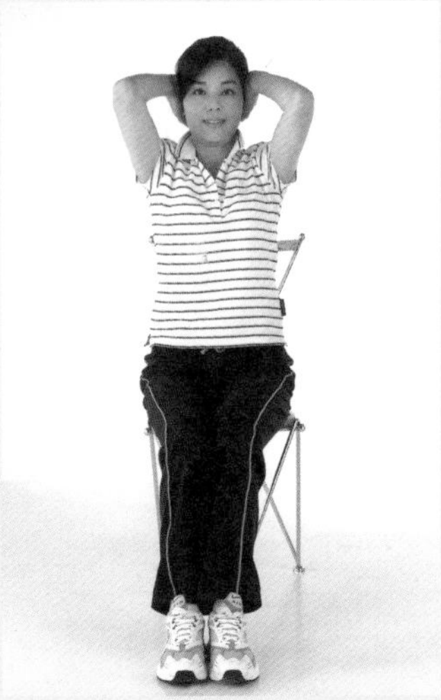

◀ 1-6

（二十）蹼

雙人示範：

1. 兩腳分開站立（距離與肩同寬）。
2. 右腳向前跨一步（成弓箭步，後腳跟不可離地）。
3. 雙手自然垂放兩側。
4. 身體慢慢（溫柔的）彎下腰，雙手掌心完全緊貼地面數秒，特寫。

1

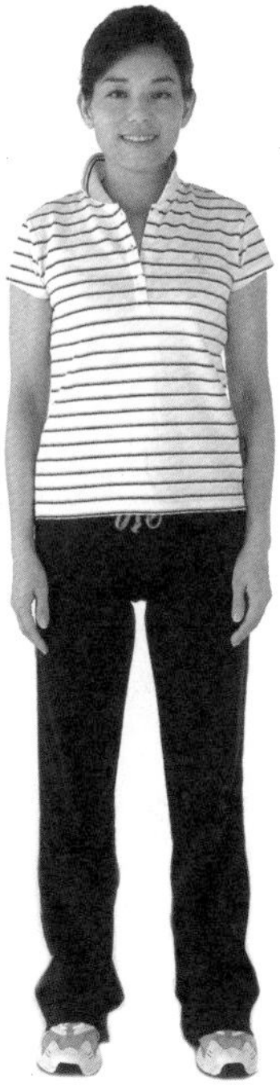

2

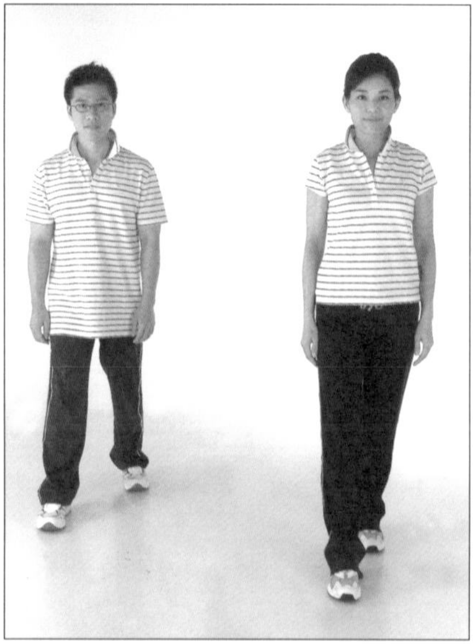

3

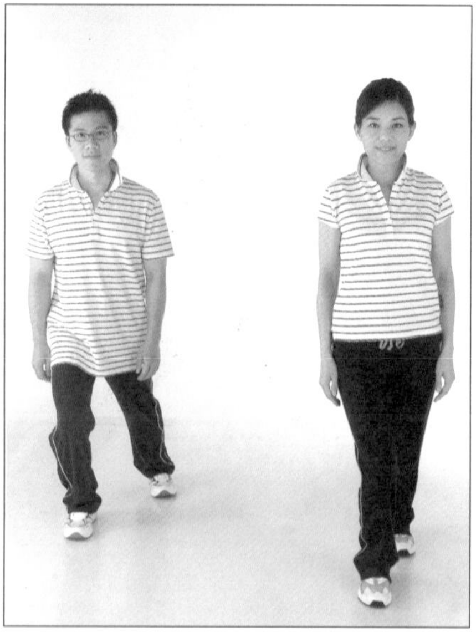

4

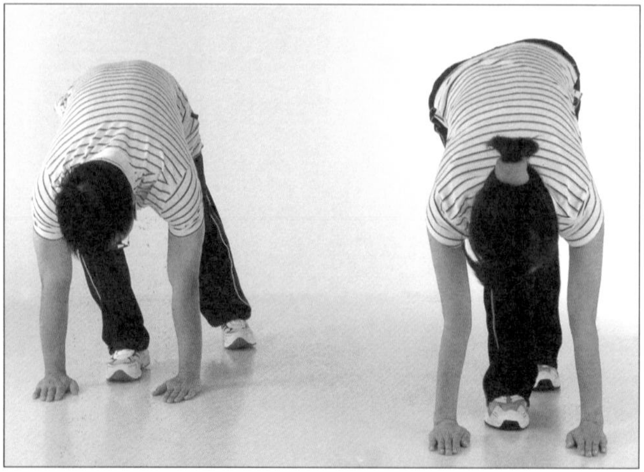

▲ 4-1

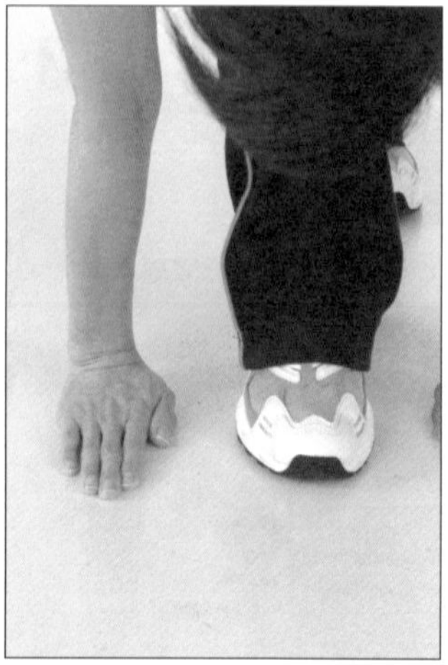

▲ 4-2

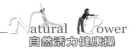

5

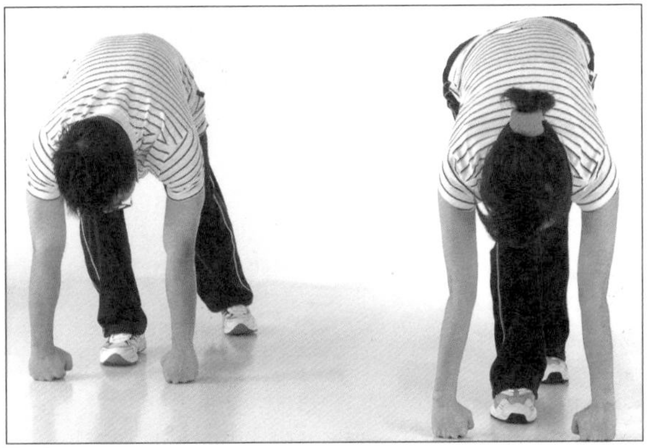

▲ 5-1

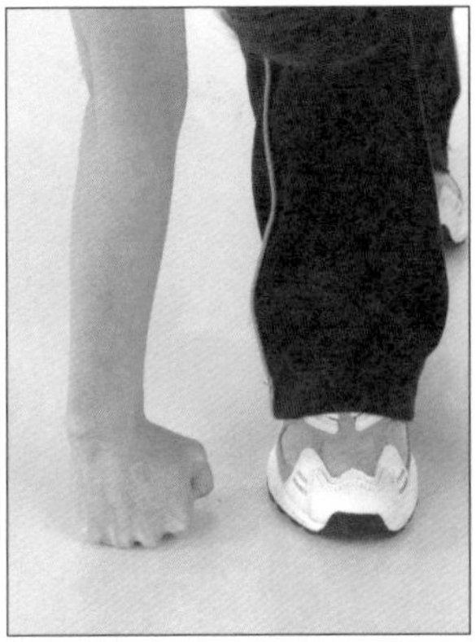

▲ 5-2

5. 雙手握拳（立拳）貼地數秒，特寫。（圖5-1～5-2）
6. 雙手掌轉向後方，十指貼地數秒，特寫。（圖6-1～6-2）
7. 頭抬高向前看。
8. 回正，換腳換邊。

6

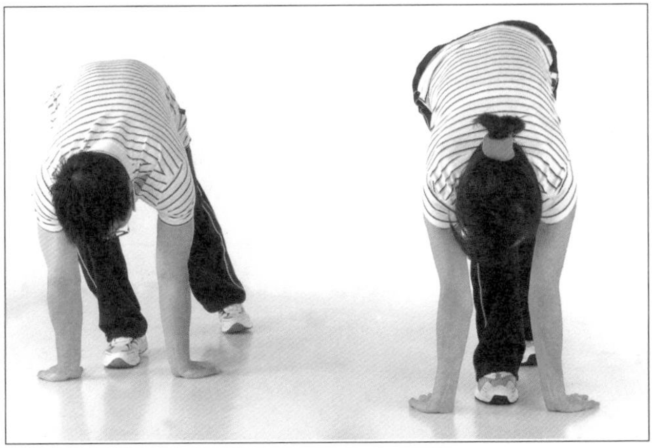

▲ 6-1

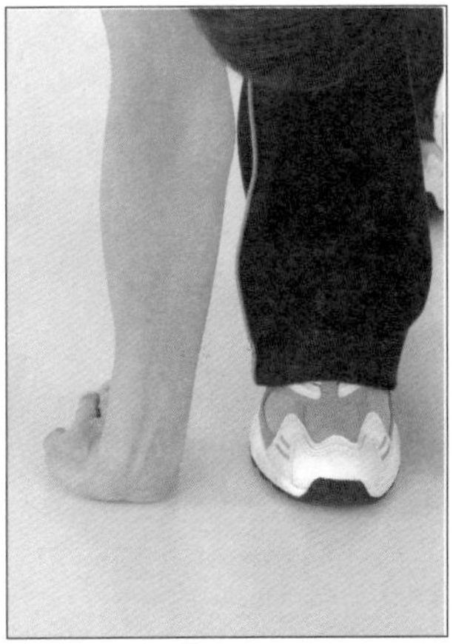

▲ 6-2

7

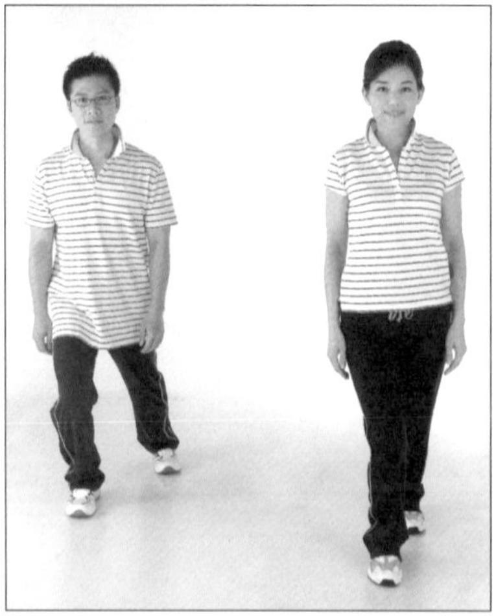

8

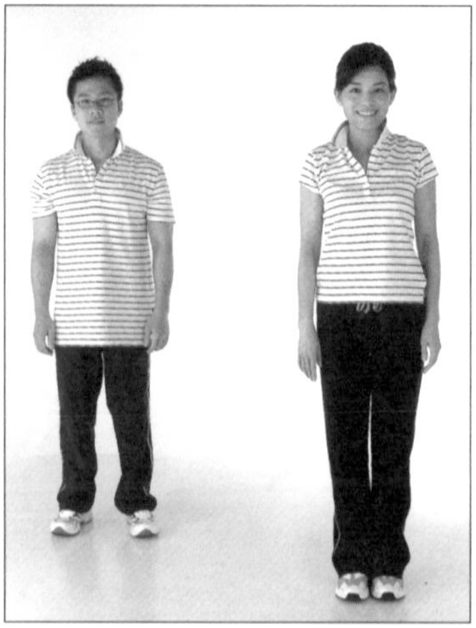

(二十) 蹼：椅子示範（圖1-1～1-7）

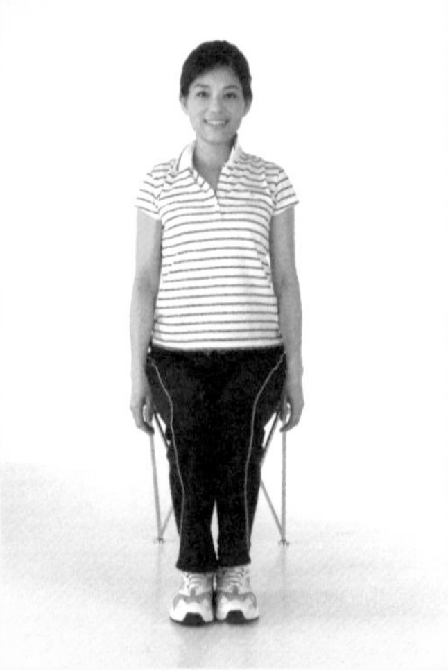

▲ 1-1

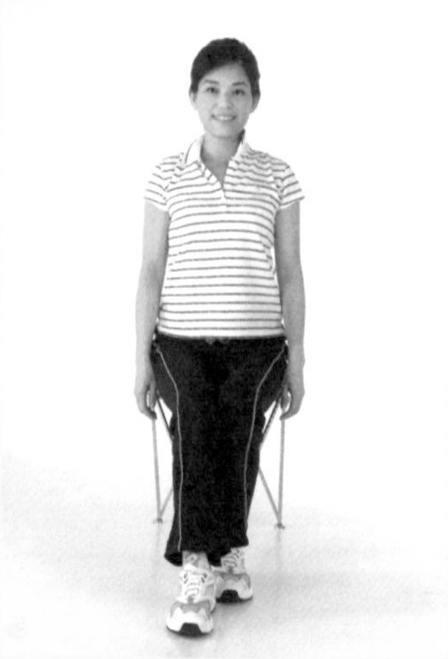

▲ 1-2

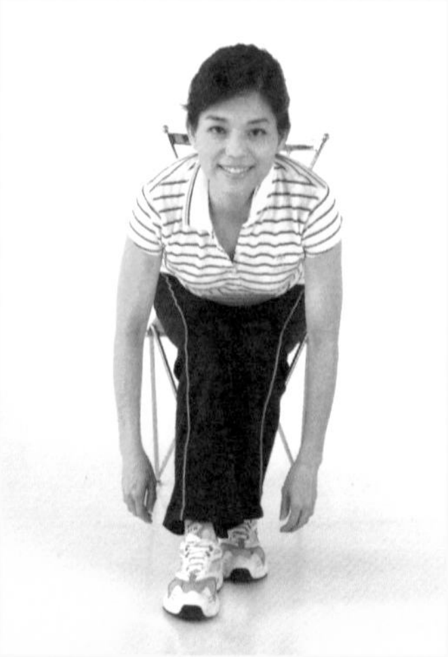

▲ 1-3

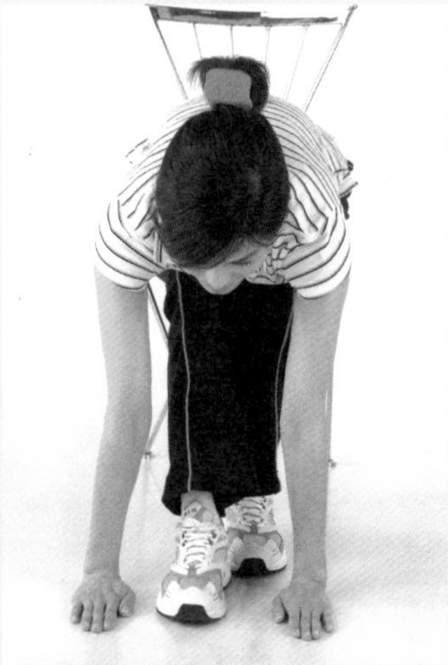
▲ 1-4

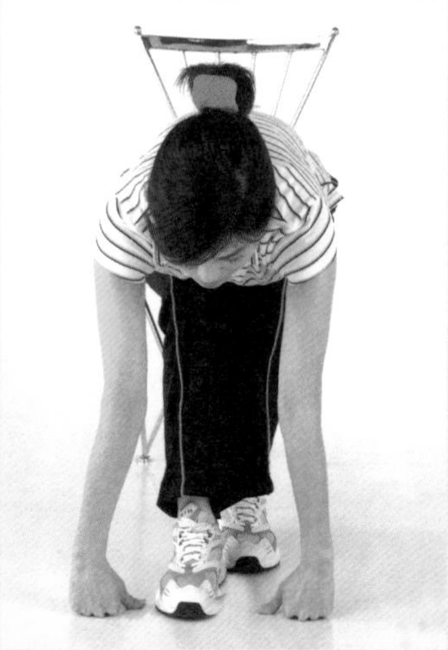
▲ 1-5

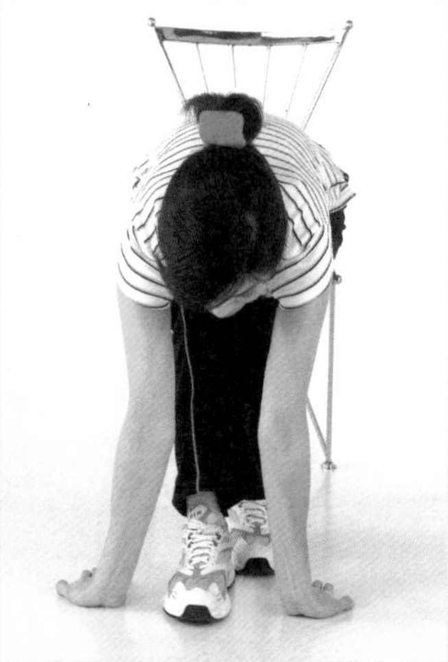
▲ 1-6

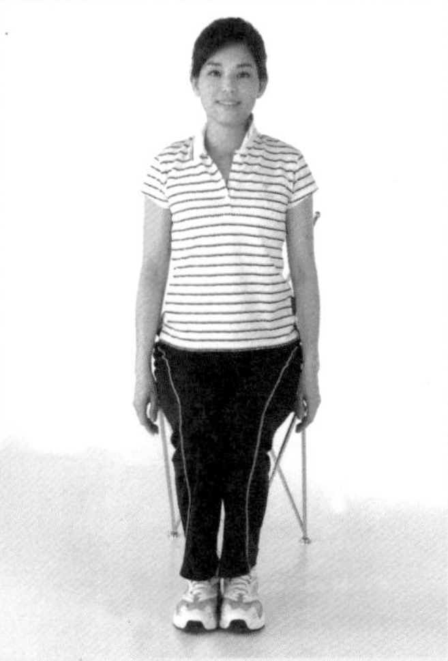
▲ 1-7

（二十一）沈

雙人示範：

1. 兩腳分開站立（距離與肩同寬）。
2. 雙手從外畫圓合十於胸前。（圖2-1～2-3）
3. 雙腳膝蓋同時緩緩靠近合攏。
4. 一瞬間雙手握拳手肘彎曲向左右兩旁撐開（兩手肘與肩成一直線），臀如坐在半空中，調神養氣。
5. 回正。（圖5-1～5-5）

1

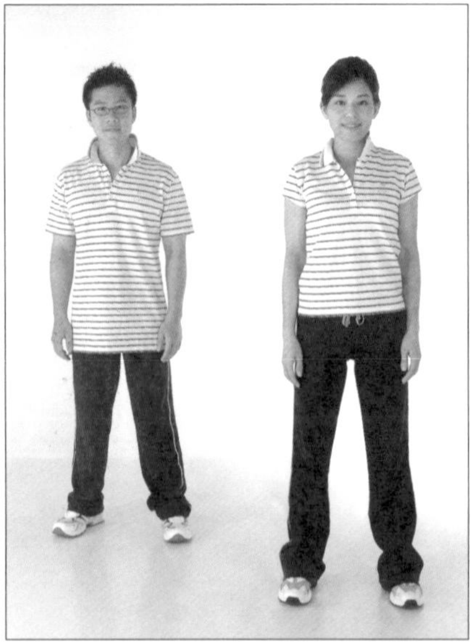

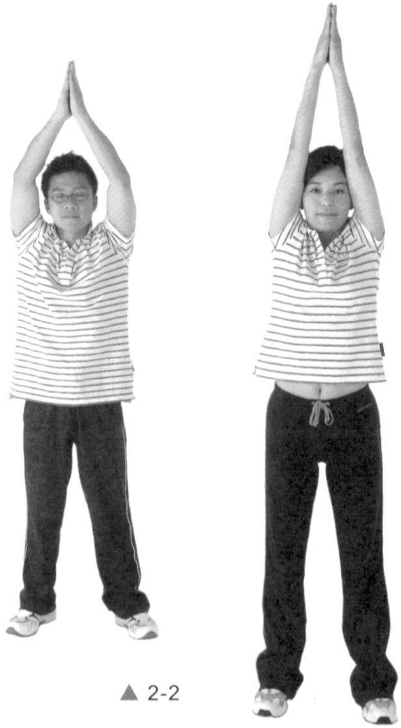

▲ 2-2

2

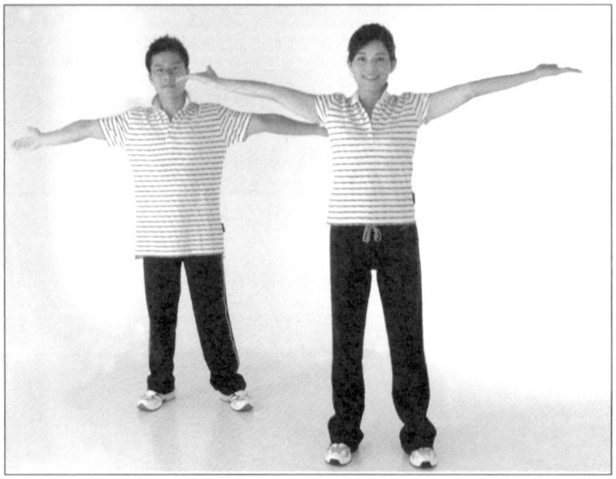

▲ 2-1

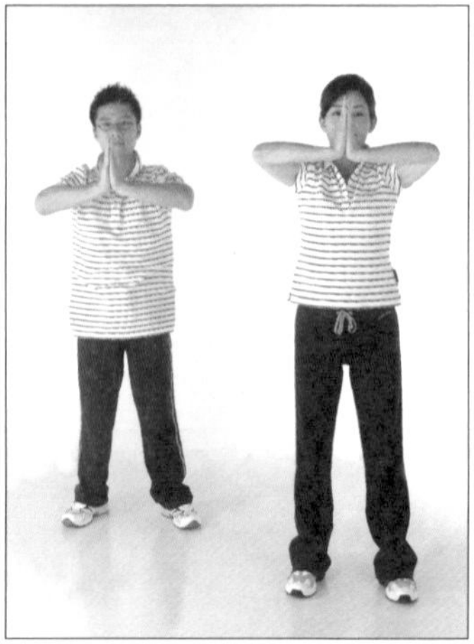

2-3 ▶

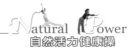

3

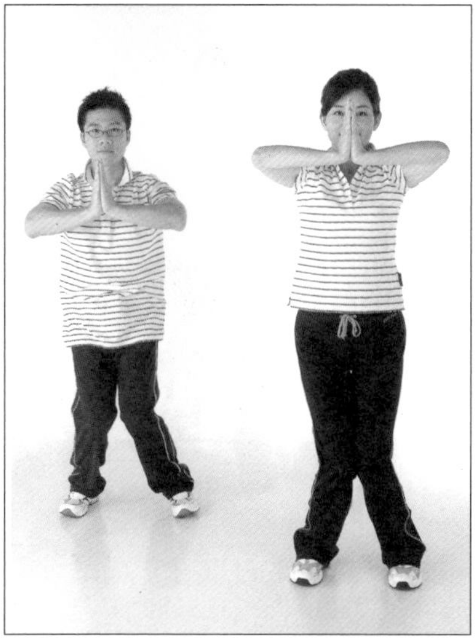

5

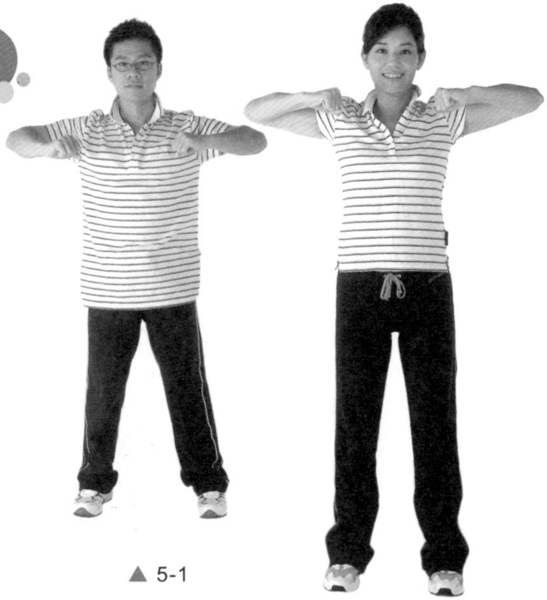

▲ 5-1

4

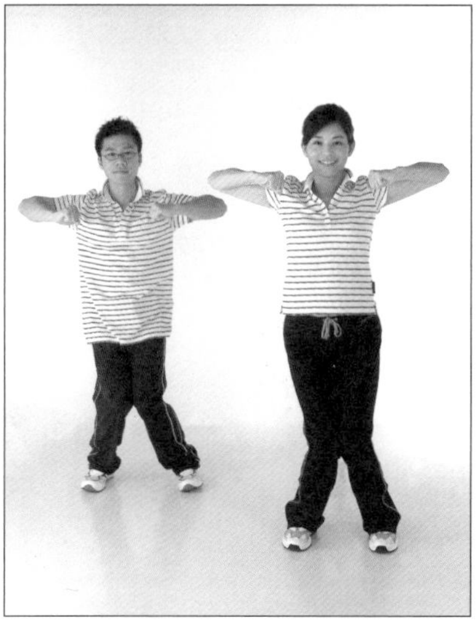

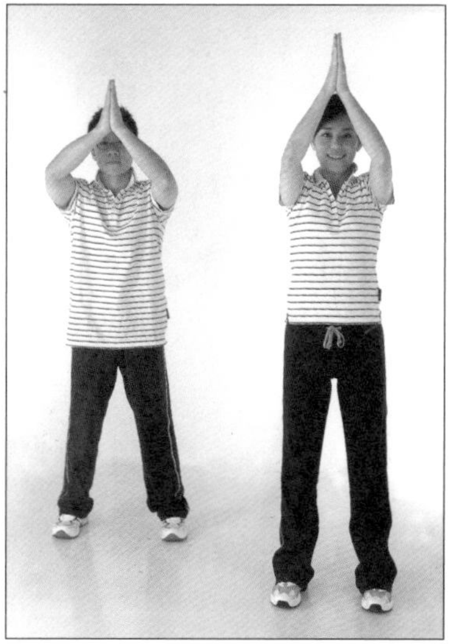

5-2 ▶

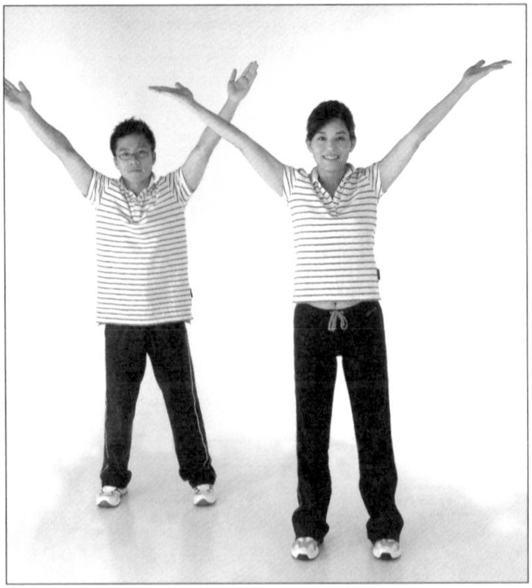
▲ 5-3

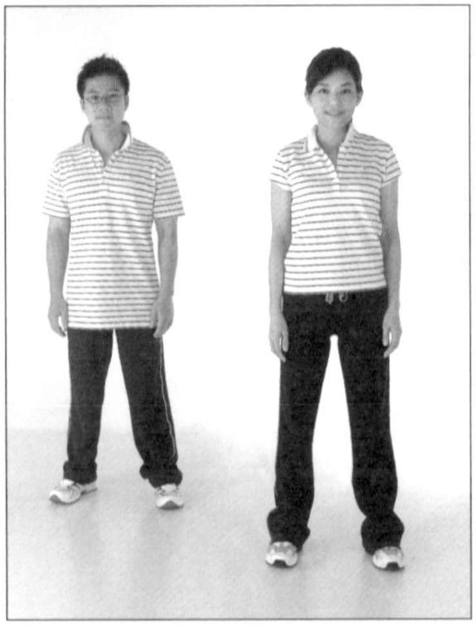
◀ 5-5

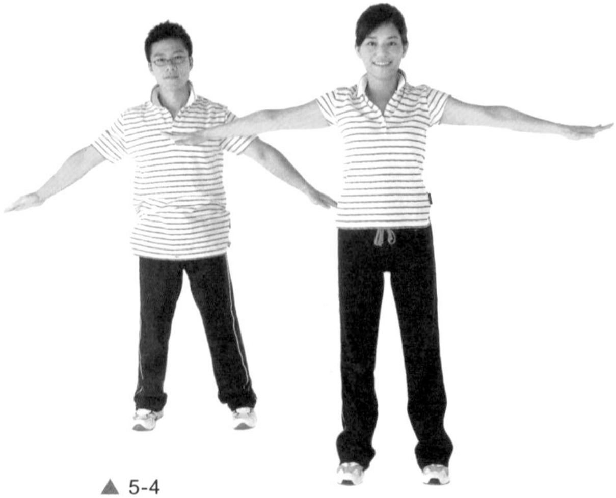
▲ 5-4

(二十一) 沈：椅子示範（圖1-1～1-7）

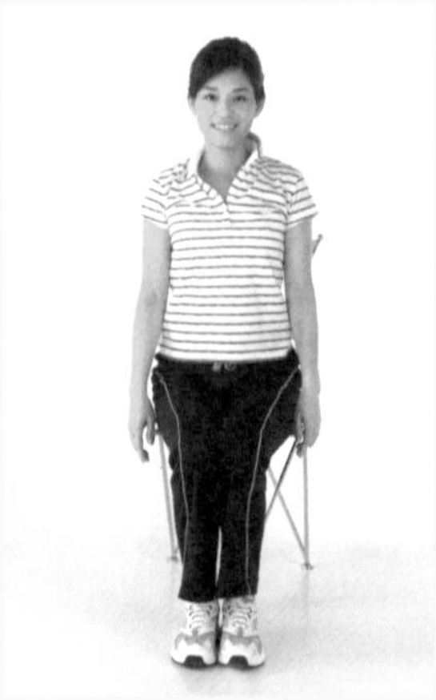
◀ 1-1

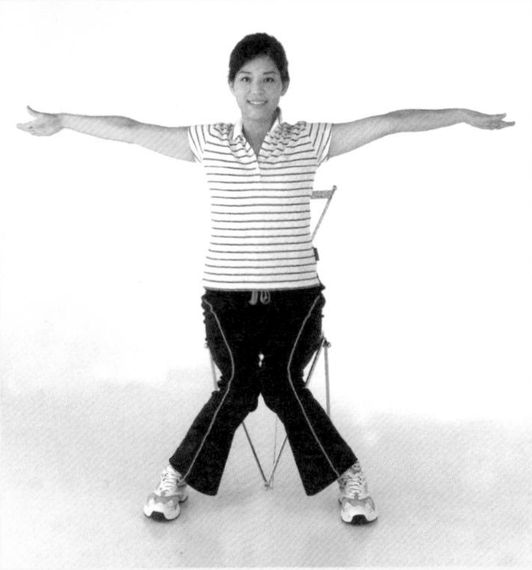

▲ 1-2

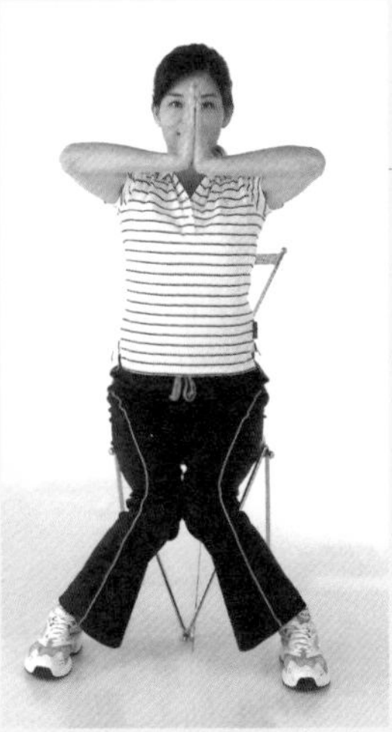

▲ 1-4

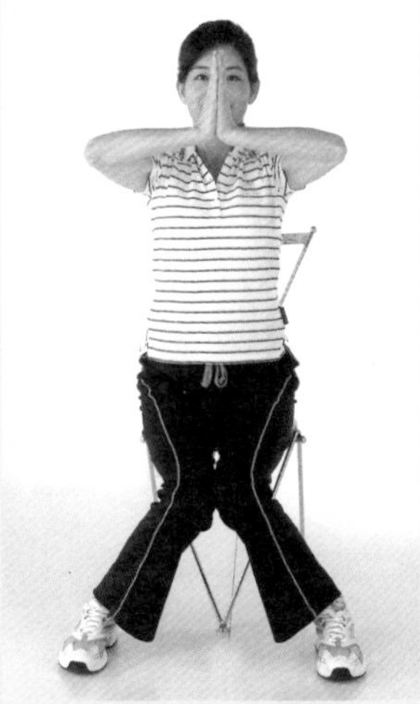

▲ 1-6

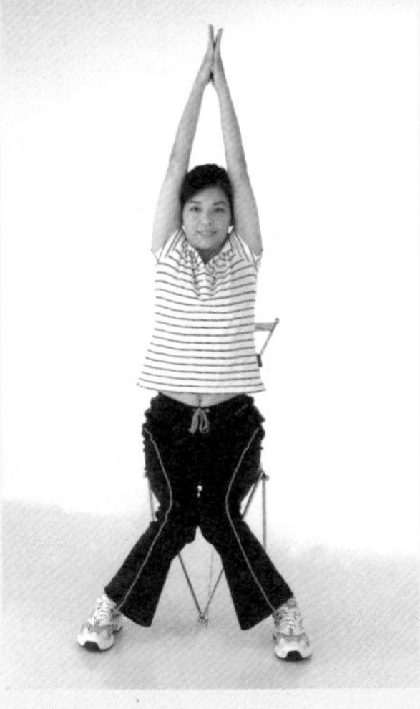

▲ 1-3

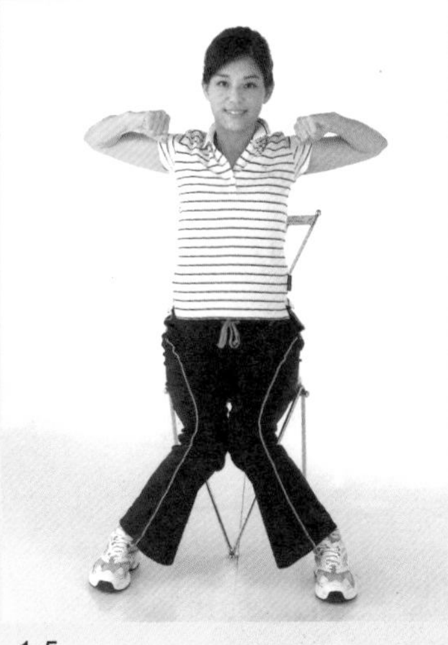

▲ 1-5

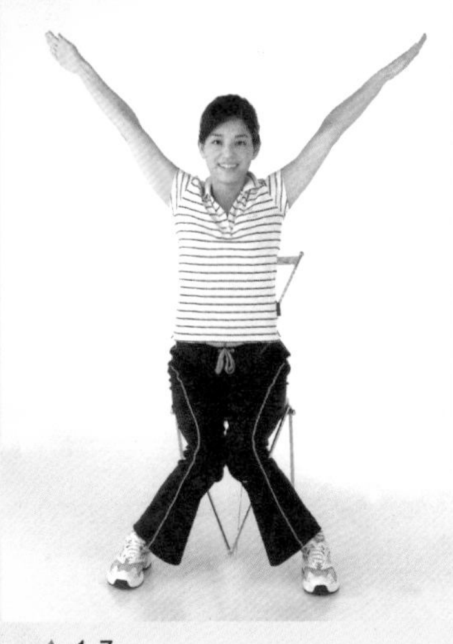

▲ 1-7

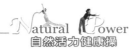

（二十二）坐

雙人示範：

1. 坐在地板，將雙腳彎曲90度。
2. 雙手合十在頭頂正上方。
3. 再移至後腦勺，特寫。（圖3-1～3-2）
4. 雙手合掌向後延伸（不要碰觸後腦），上身挺起，腹肌用力，特寫（圖4-3雙手）不要碰觸後腦）。（圖4-1～4-3）
5. 回正，換邊換腳。（圖5-1～5-2）

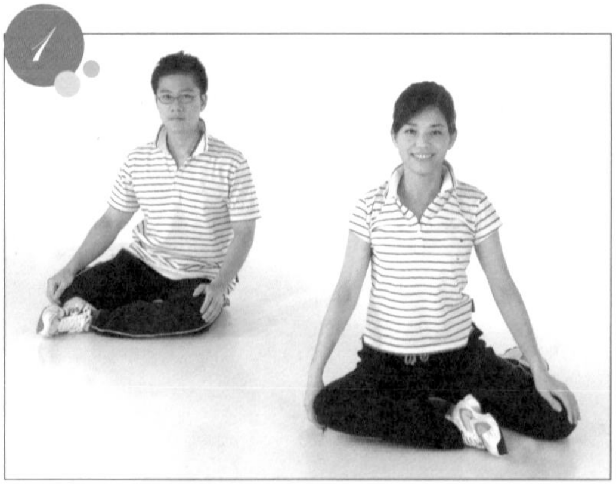

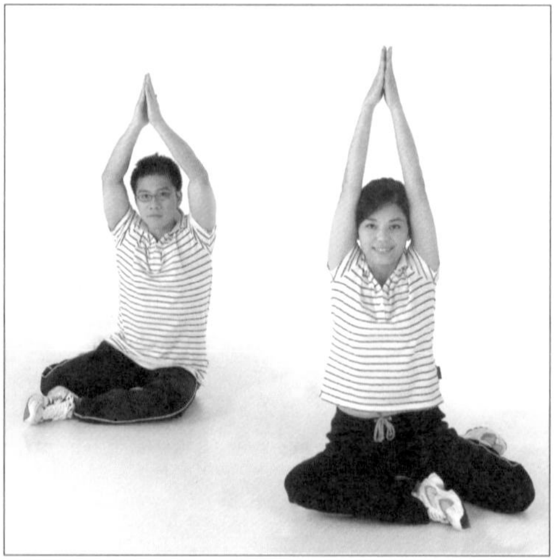

▲ 2-2

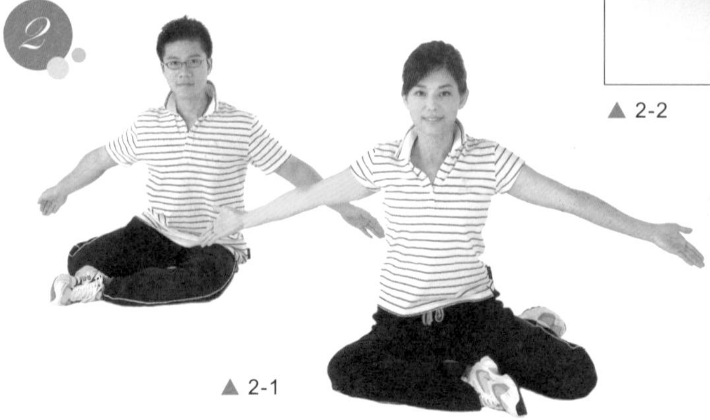

▲ 2-1

3

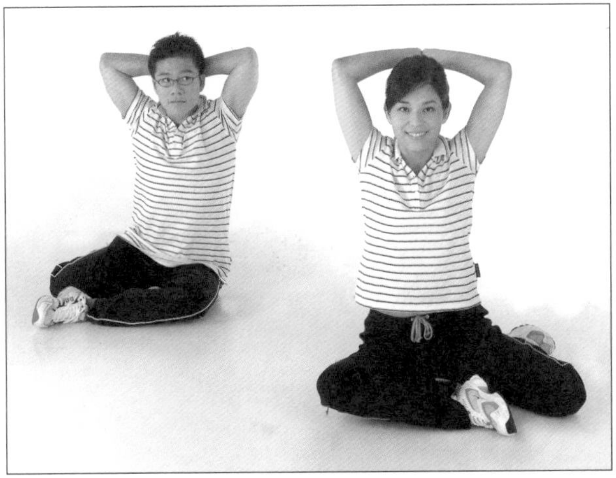

▲ 3-1

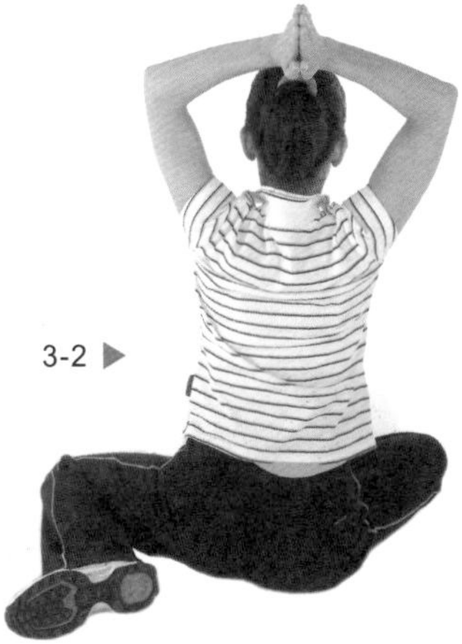

3-2 ▶

4

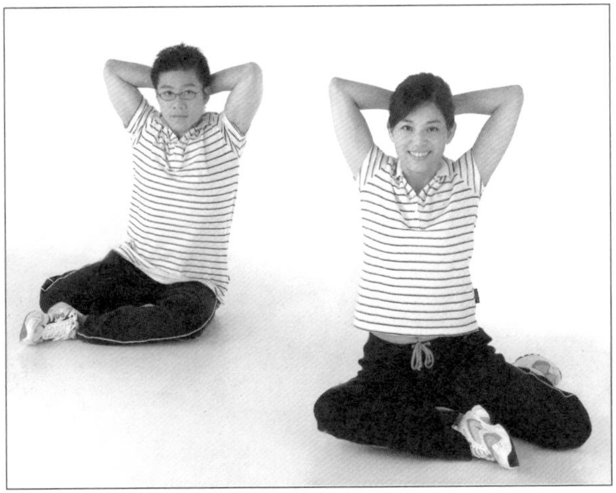

▲ 4-1

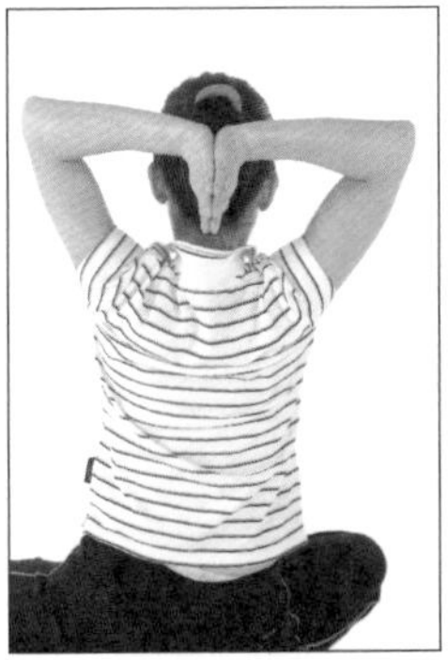

4-2 ▶

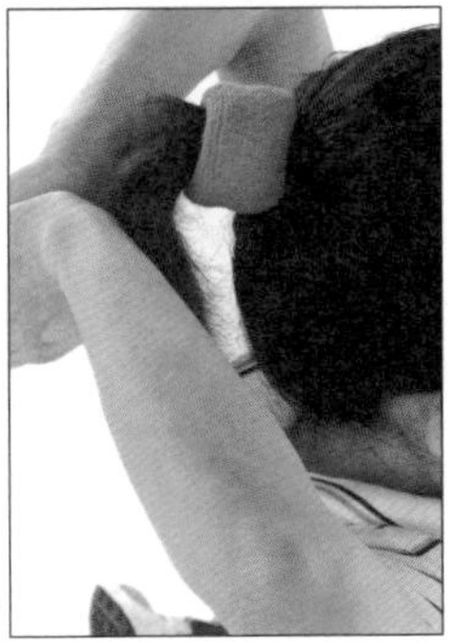

4-3 ▶

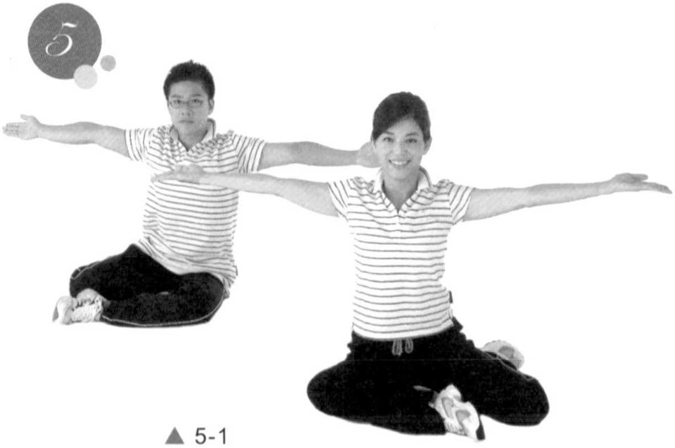

▲ 5-1

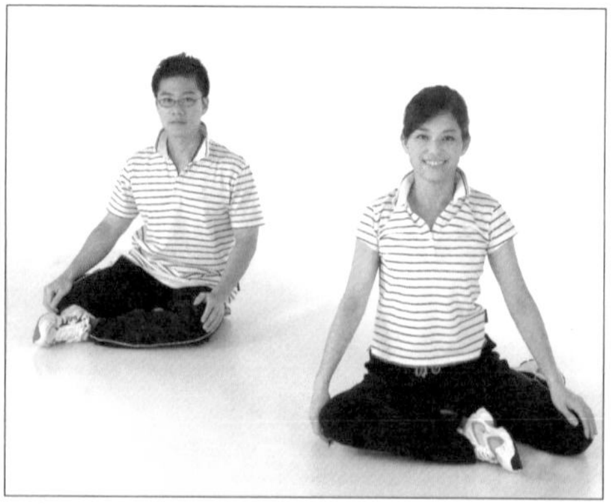

▲ 5-2

(二十二) 坐：床的示範（圖1-1～1-7）

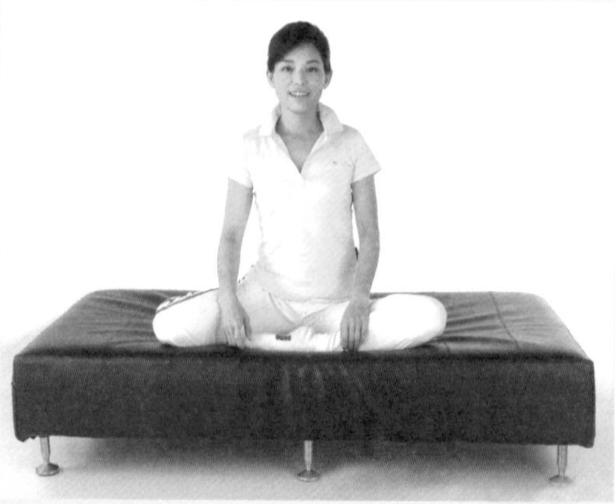

▲ 1-1

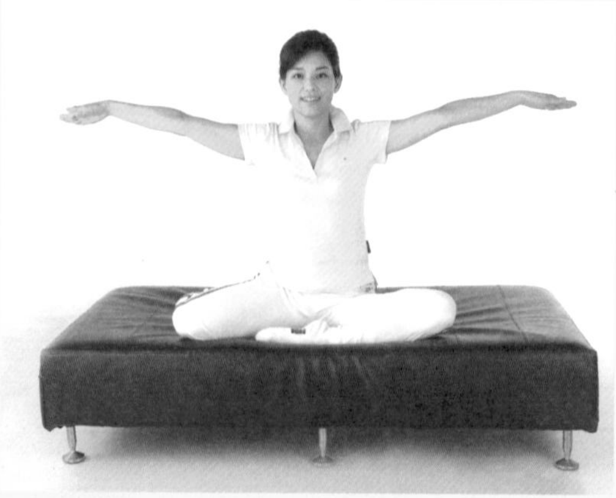

▲ 1-2

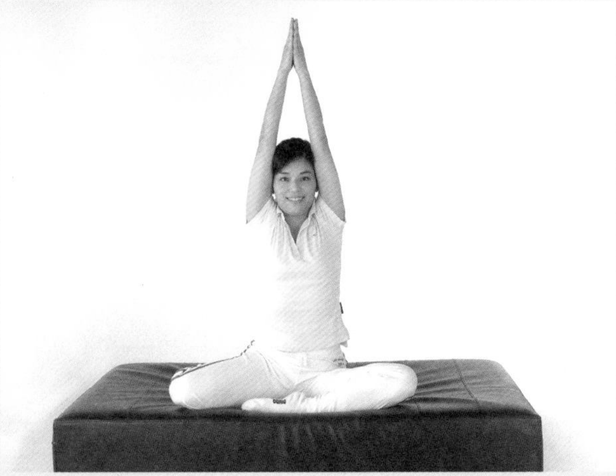

▲ 1-3

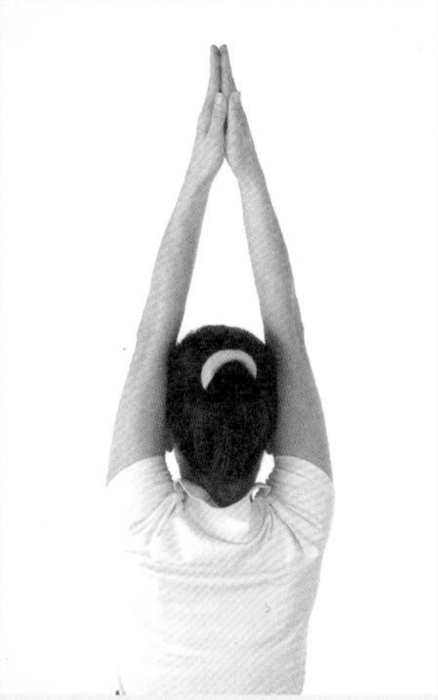

▲ 1-3特寫

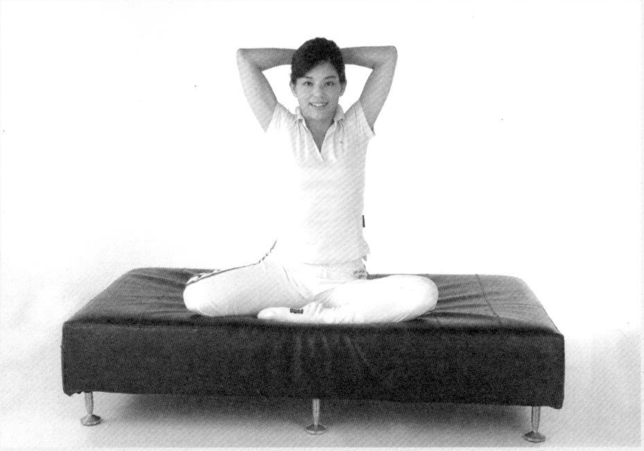

▲ 1-4

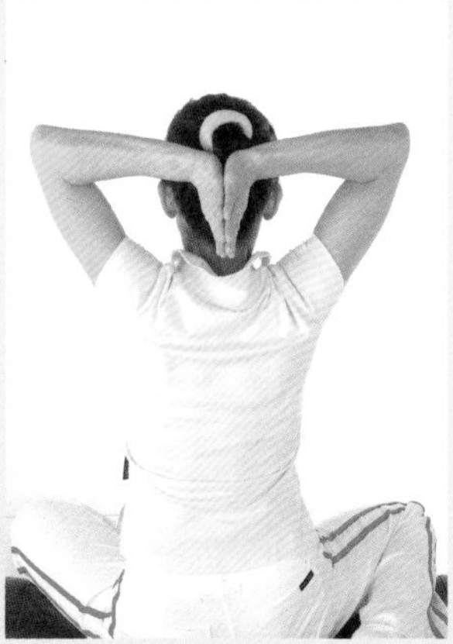

▲ 1-4特寫

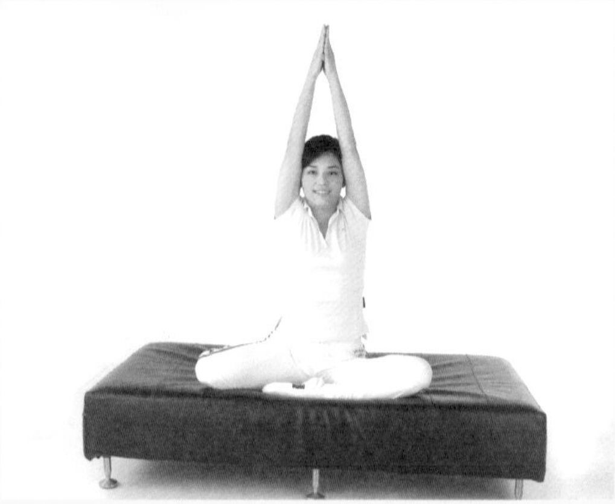

▲ 1-5

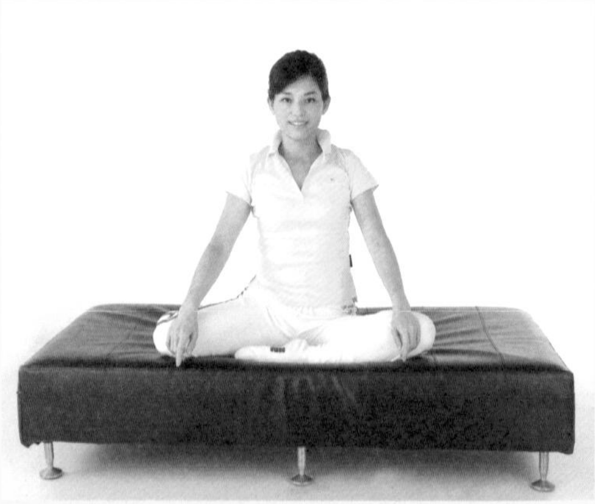

▲ 1-7

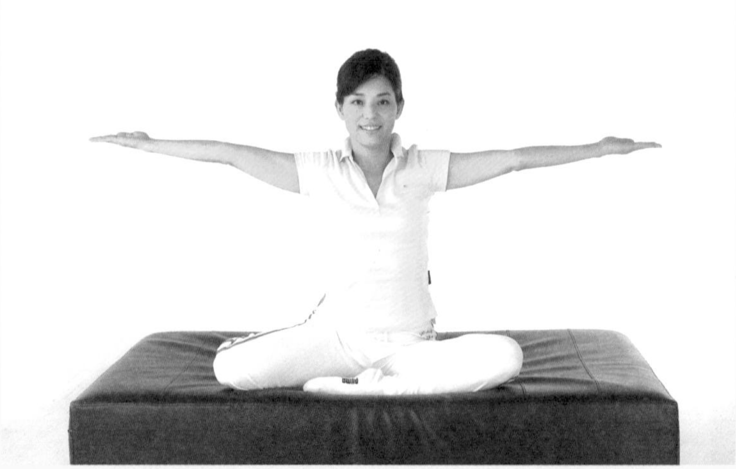

▲ 1-6

(二十三)揣

雙人示範:

1. 雙腳分開站立(與肩同寬)。
2. 右手由下腹漸漸提起,旋轉手腕、手肘。(圖2-1~2-2)
3. 手臂畫大圈(扭腰旋身)。(圖3-1~3-3)
4. 左手同右手模式,左右交換,緩慢柔和進行,回正。

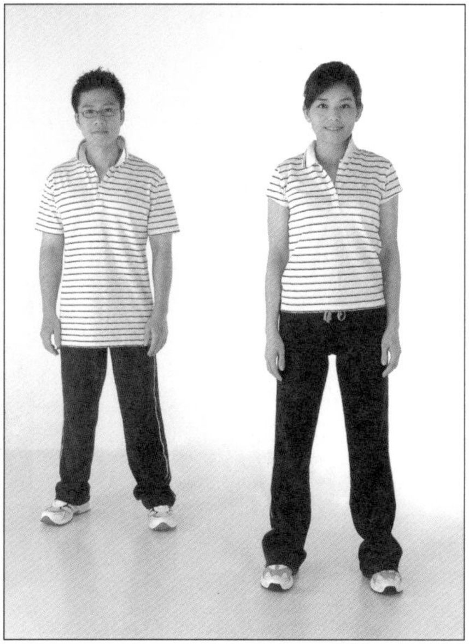

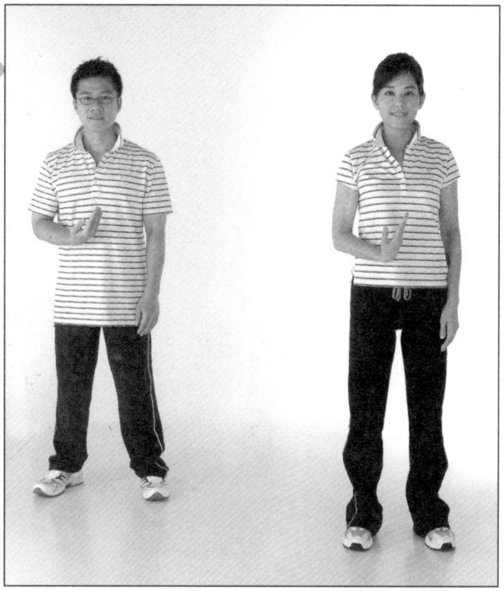

▲ 2-1

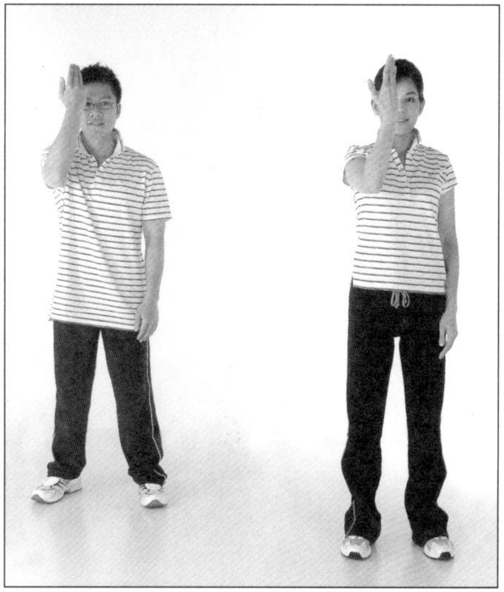

▲ 2-2

3

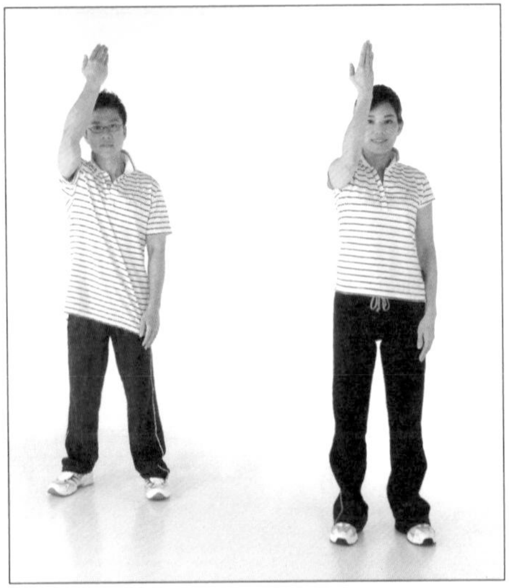

▲ 3-1

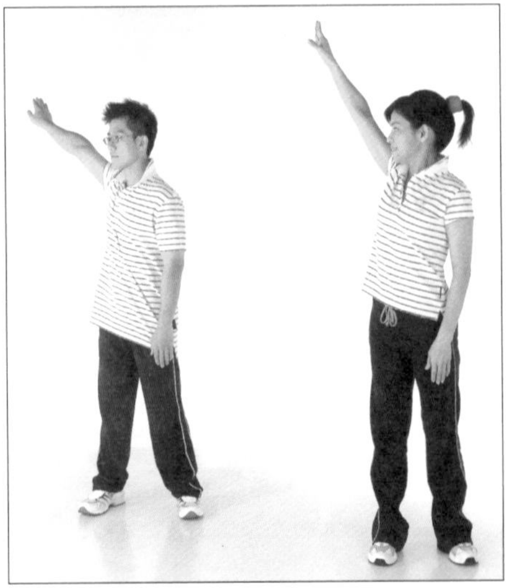

▲ 3-2

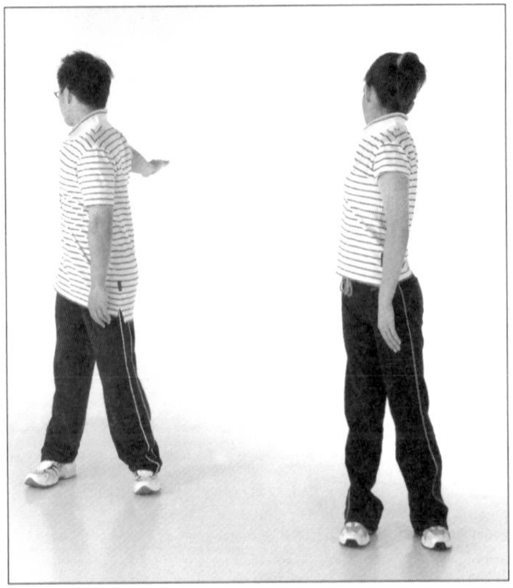

▲ 3-3

4

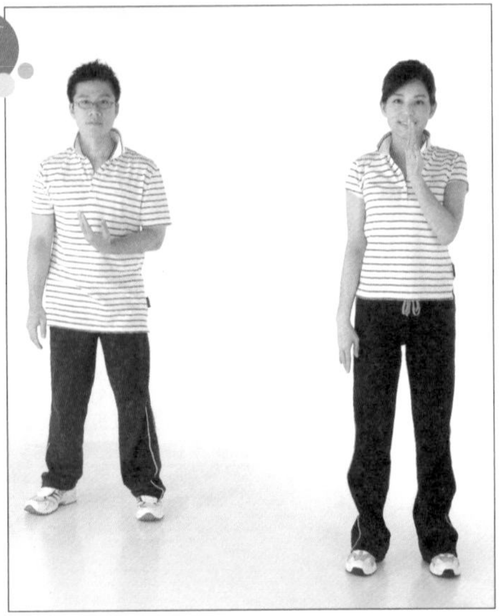

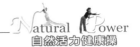

(二十三) 揣：椅子示範（圖1-1～1-9）

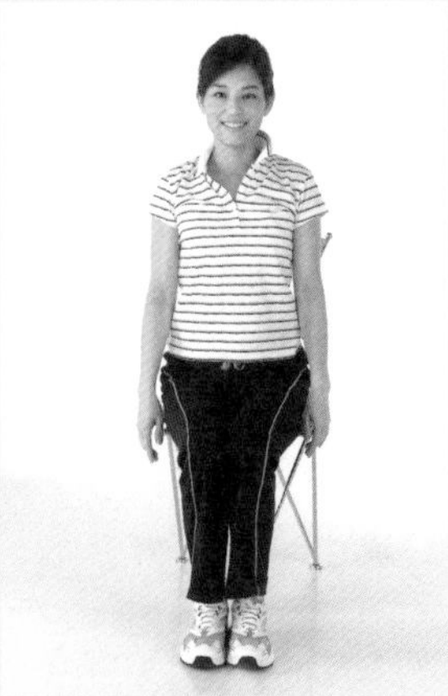

▲ 1-1

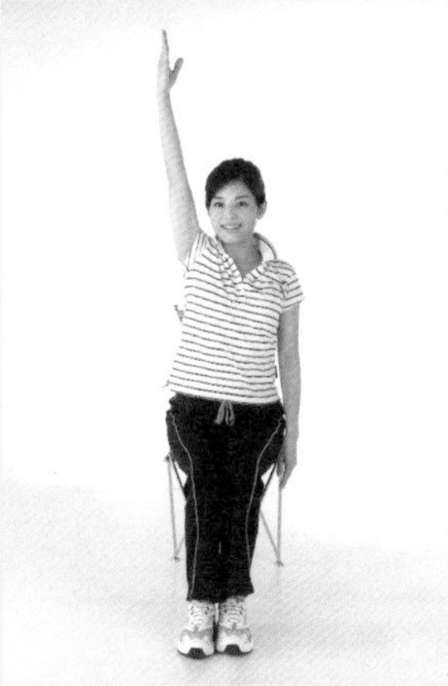

▲ 1-3

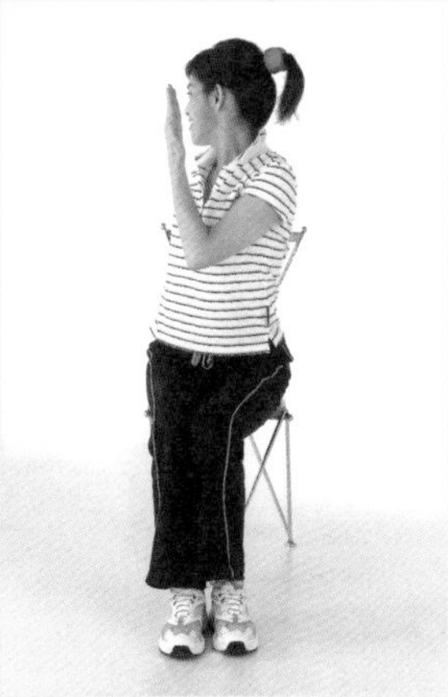

▲ 1-5

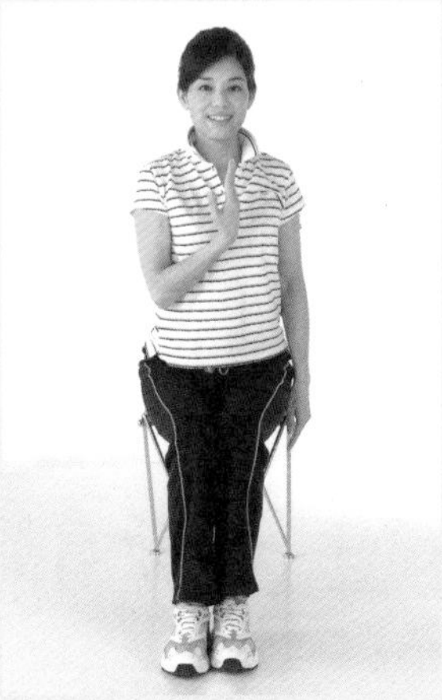

▲ 1-2

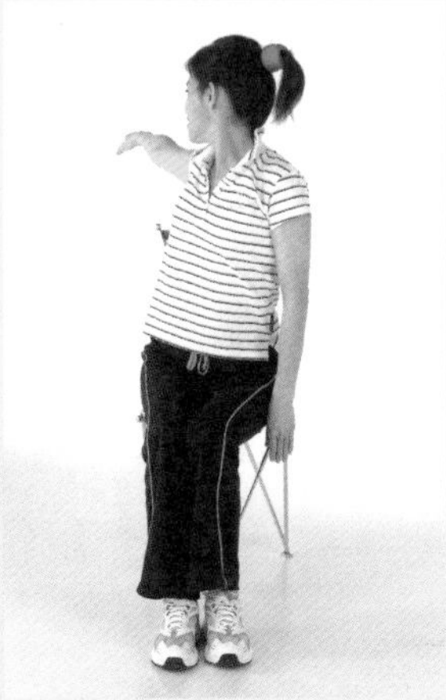

▲ 1-4

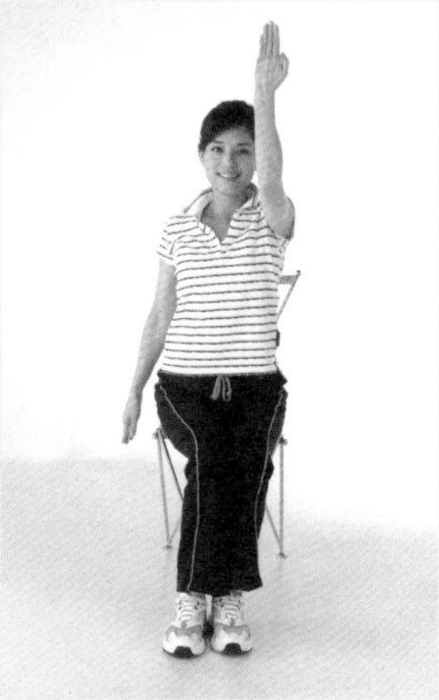

▲ 1-6

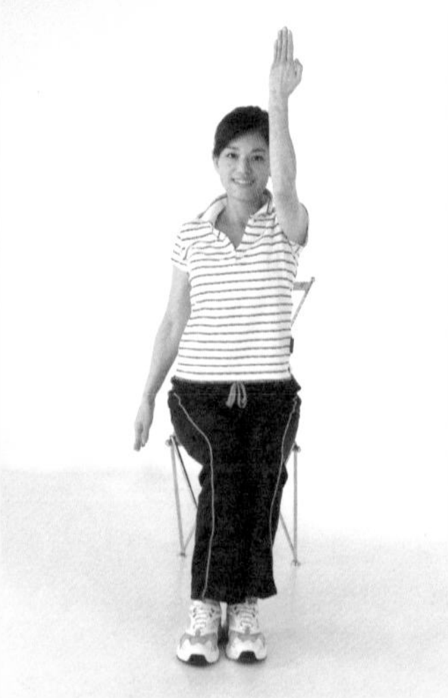

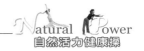

▲ 1-7

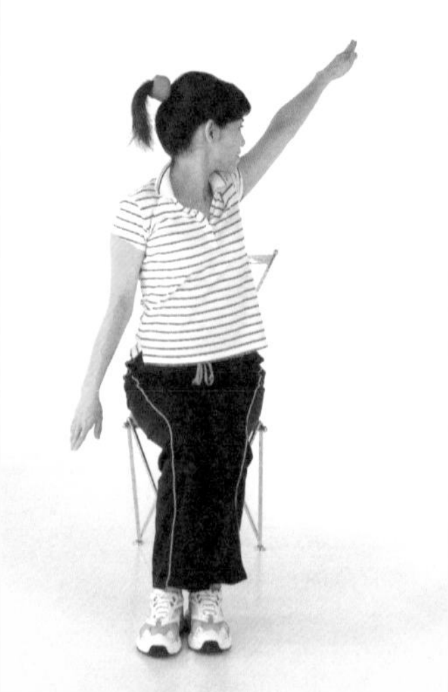

▲ 1-8

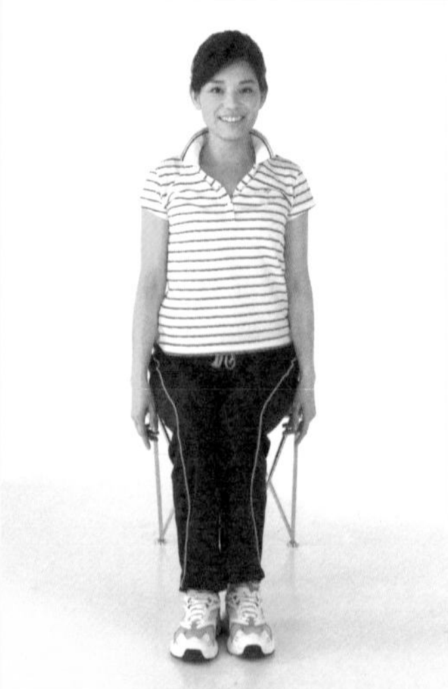

▲ 1-9

(二十三) 揣：床的示範（圖1-1～1-8）

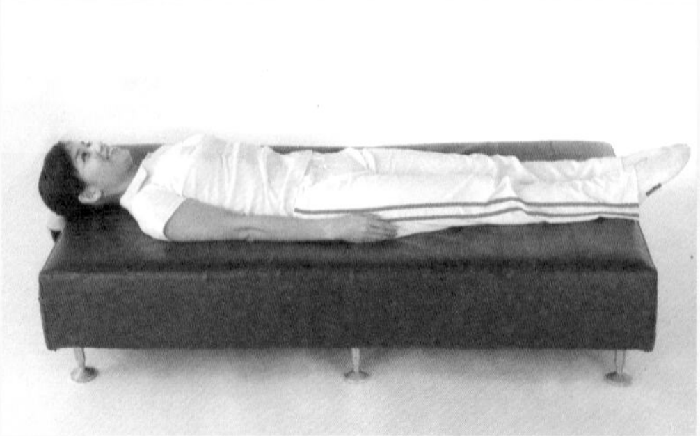

▲ 1-1

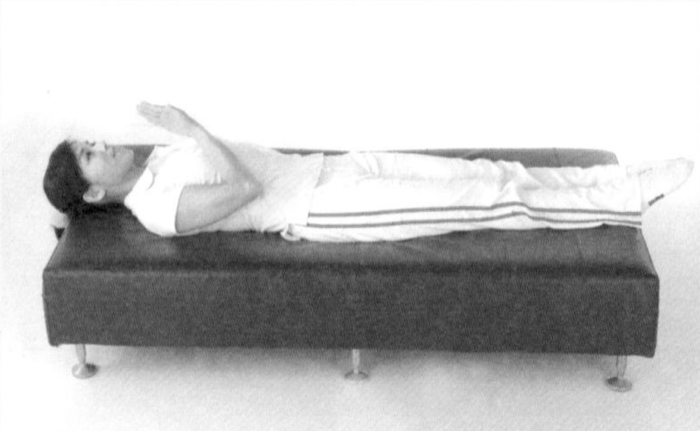

▲ 1-2

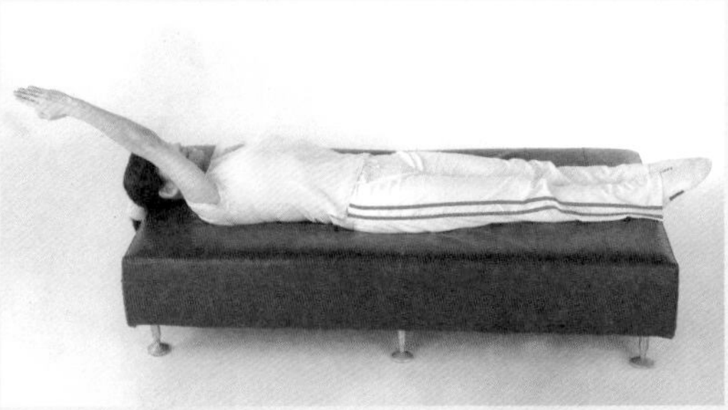

▲ 1-3

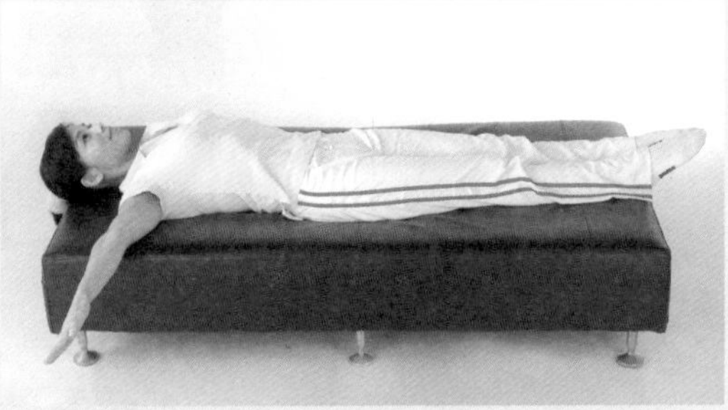

▲ 1-4

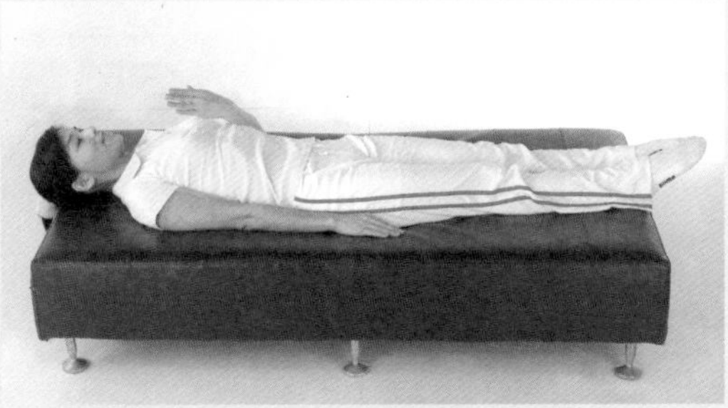

▲ 1-5

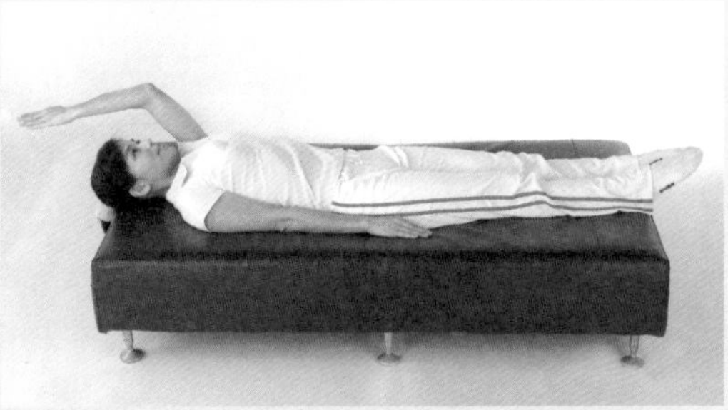

▲ 1-6

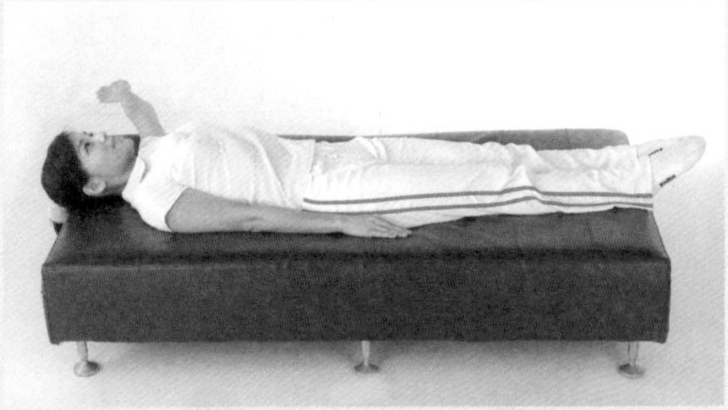

▲ 1-7

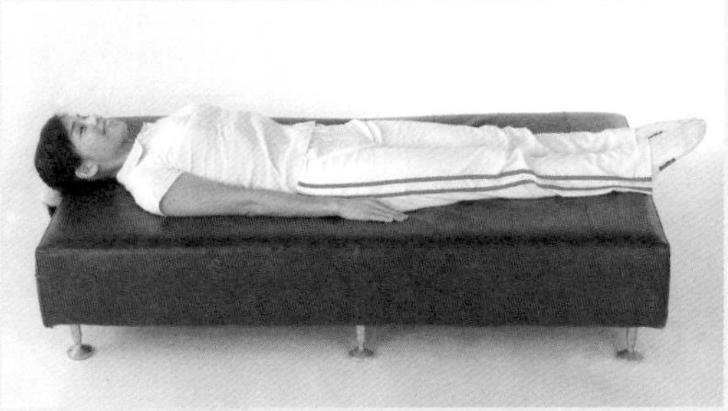

▲ 1-8

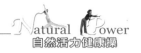

（二十四）推

雙人示範：

1. 併腳站立。
2. 雙手張開。
3. 雙手合十（將陰陽之氣集中在胸前膻中穴，激發本體元氣）。（圖3-1～3-2）
4. 雙手手指朝前。
5. 雙腳腳跟抬起，以前腳板支撐身軀，上身挺直，特寫。（圖5-1～5-2）
6. 雙手由胸前用力向外推出。
7. 打開，雙腳回正。

2

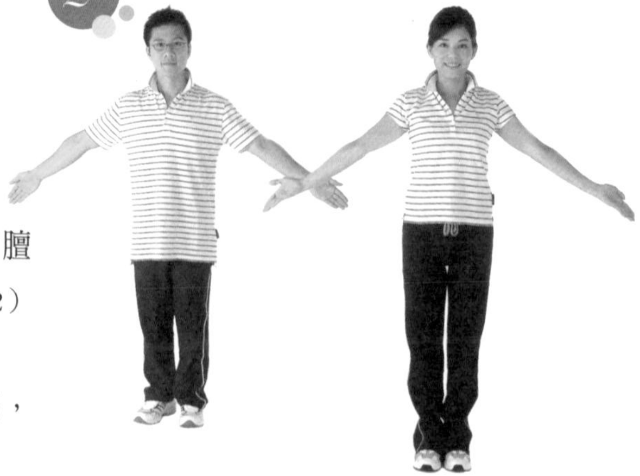

1

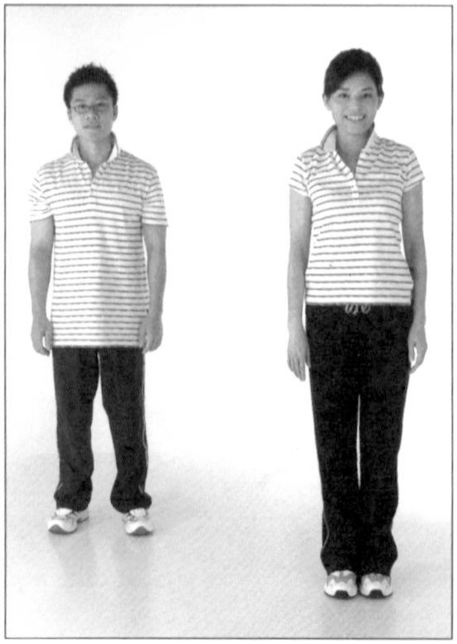

3

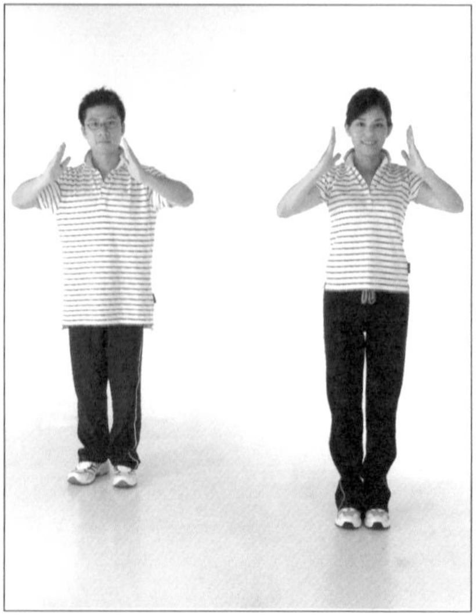

▲ 3-1

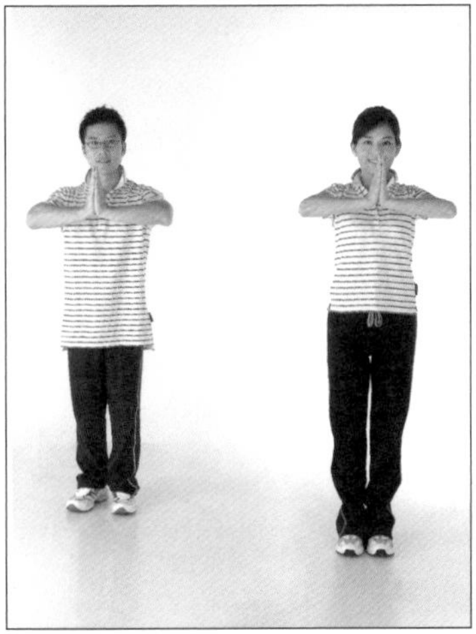

▲ 3-2

5

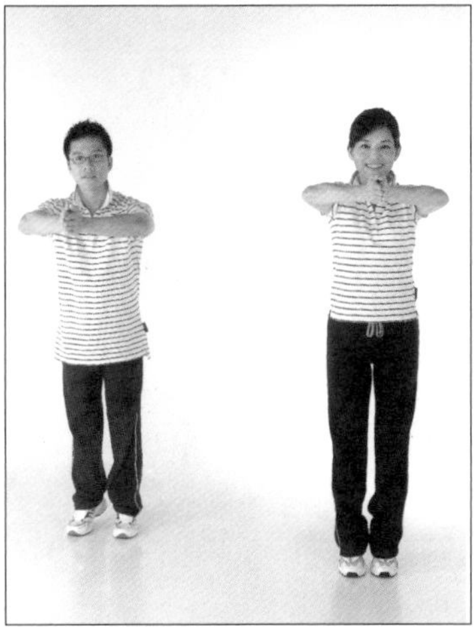

▲ 5-1

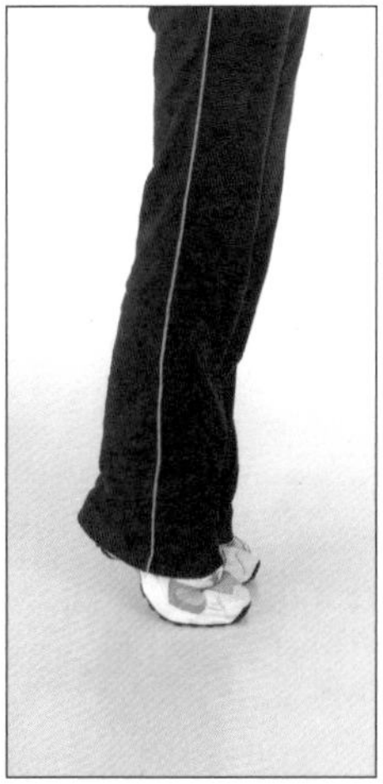

▲ 5-2

4

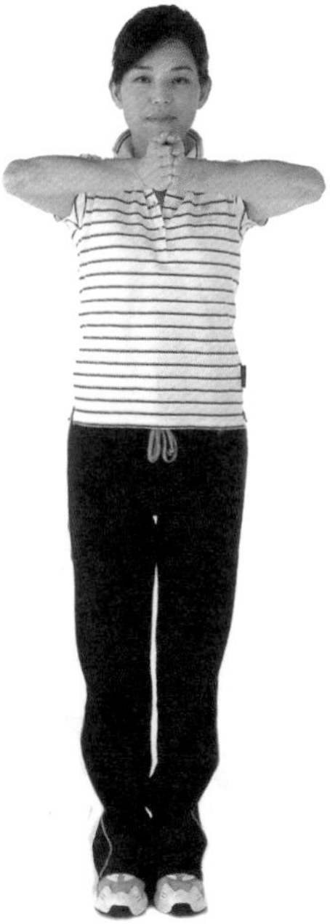

6

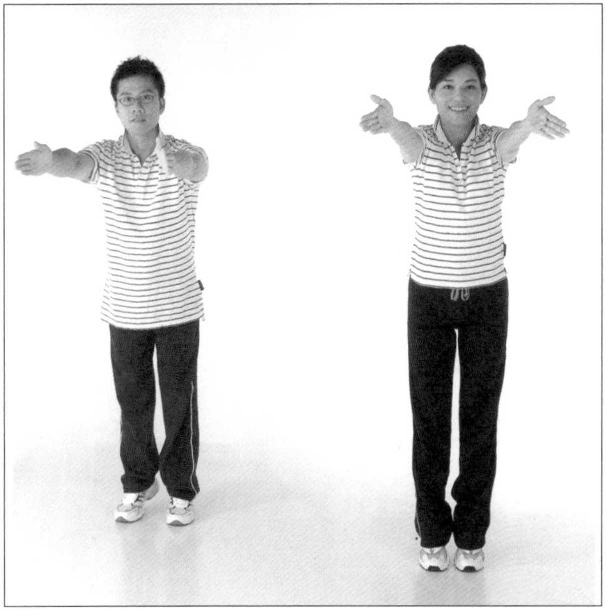

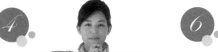

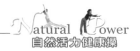

7

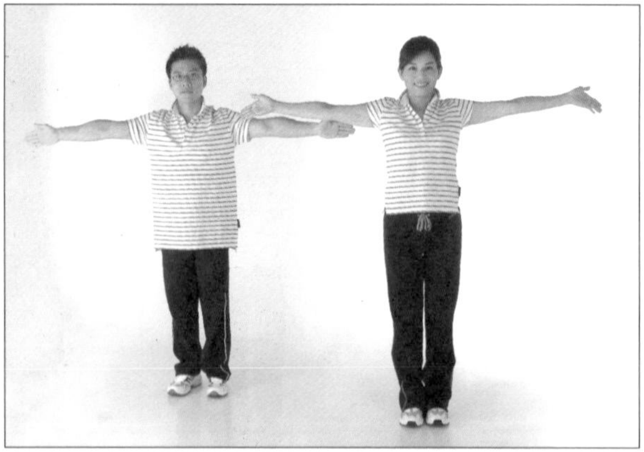

(二十四) 推：椅子示範（圖1-1～1-7）

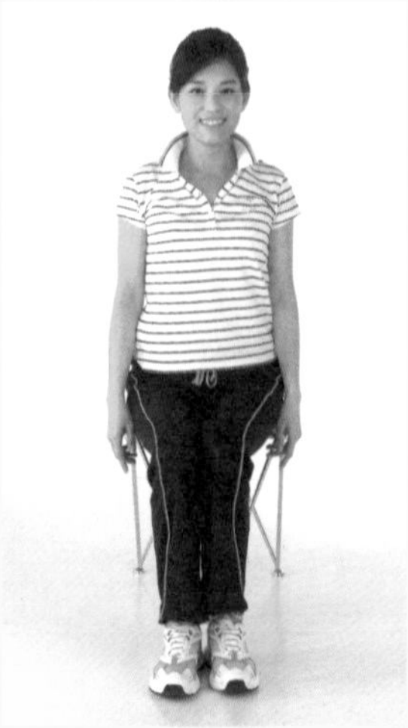

▲ 1-1

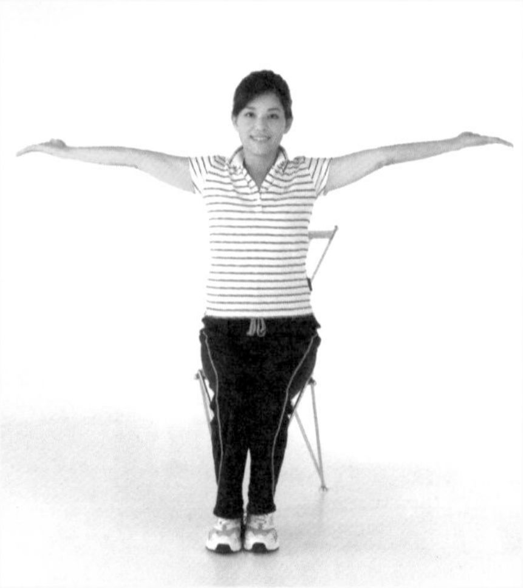

▲ 1-2

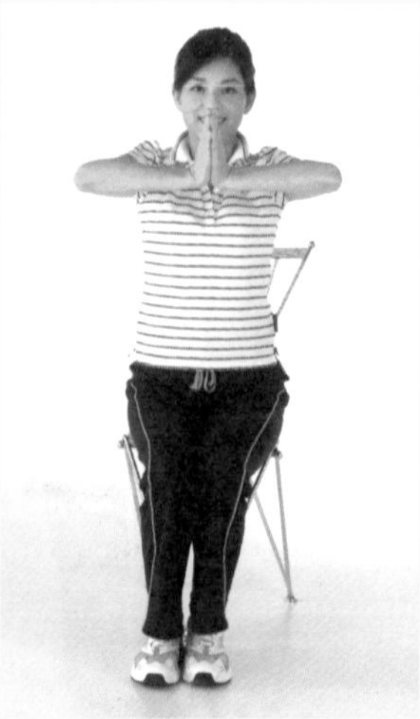

▲ 1-3

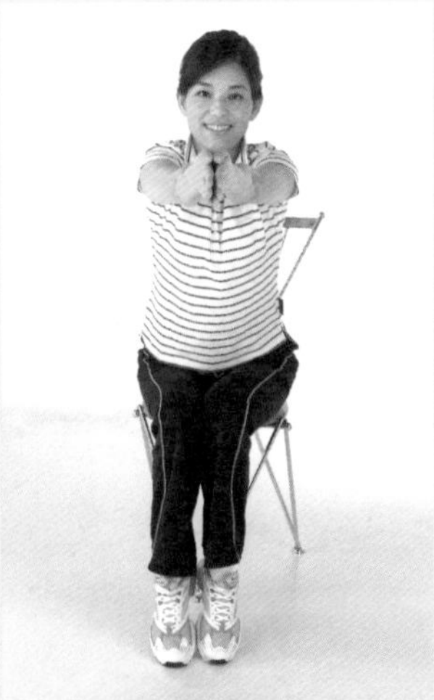

▲ 1-4

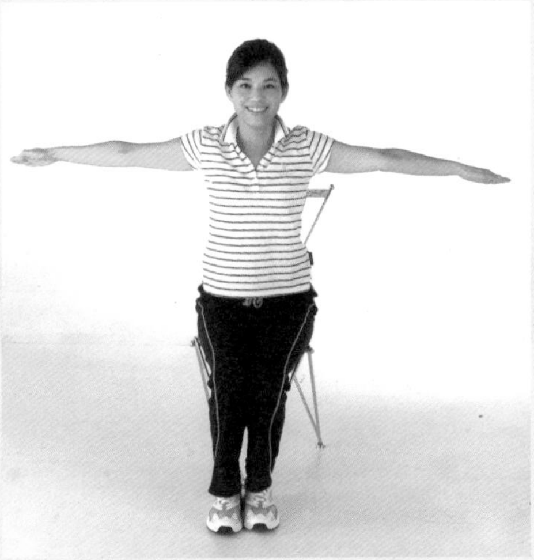

▲ 1-6

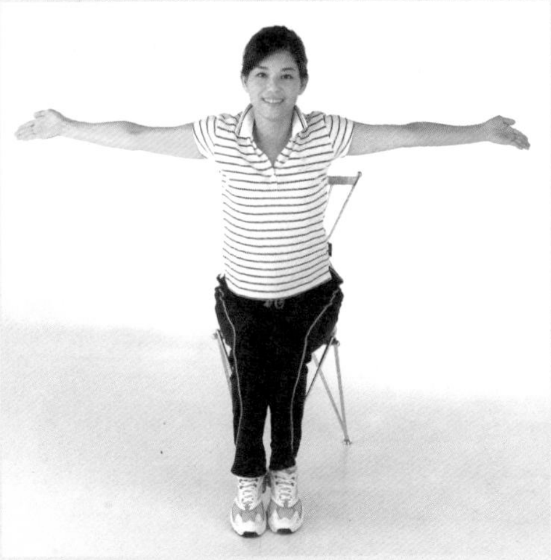

▲ 1-5

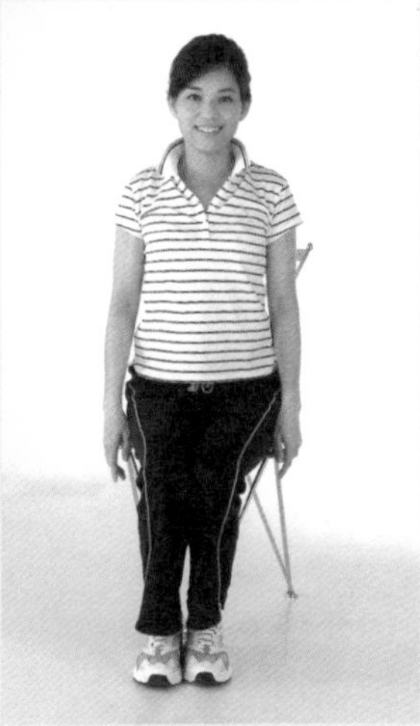

▲ 1-7

(二十四) 推：床的示範（圖1-1～1-6）

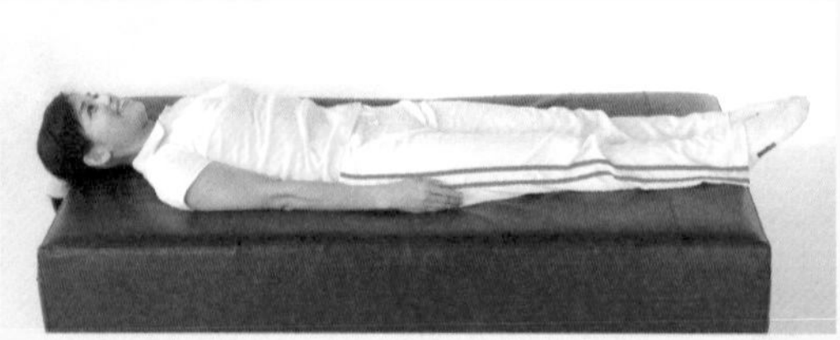

▲ 1-1

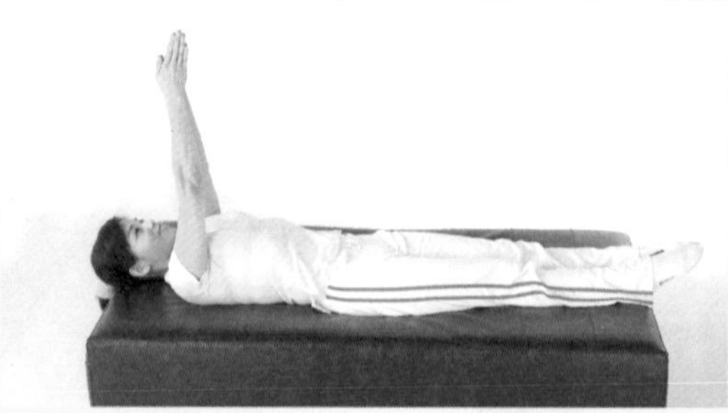

▲ 1-4

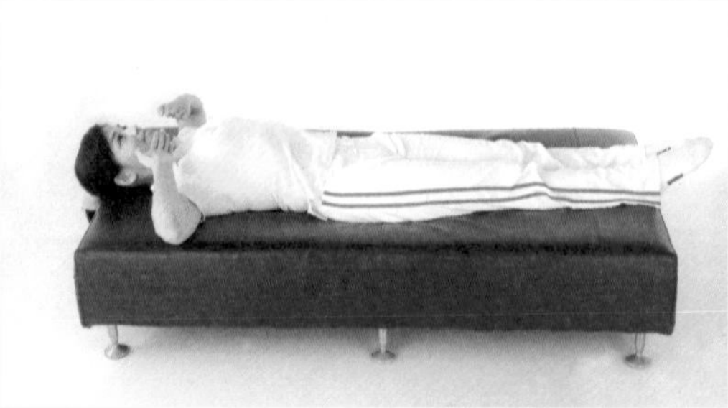

▲ 1-2

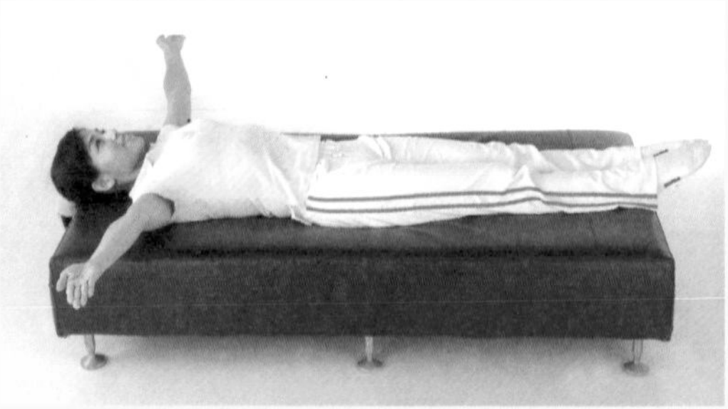

▲ 1-5

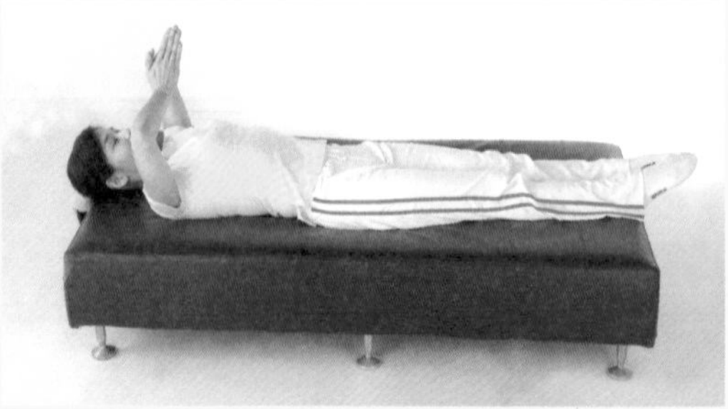

▲ 1-3

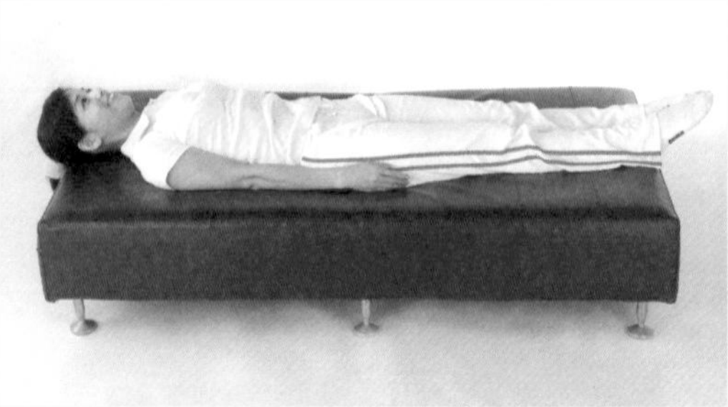

▲ 1-6

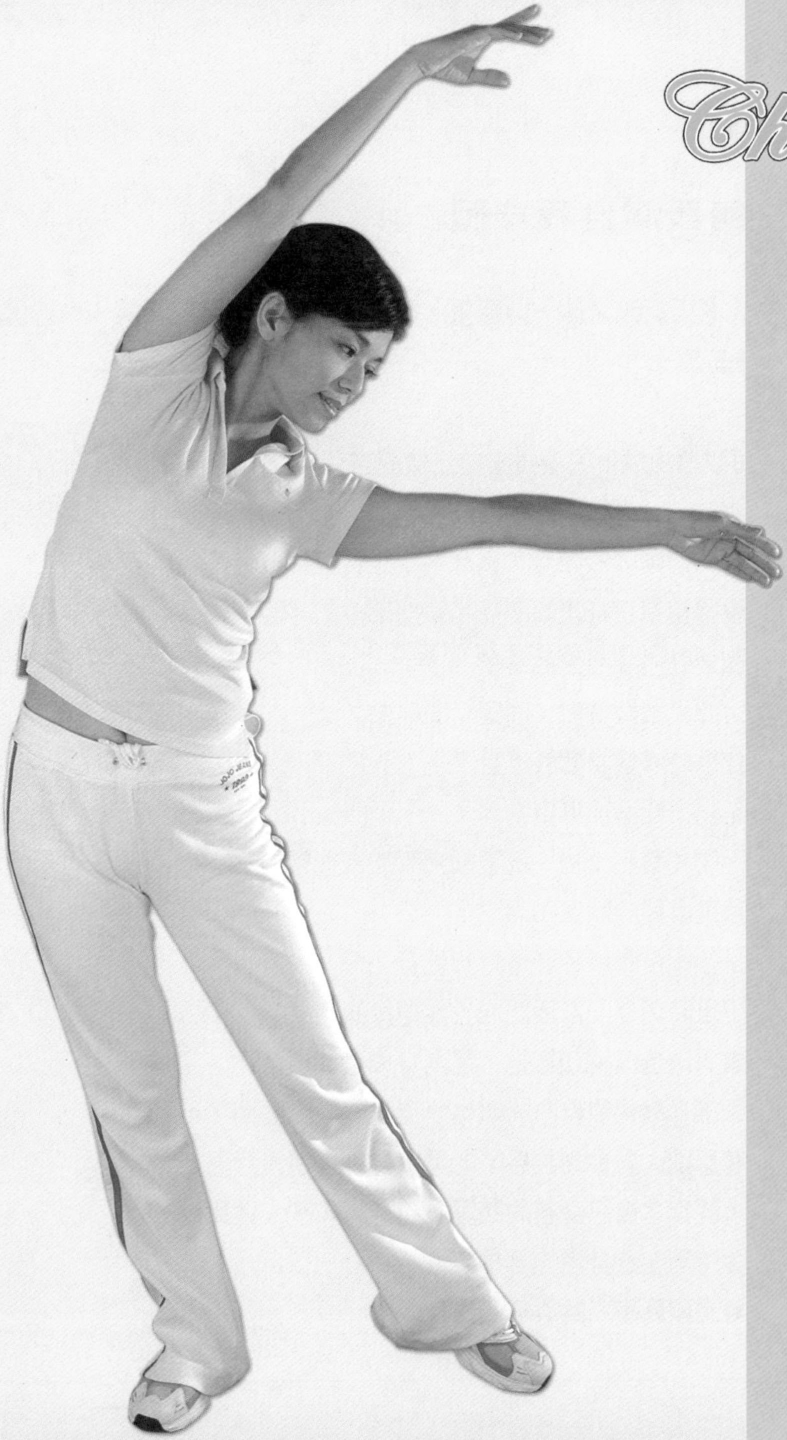

Chapter 4

身體的自我觀測

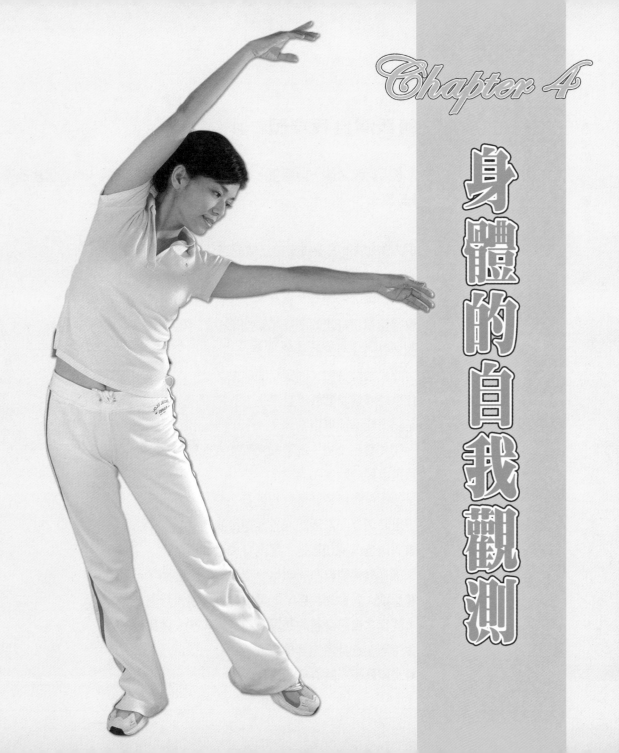

一、如何觀測自我身體？

如果有一天老天爺允諾你一個願望，讓你可以改造自己的身體，你想怎麼改變？請花些時間動點腦筋想一想。

我們平時可以藉由以下的項目來自己檢視評估身體的健康情形：

- 你所從事的運動習慣如何？滿意嗎？是否有待改進？
- 你會不會常常抱怨身體的疼痛和某些部位的不舒服？
- 你常常因運動過量而生病嗎？
- 你有沒有認真鍛鍊身體（固定時間運動）？
- 你知道什麼時候是身體該休息了？
- 你平常是精力旺盛或無精打采？
- 需要靠外物（藥品食物）或運動來幫助恢復精力？
- 你了解目前身體的狀況和需求？
- 你平常是抬頭挺胸或者老是彎腰駝背？
- 你每天下班時仍是一條活龍或者累得像條狗？
- 你的身體肌肉是僵硬或鬆弛？是全身或是局部？
- 你的樣子讓你覺得很自在、輕鬆？還是僵硬、緊繃？
- 你會很在意別人對你的觀感？老是覺得別人在注意你？
- 你會不會經常拿自己身體的狀況（體態）和別人做比較？
- 你會不會特別在意身體的哪些部位？
- 你會不會常照鏡子，關心自己的身體？

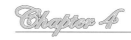

◆ 你是不是常將自己的身體留給他人（醫生或父母）去檢測？
◆ 你會不會常在某一種藥物對你已經無效之後還繼續服用，只因為那是醫生開的？

西方醫學之父希波克拉提斯（Hippocrates）在兩千年前就說過：「知道哪一種人生病了，比知道病人生了哪一種病還來得重要。」換言之，預知防範比事後治療來得要緊。不論你從事何種運動，學習態度、學習方法是很重要的，它將幫助我們精準的學習，有效率的達成目標。學習時別老是擔心「適不適合、可不可以、能不能、行不行？」，只要持續、用心、認真，讓一切順其自然，跟著身體感覺走就可以了！

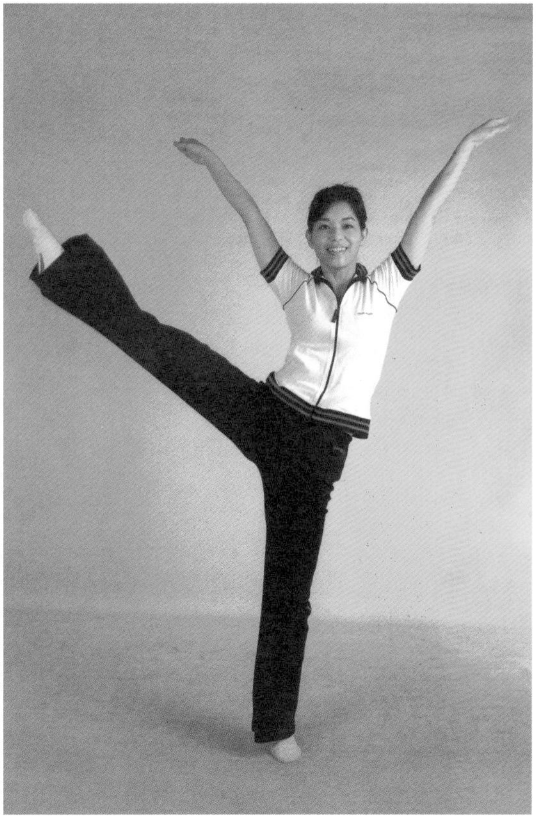

你可以利用「自然活力健康操」幫助自己恢復與身體的溝通，如此一來，你會很清楚明白什麼時間該吃飯、睡覺、休息、喝水、運動、工作、遊玩等等，也會知道該做多少做多久才算夠。你對自己的身體愈覺得自在，就愈能肯定自己的能力。了解你個人的極限、尊重你的身體、時時體會身體的智慧與力量，很快的你便能擺脫種種不明原因的不愉快、不舒服與不安。

運動前，除了先了解本身狀況與需求，覺得一切OK了，你要如何做都沒關係。偏偏大多數的人在運動過程中往往不

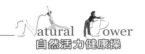

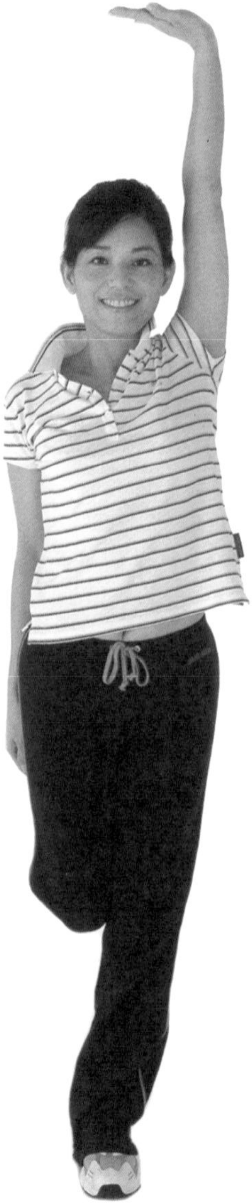

清楚自己可以做到什麼樣程度？什麼樣程度才是符合自己真正的需求？甚至只是一味好奇、好玩的心態來嚐試、探索，實驗各種不同運動。雖然你可以嘗試不同新事物，但多少得擔些風險。

如何選擇你有興趣的運動？你可以先試試看再研究，別馬上一頭栽進去，不妨給自己一些緩衝時間，確定方向和目標。大部分運動一開始的時候可能會讓你感覺不習慣或不舒服，不過它們確實能讓你有機會伸展自己、喚醒身體，發展出更健康更均衡的生命個體。

你曾經有如此經驗嗎？腦袋瓜裡想的東西有時候與你身體所需要的東西南轅北轍，這時候你怎麼辦？你會以什麼方法解決？暫時不理會還是盡速求助於專業醫生？或是求助坊間各門各派療法？建議你，首先不妨先敞開心胸，學習接納。我們知道機械用久了也得進場維修保養，何況日以繼夜工作的身體，偶爾一時的生理、心理功能障礙出些毛病，有時候在所難免，其實身體狀況不佳時，只要一二個簡單的動作就可能會有意想不到的效果。一旦有好的開始，你就能順勢擺脫束縛，揮別不舒服的陰霾，身體偶爾產生的功能障礙同時也出其不意的被你打開，你以最簡單的方式發揮最佳的效用，結果竟是出乎意料之外的好。不需要靠他人，靠自己，讓自己活得更輕鬆更自在！

想改變自己身體狀況，超越自己身體極限，一味依賴藥物食品或機械儀器的幫助那不過是有限的改善，要有強壯健康的體魄還是得靠均衡的營養和充分適當的運動才行！

學習任何一項運動或嚐試一個新的事物，通常每一個人都會以自己最敏銳最常用的感官來判斷。有些人利用視覺看清事物狀況，有些人則利用觸覺來辨別事物真偽。不論以何種方式，第一原則就是要懂得保護自己。不要還沒開始就先受傷，凡事需按部就班，千萬急不得也。

投入千萬種愛善待自己的身體也絕不嫌多，因為愛是最偉大的治癒力量，它能改變一切。下一次當你發現自己突然全身緊繃、無精打采、這裡酸、那裡痛，請稍稍停下來想一想，你是不是太久沒和自己身體打招呼了？

二、運動時的疼痛反應正常嗎？

運動過後，身體的姿勢隨即做了某些調整，肌肉會開始大量排出乳酸和碳酸，令人不太舒服。有時候這種酸疼感覺會持續一、兩天，甚至好些日子，千萬別害怕擔心，那是正常現象，這證明你是正常人啊！之後你就會有輕鬆快活、通體舒暢的感覺。有時候身體的反應，不是理論、原則就能說得明白，請挪出一點時間，順著身體的意思，仔細體會身體所產生的感覺，伸伸筋骨，活動一下，讓身體想做什麼就做什麼。但是切忌可別過度，否則可能吃緊弄破碗喲！

許多不合法的毒品禁藥如：嗎啡、快樂丸、海洛英、FM2、安非他命……，可能讓你一時忘掉煩惱，感覺超棒、超high！但是一旦藥性消失時，延伸而來的竟是無法抹滅的身心傷害和後遺症（記憶力減退、反應遲鈍、精神渙散等），如此你還敢碰嗎？千萬別和自己的身體過不去。

不要讓別人說服你去接受那些你負擔不起的運動，不是學費貴就一定有效，更不要傻乎乎做任人宰割的肥羊。

雖然運動有利於健康，但不代表一定會健康，如果吃過飯後就開始運動，這時體內大部分的血液流向腸胃進行食物消化和吸收，此時運動絕對會妨礙食物的消化，干擾正常運作，造成器官損傷，這樣日子一久不生病也難，如果本身已患有肝、膽疾病者，有時病情還可能更加重。

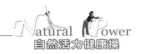

人一到中年以後，常常因腹部過量皮下脂肪堆積突起而變形走樣，除了腰圍變粗、行動遲緩、筋骨也隨之僵硬退化。大部分的人初期身體開始出現毛病，癥兆多半是身體僵化、體態變形、肌肉緊繃（生理退化的前兆）等，如果適時藉由運動伸展筋骨，集中強化肌肉肌力、肌耐力並調整姿勢，身體自然不再出現不必要的緊繃與收縮，自然可以避免某些疾病、疼痛、贅肉（脂肪）、壓力所造成的傷害。有空可以多做做縮腹、提臀，假以時日很快就能恢復年輕的光彩活力。相信你自己的直覺，當你進行任何動作時如果身體感覺不對勁，就別勉強，否則遺憾總是在不經意間發生。

有機會讓你的身體多體驗不同類型的運動，最好是在毫無預設立場的情形下，用心體會自己身體需要什麼、想要什麼、改變什麼？當你愈了解身體的情形，就愈清楚你的身體目前需要那一類運動來強化。

在我們生活中原本就充滿了各種嚐試和錯誤，雖然我們的身體是潛力無窮的，但過

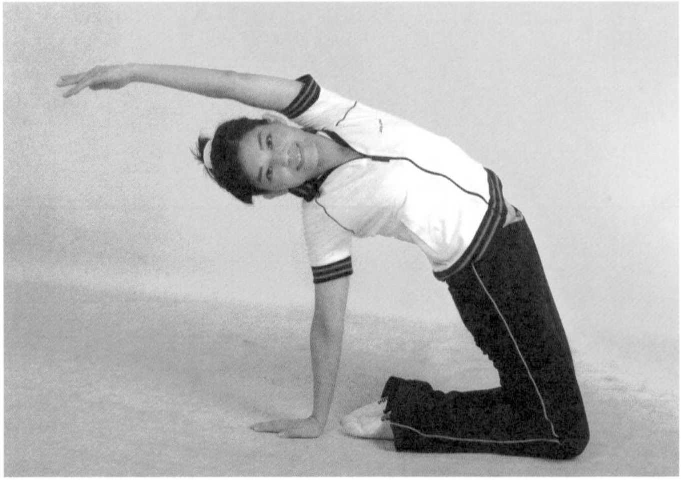

與不及的運動都對身體不太好。或許你可能早已擁有輕鬆、愉快的運動學習體驗，也可能遭遇過許多不舒服、不滿意的學習經驗，但不論如何我還是真心希望你能和我們一起來學學「自然活力健康操」。進行「自然活力健康操」最好靠你全身上下每塊肌肉，每一區神經的感覺來學習。「自然

活力健康操」將秉持著中庸之道的精神，告訴你運動的正確方法。時時提醒自己，身體是屬於個人專屬的權力，要和它常聯繫，多溝通，不可馬虎怠慢，它將隨時回報你的用心！

三、親身經歷

有一年酷冷的冬天，從美國東岸返台，當時氣溫零下18度，天氣又黑又冷又下雨。由於行李過多過重，加上冰天雪地，拖運行李時突然一個閃神，卡嚓一聲，頓時只感覺到腰間忽然無法挺直，一陣劇烈的刺痛從身體竄起直徹心肺，痛到我不禁想大喊。當時我心想「糟了，身體肯定出問題了！」，眼看登機時間就快到了，我竟然痛得無法行走。那時還好身旁有位好心的黑人似乎感受到我的痛苦不安，關切的詢問我之後，就拖著我的行李，扶著我的身體，艱難的幫助我一步一步的進入候機室，找了一台輪椅安置我，幫我完成了所有登機手續。當時我心裡很清楚這個突如其來的疼痛絕對沒有那麼簡單就此停止，我告訴自己要冷靜鎮定，想想當下我能做什麼？接下來將近20個小時的飛行旅程該如何渡過？我試著利用「自然活力健康操」其中一項『均衡張力法』將全身放鬆平躺，不再給腰部任何刺激與外力，再利用飛機上提供之軟墊、毛毯來舒緩脊椎的壓力，竟然得到一些療效，舒緩了當時莫名的疼痛。

回到台灣，我花了很長的一段時間做復健，醫生甚至建議我開刀，但我始終沒勇氣，日子一久，醫生也失去信心，就在絕望中我抱著死馬當活馬醫的心境，利用自己所學的各種運動，不斷地校正、修復我已經受傷斷裂的脊髓與坐骨神經。那一段痛苦的復健日子到底持續多久，實在也記不得了。由於那段時間常拿自己當實驗品，因此也造就出今天的「自然活力健康操」。至今那個意外還記憶猶新歷歷在目，幸運的是歷經一番折騰後並沒留下任何後遺症否則真不堪設想。經過那次教訓，我時時提醒自己，千萬不可以再有下一次，對於腰椎的保護更加謹慎小心！

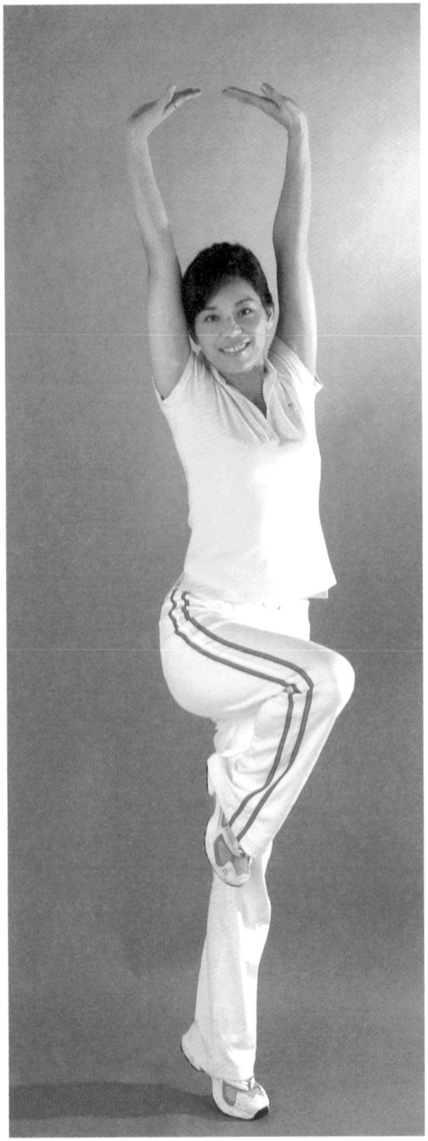

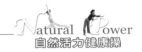

你我的身體是無法騙人的，從過去至今所發生的種種，現在都清清楚楚烙印在你我的身體裡，這副身軀明白記錄你我的生命故事。

依人體的構造身體可分成七道環節，每一道環節就是一道壓力圈，它圍繞著全身和五臟六腑，只要其中任何一個環節收縮不當，全身上下流通的氣血能量馬上也會跟著受阻。這時身體就開始產生狀況與毛病。當一個不通，很快的第二個也跟著不通，接著第三個、最後個個不通。因為它們是環環相扣，這七道環節依序是：眼睛周圍（眼部環節）、嘴巴、下巴、下顎和喉嚨（口腔環節）、脖子（頸部環節）、胸部、手臂和雙手（胸腔環節）、橫膈膜和周圍器官（橫膈膜環節）、腹部肌肉、薦骨和下背（腹腔環節）、骨盆、生殖器、直腸、雙腿和雙腳（骨盆環節）。請回想一下你的身體是否曾經在這些區域發生過什麼事情？你的身體目前都通暢嗎？

當我們進行運動過程中，試著問問自己，這些動作是否能激發自己成長空間？這款運動模式是否帶給自己更健康的身心、更輕盈的體態、更優雅的姿勢？是否能改變因老化而僵硬的身軀？身體的老問題和老毛病又能解決多少？在你不斷嚐試各種運動模式之後，你會更了解自己身體要的是什麼？真的愛護自己的身體就要常常提問題，多多留意身體的反應與需求。

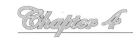

當接觸自己身體愈頻繁、了解的愈深，你的身體也就愈能夠成為你忠實的朋友，和你一起沈浸在輕鬆、愉悅、舒服的日子裡。這麼一來你就能改善或是避開一些疼痛、緊繃、疲憊和疾病的狀況。除此之外，不論你選擇那一類型運動只要用心體會，將其產生的感覺傳送至全身，你會發現每吋肌肉、筋骨都是那麼地流暢、活躍。想要保持年輕貌美、身強體壯應該不會是難事，現在你可以花幾秒鐘檢視一下，換來的可是一輩子幸福喔！

| 四、自我學習做身體的感應器 |

學習一樣新事物有時難免會有挫折感，不是原地踏步，要不就是無法再突破，這都是過程。只要你下定決心持續做，這些種種限制瓶頸，將因你的努力而瓦解消失，就怕你半途而廢。加油！勝利總是為堅持者歡呼！

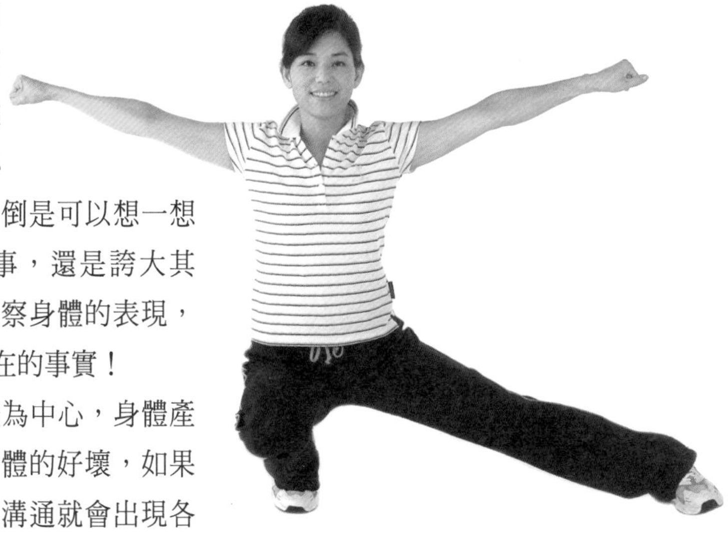

如果有人稱讚你身體的曲線很美、體態很優雅、阿娜多姿，非常賞心悅目，雖然是很值得歡喜，但你不必將他的話奉為圭臬。不過，倒是可以想一想對方所說的是不是確有其事，還是誇大其詞？讓我們靜下心來注意觀察身體的表現，找到自己身體真正美好而存在的事實！

坊間所有運動皆以身體為中心，身體產生的反應與感覺直接影響身體的好壞，如果我們的身體和感覺失去相互溝通就會出現各種病痛症狀，一旦狀況發生，身體警示號誌必亮起紅燈，這時你可能需要花更長一段時間來修護調理它，這樣的工程代價可就不小了，難怪醫院復健室天天人滿為患！

有些運動強烈又激進似乎帶著侵略性與破壞性，真的很令人擔心，這些危險動作恐怕將造成學習者身體傷害。如果每一項運動皆能採取漸進溫和誘導方式，比較能提升學習者的興趣，而不致於讓學習者受到驚嚇因此而放棄。畢竟運動是長長久久的事，何需急於一時！

我們在運動時就應該盡情的舒展身軀，沒有束縛、沒有強迫、更不需要受制於任何人，也無須被貼上任何標籤。試問自己在運動過程中有何感受？是否身體有受傷的感覺？還是心理上覺得不被重視？或是示範者做什麼動作你就盲目跟從？我們可以試著自己觀察運動指導者是否盡力教導你，將你不明瞭的事情誘導出來，幫你解決問題？還是運動指導者教你如何避開運動傷害，或者只是膚淺的教你體驗指導者的經驗而已？這些最後都得靠你自己的觀察與體認。如果能夠正確而確實的了解與學習，必能找出身體問題的癥結所在；自我學習做身體的感應器，那麼我們才能有效的發展身體的潛能。

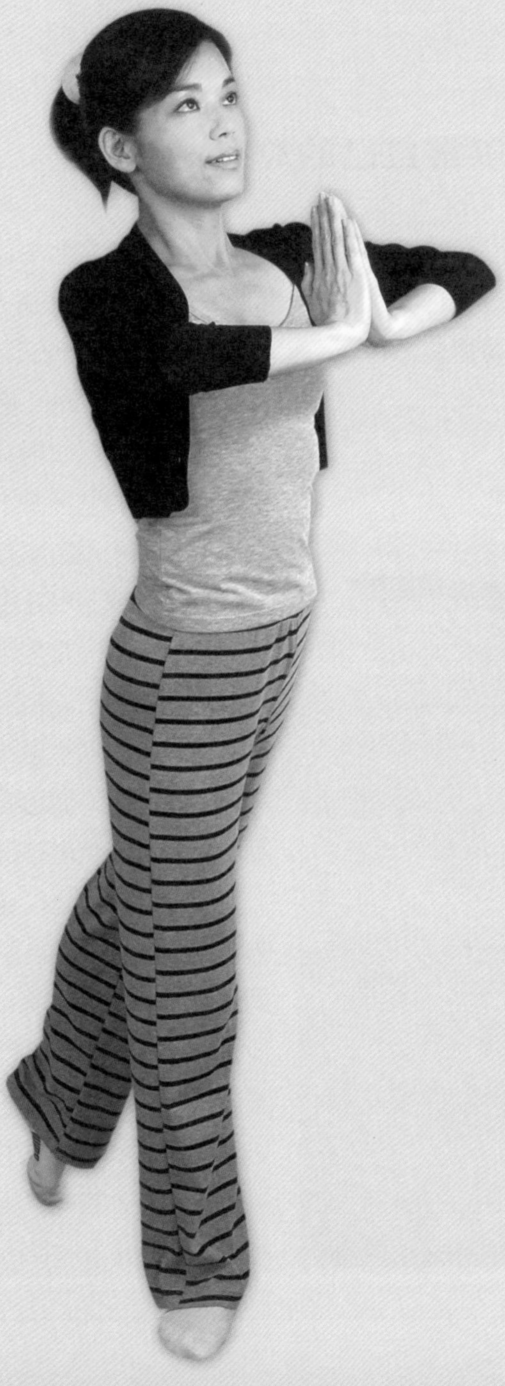

Chapter 5

當自己的算命師

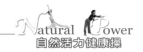

一、每個人都可以當自己的算命師

身體清楚記載我們一生所歷經的大大小小事件，即使你年歲已高記憶力退化，它卻處處能勾起你的回憶，身體就是一本活生生的記事本。你相信嗎？每個人都可以當自己的算命師喔！只要你清楚、瞭解身體傳來的任何訊息，就能掌握健康的未來。

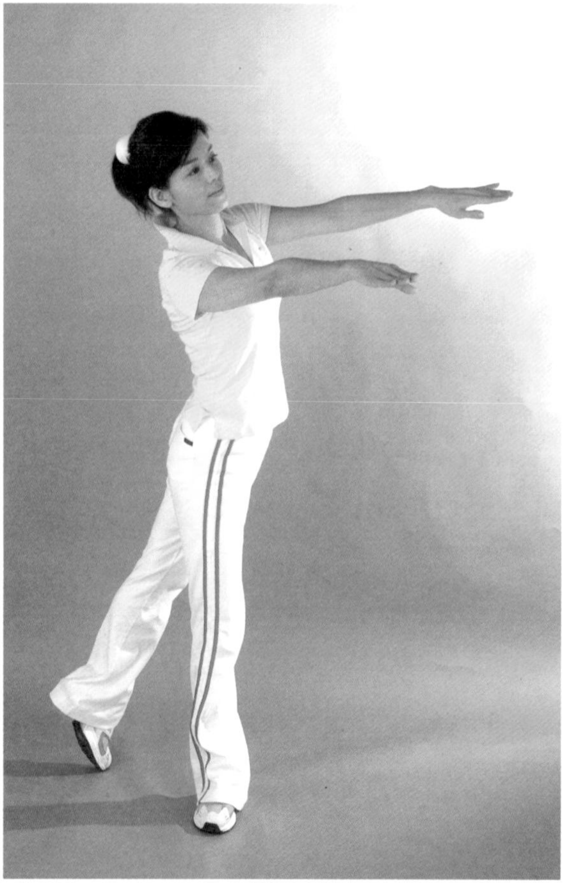

我深信我們的思慮確實受身體狀況的影響，身體狀況則受到心理與生理的影響，心理和生理原本就是一體兩面，凡是對其中一個造成影響的事物必然也會影響另一個。現今運動教育者幾乎都了解這個事實，當生理出現障礙時，必定有心理情緒上的相對困擾。如果你了解自己相關心理生理層面問題，你就愈能體會在運動伸展過程中所觸及的絕非單純只是你的生理結構而已。「自然活力健康操」雖然是以身體為出發點，目的希望改善身體功能障礙，它卻頻頻觸動許多學習者的心理。藉著肌肉收縮、伸張、撐屈，竟然可以與心靈融合為一體，讓一些心中常積不悅、不滿、甚至病入膏肓者燃起一線生機，造就一番新氣象，不僅外貌、體態改變了，心靈層次也隨之提升。

在我們身體各部位其實都儲藏著記憶，存在每個細胞中。肌肉和神經系統都記錄著這一生所有回憶；身體記憶是一種保留、儲存、播放形態的記憶，尤其對傷害、疾病、驚嚇、恐懼和憤怒事情特別容易記住。請你回憶一下，是否曾經在就醫時，尚未開口訴說病情，醫生就已經說出你的病症，難道遇到會讀心術厲害的醫生嗎？當然不，大部分是因為你的身體表現已經替你說出所有的一切了！

在所有組織中，身體是最會記住受傷或意外發生時的重要位置和姿勢，這個「受傷情形」不只出現在身體外表的受傷部位，更是會深入體內。例如腳踝與腳板兩側常拐到或扭到，這種衝擊通常會穿透整條腿，並且一路延伸至骨盆。當它達到穿透極限之後才停止下來，於是乎就地形成一個外部外力點，一個不屬於那個部位的異物。身體此時必須有所反應將它瓦解，否則無法展開正常的痊癒過程。當身體內的種種不正常反應出現時，在身軀上處處可見，表露無遺，你愈是想控制它不讓他發作它愈是反彈。身體內的機能很快便受到干擾，當機停擺不聽使喚，最後終究壓制不住而潰堤。此時除了藥物，更需要靠你正確有耐性的運動！

利用「自然活力健康操」回到當時外力進入時的姿勢，促使腳板附近肌肉神經變得鬆弛和柔軟，你會發現疼痛逐漸減輕，情況開始慢慢改善，同時也會喚起有關意外或受傷的回憶，這都是身體恢復正常中必經的過程，你必須認真去面對它，千萬不要逃避。往後能適時再配合有效運動，採取適合自己身心狀況的伸展運動，以漸進緩和的方式互動，才可能降低受傷風險。

二、了解自己的身體比閱讀過去更重要

西方有句諺語：「在人的一生歷史裡，了解自己的身體比閱讀過去智者所遺留下的訓示更為重要。」

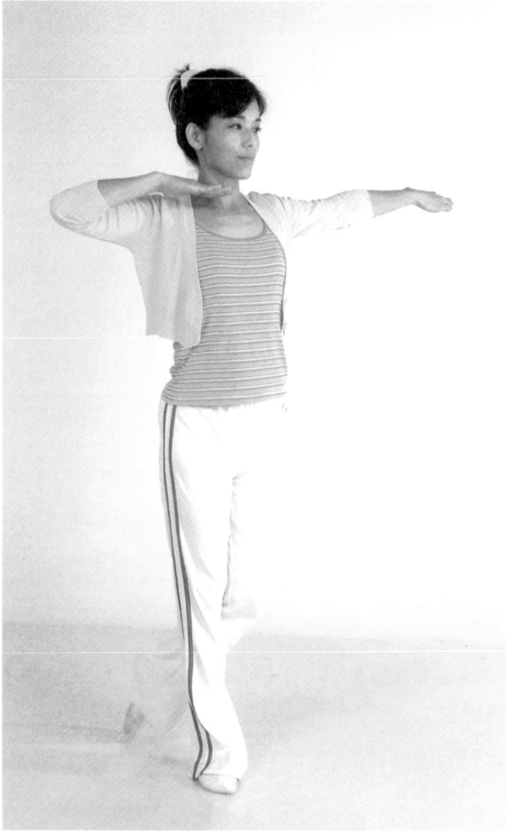

有些人不能面對受傷的身體，刻意阻斷記憶回復，封鎖問題，如此你就必須付出更昂貴的代價：比如不快樂、痛則恆痛、長期憂鬱、情緒暴躁不安、身體功能喪失、自信心低落等等。學習「自然活力健康操」可以化解這些不好的回憶與疼痛，消除你的焦慮、調整內分泌失調，和生理上的不適應，使身體機能早早恢復正常。

學習「自然活力健康操」可以提升個人的專注力，幫助你感受身體潛在的能量。無論站著、坐著、躺著或移動，你都可以隨時進行，快樂活在當下。接觸這些動作的原理對於個人的生命、身體、心智皆有莫大的啟發，起碼你已開始了解自己了。當你練習一段時日，你會發現自己不再是一個需要矯正的個體，而是可以持續增強又有力的身軀，任誰也不能欺負。

假如我們能提高身體感覺，確實可以體會身體「現在」正在做的每一個動作，我們便能享受更寬廣的空間，讓一切的改變自然發生。就在此時此刻，你學會傾聽自己身體的訊息，無論靜態或動態，你都能以很輕鬆舒服的方式待在身體裡面，你會提早發現身體出毛病的地方，不必等到已無法扭轉情況，陷入危險狀態時才後悔，你將可以及時聽到身體發出的任一訊息，做出最適當的回應。從事「自然活力健康操」的教學，才讓我真正體會什麼是運動快樂的極致高潮，適時將體內不好的毒素釋放，使身體真正獲得紓解，甚至分泌大量的腦內啡和兒茶酚胺（一種類似腎上腺素的物質），這種感覺真的很棒！

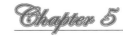

進行「自然活力健康操」請不必刻意調整你的呼吸，自然正常吸吐，不必勉強，因為這些動作並不是在練習呼吸，只是利用動作來傳導身體產生的訊息，回應身體所需。

在運動前，先花一點時間檢視一下身體體內的感覺，是不是有哪個部位覺得特別緊繃，有壓力、不舒服？這時候你應該溫柔地將動作帶到那些部位，看看能否先行讓它放鬆些，再進行全面性的伸展，如此一來效果會更好。進行過程中儘量放慢腳步，保持心情愉快，千萬不要太勉強，在這個身體探索中，你可以輕易體會喜悅的感覺，穩定身體的狀況，累積儲存能量，進而獲得無以估量的平衡與協調。

放鬆，化匆忙為從容

你會不會常常緊張、感覺壓力過大、情緒不穩、體內莫名能量隨時想釋放？常發脾氣、沒元氣、感覺昏昏沈沈、腦袋鈍鈍、身體失去平衡、注意力無法集中等等。其實這些都是現代人的文明病，試著將焦點重心轉移，動一動你的腳趾（抓地），撐撐你的手指，就是這麼容易，這些惱人的問題很快一掃而光！就以我的身體而言，以前曾多次受外力創傷，傷及筋骨、脊椎、神經最後復原都是依賴伸展四肢、運動全身才真正喚回到正常體能，所以至今仍不敢偷懶懈怠，每天幾乎都會動上幾回，沒空也得想辦法擠出一些零碎時間來

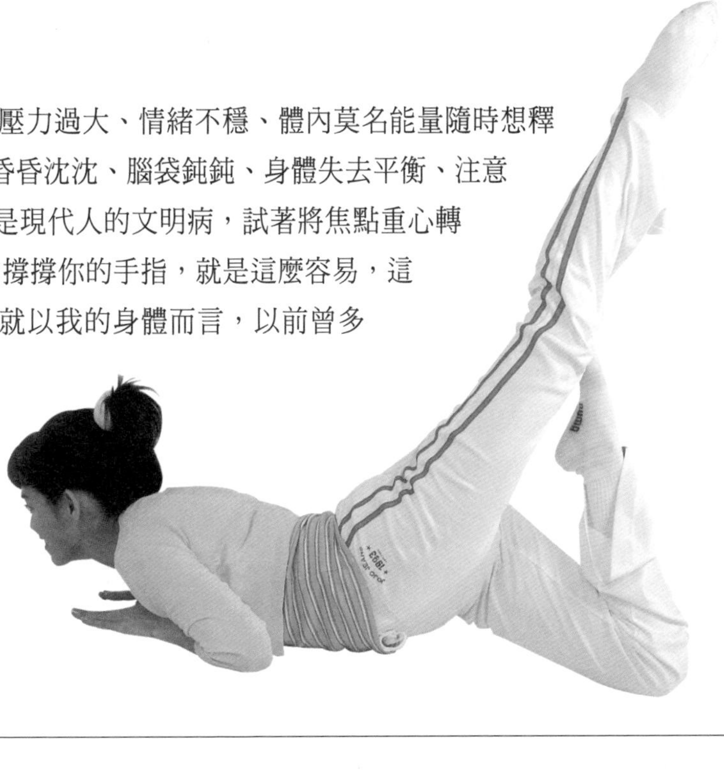

運動。十分慶幸自己還能好好活著，只要活著就有希望！

學習任一項運動主要是將身體維持在平衡狀態，避免生病、受傷、保持健康，使身體時時處於最佳狀態。「自然活力健康操」的某些動作其實不難你一看就會，這些動作也只需多花一丁點時間練習、揣摩很快就可以上手，基本上所有動作都不是很難，你絕對辦得到，也絕對做得好。

受創傷的身體想要「生理」以及「心理」獲致痊癒，有時必須重新塑造新的神經肌肉模式。以新的經驗模式漸漸取代舊有不愉悅的經驗模式，喚醒身體，重建身、心、靈的資源。練習「自然活力健康操」當然是其中一項重要的選擇！雖然現在聽過「自然活力健康操」的人想必不是太多，但假以時日，相信它會是這個領域的明日之星，起碼你現在對它已有初步的認識了。

三、《案例》僵直性脊椎炎

今年四月中旬，一位學員歡歡喜喜來看我，她敘述著她的親身遭遇：她在一個月前被某大醫院判定為僵直性脊椎炎，嚴重得已擴展到肩頸，除了身體外貌肌肉緊繃不協調外，就連講話也支吾不清楚。在無意間朋友教了她幾招「自然活力健康操」，讓她試著做做看，她前後大約做了4次，每次都是在痛苦中進行，不氣餒的她一次又一次的練習，有一天她竟然發現脖子可以自由擺動了，接著她又繼續地做了二個月（前後快四個月）。現在的她既不用戴護頸，更不用常跑醫院拿藥做復健，她天天快樂的去逛街血拼，真是快活的不得了。

其實我們身體本身的各組織系統都具有恢復的功能，適時介入東方模式的運動強調能量（精、氣、神）的調息、運作，再加入西方模式的運動，以身體組織結構為導向，兩者看似不同，深究其中卻有一項相同之處，那就是「循環」；體內各個系統大多靠循環來

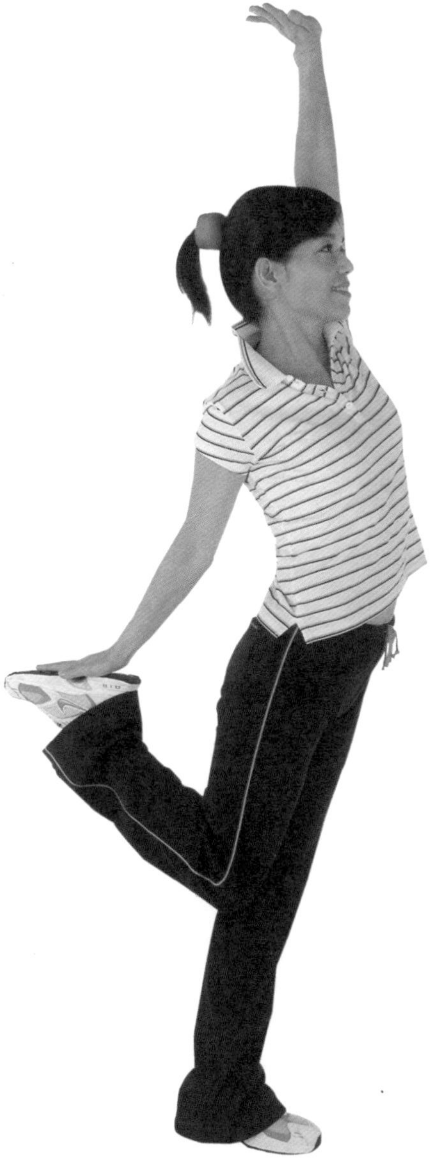

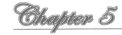

維持身心平衡，當任何一個循環系統，如呼吸、消化、血液、免疫等系統發生障礙時，都足以讓身體停擺，可謂牽一髮則動全身。所以如果我們能適時協助體內循環回到正常狀態，那麼我們身體就會開始以自己的模式復元。

「運動是身心再教育」，這運動跟我們平常在學校所學的課程並不完全相同。學校的課程要完全吸收、完全了解、甚至拿滿分，但身體教育只需要你好好了解自身的狀況，絕對不勉強，更沒有考試的壓力，歡歡喜喜、快快樂樂地學習運動，你就會自自然然、輕輕鬆鬆地獲得健康了。

你可曾想過自己適合那種運動模式？哪種運動可以恢復自身能量，永保青春健康，並且重建生命？「自然活力健康操」不只要恢復身體功能還要釋放體內被壓抑的感覺和壓力，讓學習者感受更強烈的生命活力。這也是我推展「自然活力健康操」最終的目的。每每聽到學員練習自然活力健康操而有好的反應、好的成果時，都讓我歡喜不已，更加深我對這份工作的堅持與執著。只要自己能力所及，哪裡需要我，我就會在哪裡！

Natural Power自然活力健康操

2005年11月初版　　定價：新臺幣399元

著　者　趙叔碧
發行人　林載爵

出版者　聯經出版事業股份有限公司
台北市忠孝東路四段555號
台北發行所地址：台北縣汐止市大同路一段367號
電話：(02)26418661
台北忠孝門市地址：台北市忠孝東路四段561號1-2樓
電話：(02)27683708
台北新生門市地址：台北市新生南路三段94號
電話：(02)23620308
台中門市地址：台中市健行路321號
台中分公司電話：(04)22312023
高雄門市地址：高雄市成功一路363號
電話：(07)2412802
郵政劃撥帳戶第0100559-3號
郵撥電話：26418662
印刷者　文鴻彩色製版印刷有限公司

叢書主編　林芳瑜
特約編輯　柴慧玲
美術設計　黃雲華

行政院新聞局出版事業登記證局版臺業字第0130號

本書如有缺頁，破損，倒裝請寄回發行所更換。　ISBN 957-08-2937-0（平裝附光碟）
聯經網址 http://www.linkingbooks.com.tw
信箱 e-mail:linking@udngroup.com

國家圖書館出版品預行編目資料

Natural Power 自然活力健康操/
趙叔碧著 . --初版 . --臺北市：聯經
2005 年（民 94），168 面；20×20 公分 .

ISBN 957-08-2937-0(平裝附光碟)

1.體操 2.運動與健康

411.71 94021432

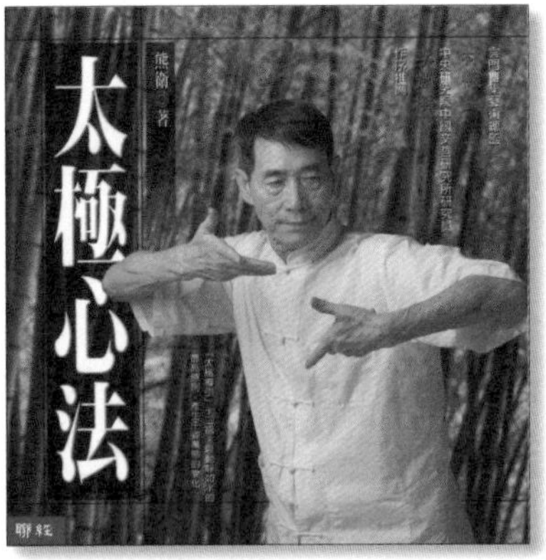

近年來，隨著國內舞蹈科系把太極導引列入必修學分，使此運動更加受到注目；直到八十七年底雲門首次將太極導引的原理發展出動作，藉由舞題「水月」呈現，可以說把太極推向巔峰。
《太極心法》與坊間一般太極導引書籍不同處，在於觀念的釐清及釋疑，讓練太極拳的人從學習的過程中，確實去體驗「鬆」的道理，達到身體內外徹底運動的效果，真正進入太極拳的妙境。透過作者權威的動作示範，並藉由雲門舞者的舞蹈，將太極導引的美呈現在讀者面前。

太極心法，定價250元

《太極導引》為國內太極名家熊衛先生所創，是一種適合現代社會、現代生活的練氣養生入門功法，綜合陳派、楊派、郝派及氣功的精華，為養生、練拳的基本訓練。本書可作為個人自修之用，也有助於團體演練參考。目前已為國內多家企業單位作為身體管理的基本訓練，也是學習舞蹈、戲劇的中國式訓練法門，其適用層面廣泛，是一套頗受國內各階層人士喜愛的養生健身功法。

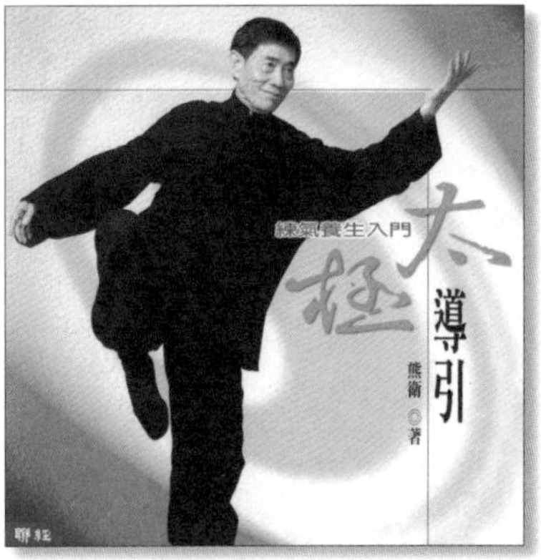

太極導引，定價 250元
太極導引(書+VCD) ，定價2500元
太極導引VCD(共9片)， 定價 2250元

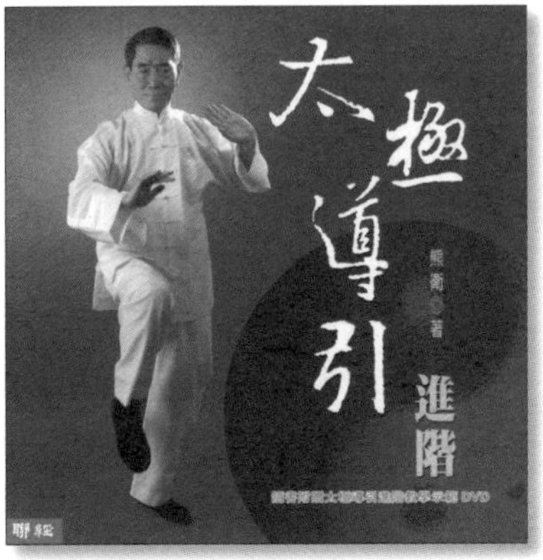

本書是繼熊衛老師《太極導引—練氣養生入門》的進階書，集熊老師數十年不間斷的練功研究心得，除了綜合陳氏、郝氏、楊氏拳裡的精華而創造出的一套條理化、精練化的導引術，並融入太極拳、氣功、丹功的精華與妙悟體驗之外，太極導引並融鑄了道家哲理諸如《難經》、《易經》、《拳經》等等古經典的印證，及太極原理於一體的思維與哲理，呈現典型的東方式、中國式功法，是一套經由肢體、經絡的纏絞、伸展，達到筋骨鬆柔、神定氣閒、入定入靜效果的進階養生術。所示範之太極導引動作，在無形與有形之間，作極細密而自然的調和，教練功者默默的去實踐，感覺如：意氣君來骨肉臣，意氣均來骨肉沉，以及緩慢、柔和、連貫、呼吸等層級，主要是使人體內周圍血液中免疫細胞的增加，及活性加強。練習進階的十式動作，對身心健康，有絕對意想不到的功效與收穫。

太極導引進階，定價： 450元
隨書附贈精美教學DVD

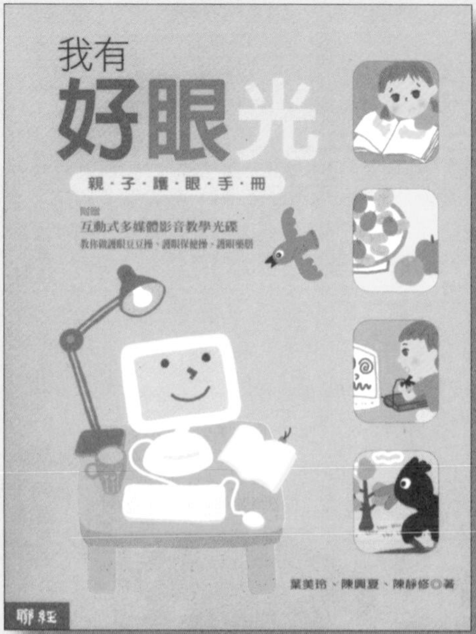

我有好眼光

作者： 葉美玲、陳興夏、陳靜修
定價： 200元

眼睛雖是人體五官中體積最小的一個，卻是你的靈魂之窗。你有沒有想過，眼睛也需要你的關心與照顧？隨著居住、就業環境的改變，學習型態的革新、多元化，台灣地區學童的近視比率正逐年的增加中。孩子的視力發展與他們的用眼睛習慣，例如，閱讀、寫字、看電視、玩電動等的時間長短或距離遠近、姿勢等有關；此外，孩子的飲食攝取、運動情形、課後輔導等因素也會影響視力發展。由於國小、國中學童的眼球及視神經尚處於發育與成熟階段，此時若疏忽正確的視力保健及照護，將會使眼睛的肌肉，經常處於緊張狀態而容易發展成近視。因此，在孩子眼睛發育的黃金時期，視力保健與照護，實不容忽視。

本書與附贈的互動式多媒體光碟教材，提供父母及孩子多元且豐富的護眼知識、藥膳；勤做親子護眼保健操及護眼豆豆操，還可以增強彼此互動、關懷與學習，更能讓您的心肝寶貝能擁有一個「好眼光」！讓未來的學習之路，看得更清晰，踏得更穩健。

晚餐食譜100分

作者： 鄭金寶
定價： 180元

◎全書食譜由資深營養師設計，美味又營養。
本書設計4週的晚餐菜色，教你在三、四十分鐘內輕輕鬆鬆煮好一頓晚餐。
作者以
1.輕鬆採購
2.快速準備
3.簡單下鍋
4.溫馨用餐
為原則，設計了4週的晚餐菜色，教你在三、四十分鐘內輕輕鬆鬆煮好一頓家常晚餐。
份量以4人小家庭為單位，食材用量則依家人的年齡、攝取量及喜好來做選擇。
讀者只要按書操作，就可以掌握全家人的健康。

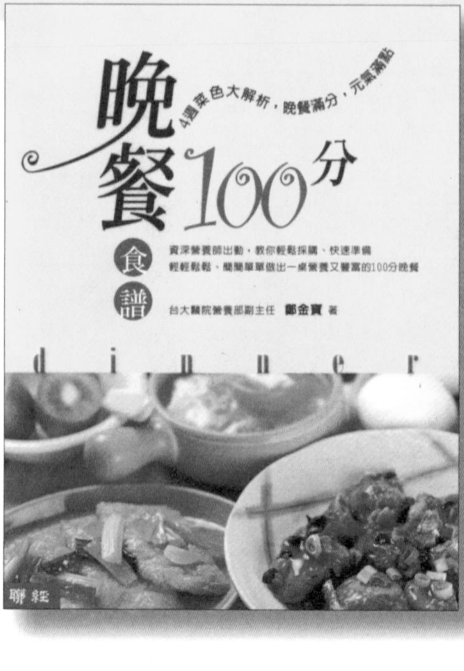

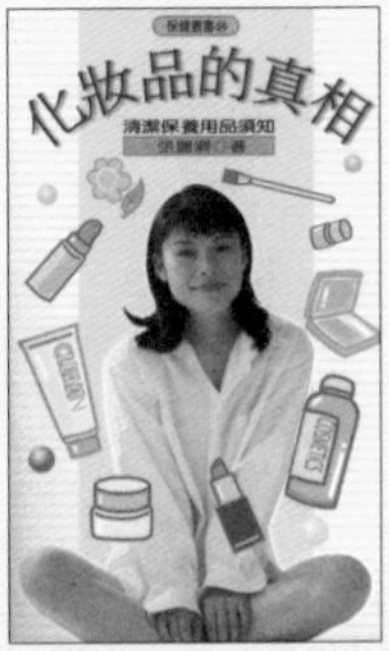

化妝品的眞相　作者：張麗卿著　定價：180元

您希望給人一種青春美麗、清新有活力的感覺嗎？那麼門面的妝點是非常重要的。要如何讓自己顯得更年輕美麗，這是化妝的重要課題。清潔和保養是仕女們保有美麗肌膚的首要任務，也是化妝的第一步。化妝品的成效，是取決於它的成分、製造過程和使用的對象，這些常識可能是一般消費者所缺乏，而銷售人員也少去釐清的部分。凡此種種問題，作者以她的專業能力和豐富的教學經驗，將這些清潔和保養用品常見疑惑的謎底，一一揭露在讀者的眼前。

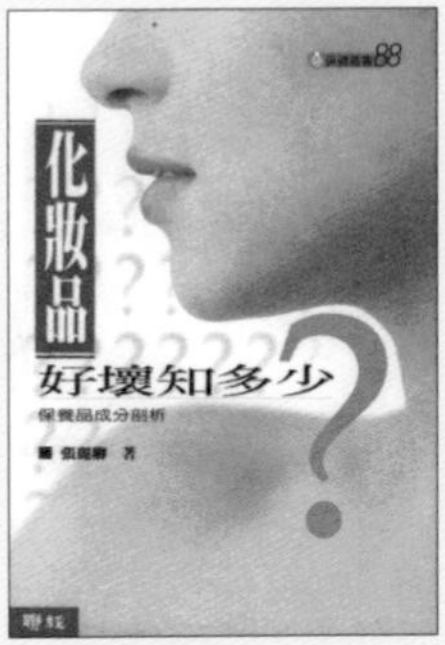

化妝品好壞知多少　作者：張麗卿　定價：250元

你還「摸索」著適合你的保養品嗎？你還「困擾」在看不懂英文成分、搞不懂效用的無奈中嗎？這是一本市面上獨一無二的化妝品成分寶典，可以讓你完全「洞悉」保養品的全貌，「剝去」廣告的糖衣，「擺脫」推銷人員的糾纏。本書作者以專業、負責的態度，精心梳理出「臉部清潔用品」、「卸妝用品」、「敷臉製品」及「保養品」的所有成分，不留餘地的加以審判。其精闢的見解，絕對可以幫助疼惜肌膚的你，擺脫保養品選擇上的煩惱，成為睿智的使用者。

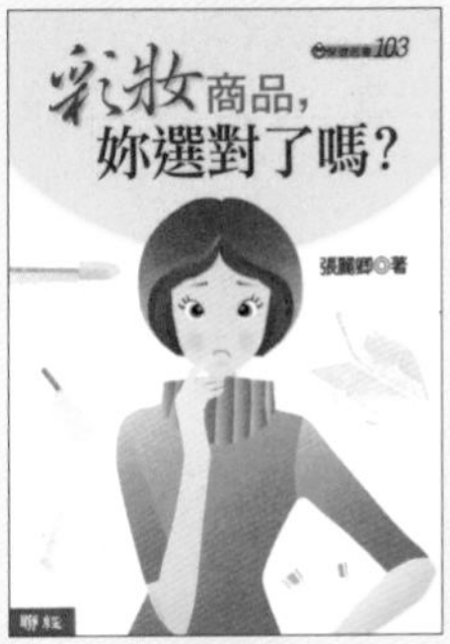

彩妝商品，妳選對了嗎？　作者：張麗卿　定價：250元

台灣已正式開啓化妝品成分「全都露」的時代，消費者終於能透過成分欄洞悉化妝品的好壞。如果你無法看懂成分，就得繼續受廣告說詞擺布，繼續盲目地購買不適合自己的化妝品……。作者將引領你進入化妝品成分的神秘殿堂，揭開色彩化妝品成分的秘密，洞悉色彩化妝品的廣告伎倆，導正錯誤的彩妝保養觀念，釐清有害肌膚的問題商品，剖析市售知名品牌彩妝的優缺。

本書提供你最正確彩妝保養知識，最中肯的彩妝商品剖析，最具權威的專業論述，最完整的彩妝寶典。

優質保養品選擇策略　作者：張麗卿　定價：420元

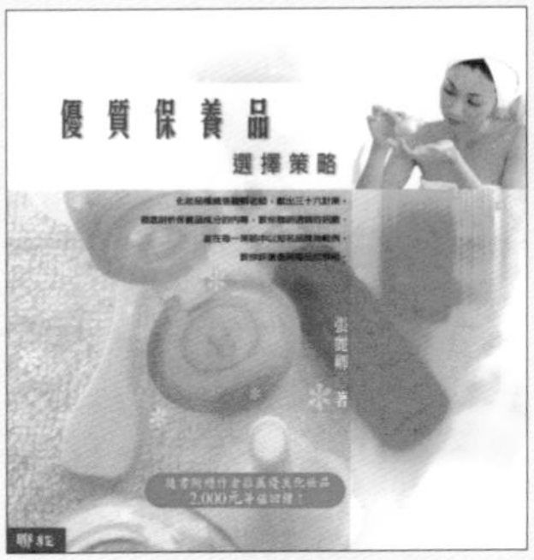

你還停留在以塗抹、試用的方式，選擇保養品嗎？塗塗抹抹不過是選擇保養品最後的步驟。你知道保養品裡，有多少對皮膚無益的成分嗎？不能只想要漂亮，卻不懂選擇優質保養品。化妝品成分的陽光化，消費者的牛肉在哪裡？可透過全成分的標示，評比化妝品的真價值。

本書清楚的告訴你：

1. 各類保養品可與不可兌現的功效；2.詳細的列舉出保養品的陷阱成分；3. 點出各類保養品言過其實的騙局；4. 以專業的角度推介優質的保養品；5. 教你成為使用選購保養品的行家；6.提供你選購保養品的最佳工具書，讓你完全掙脫保養品文宣的泥沼，專業且自信的購買到適合自己的保養品。

聯經出版公司信用卡訂購單

信用卡別： □VISA CARD □MASTER CARD □聯合信用卡

訂購人姓名：＿＿＿＿＿＿＿＿＿＿＿＿

訂購日期：＿＿＿年＿＿＿月＿＿＿日

信用卡號：＿＿＿＿ ＿＿＿＿ ＿＿＿＿ ＿＿＿＿

信用卡簽名：＿＿＿＿＿＿＿(與信用卡上簽名同)

信用卡有效期限：＿＿＿年＿＿＿月止

聯絡電話：日(O)＿＿＿＿＿夜(H)＿＿＿＿＿

聯絡地址：□ □□＿＿＿＿＿＿＿＿＿＿

訂購金額：新台幣＿＿＿＿＿＿＿＿＿元整

（訂購金額 500 元以下，請加付掛號郵資 50 元）

發票：□二聯式　　□三聯式

發票抬頭：＿＿＿＿＿＿＿＿＿＿＿＿

統一編號：＿＿＿＿＿＿＿＿＿＿＿＿

發票地址：＿＿＿＿＿＿＿＿＿＿＿＿

如收件人或收件地址不同時，請填：

收件人姓名：＿＿＿＿＿＿＿＿＿＿＿＿□先生 □小姐

聯絡電話：日(O)＿＿＿＿＿夜(H)＿＿＿＿＿

收貨地址：＿＿＿＿＿＿＿＿＿＿＿＿

・ 茲訂購下列書種・帳款由本人信用卡帳戶支付・

書名	數量	單價	合計
		總計	

訂購辦法填妥後

直接傳真 FAX：(02)8692-1268 或(02)2648-7859

洽詢專線：(02)26418662 或(02)26422629 轉 241

網上訂購，請上聯經網站：http://www.linkingbooks.com.tw